国医大师刘柏龄简介

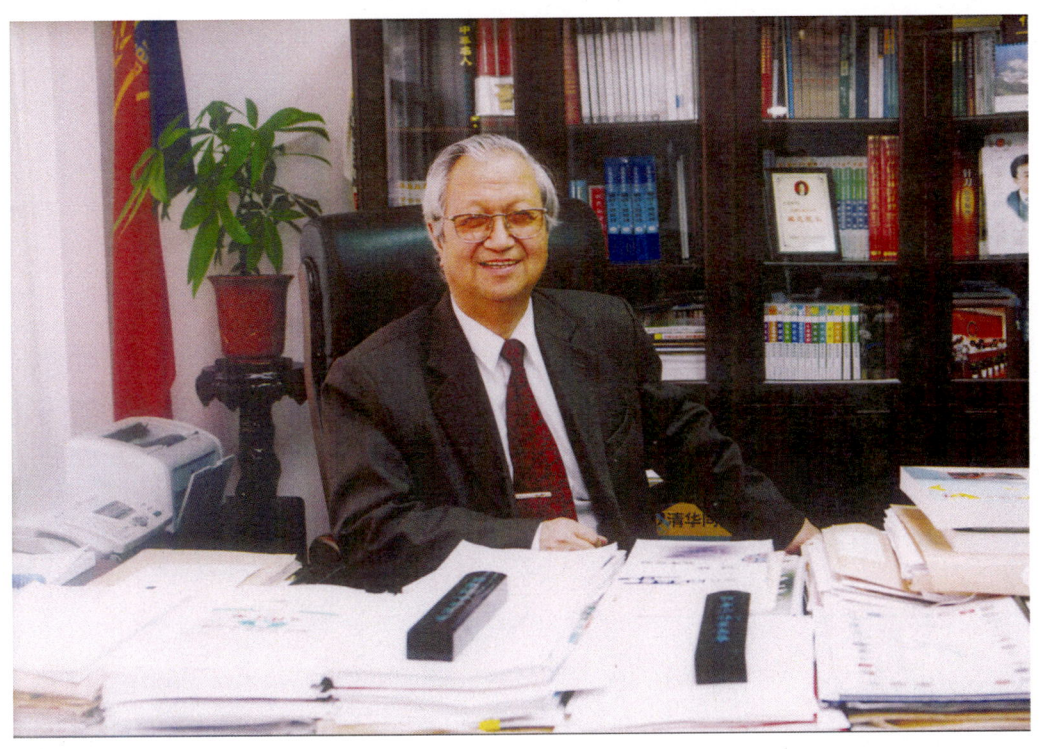

刘柏龄，出生于中医世家，国医大师，吉林省终身教授，硕士、博士研究生导师，全国第一批至第五批名老中医药专家学术经验继承工作指导老师；全国名老中医药专家传承工作室、中医流派工作室——"天池伤科流派"主要创建、传承人。

现兼任世界中医骨科联合会主席，受聘为中国中医科学院客座研究员。首届世界手法医学与传统疗法资深大师，"20世纪中国接骨学最高成就奖"及"华佗金像奖"和"吉林英才"奖章获得者，中华中医药学会授予"国医楷模"称号及"首届中医药传承特别贡献奖"和"成就奖"，国家中医药管理局授予"全国继承工作优秀指导老师"荣誉称号。

刘柏龄崇尚"肾主骨"理论，提出"治肾亦即治骨"的学术思想，成为当代的"补肾学派"代表。刘老从医60余年，获长春科技发明一等奖1项，国家中医药管理局科技进步奖三等奖1项，吉林省科技进步奖一等奖1项、二等奖1项、三等奖3项，吉林省高等院校教育技术成果二等奖1项。

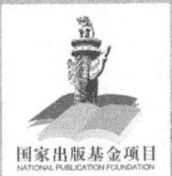

"十二五"国家重点图书出版规划项目

国医大师临床研究

天池伤科医学丛书

中华中医药学会 组织编写

刘柏龄医案集

总主编 赵文海 冷向阳

主编 黄丹奇 赵长伟

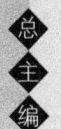

科学出版社

北京

内容提要

本书是"十二五"国家重点图书出版规划项目《国医大师临床研究·天池伤科医学丛书》分册之一，获得国家出版基金资助。本书共3篇。上篇简要介绍国医大师刘柏龄学术思想及天池伤科流派的传承与发展；中篇收集整理刘老治验的典型医案为主，很好地反映刘老治疗伤科疾病的指导思想和丰富的临床经验；下篇着重介绍天池伤科流派常用中药选、常用方剂选及临床经验方，以供读者参考。

本书通过对刘老的典型医案的解读，希望能够帮助读者更好地掌握刘老治伤经验，对临床具有较好的指导作用。本书语言通俗易懂，深入浅出，适合中医骨伤医生、中医院校学生及广大中医爱好者学习、使用。

图书在版编目(CIP)数据

刘柏龄医案集／黄丹奇，赵长伟主编.—北京：科学出版社，2015.12

（国医大师临床研究·天池伤科医学丛书）

国家出版基金项目·"十二五"国家重点图书出版规划项目

ISBN 978-7-03-046536-8

Ⅰ.①刘… Ⅱ.①黄… ②赵… Ⅲ.①医案-汇编-中国-现代 Ⅳ.①R249.7

中国版本图书馆 CIP 数据核字（2015）第 285298 号

责任编辑：王 鑫 郭海燕／责任校对：胡小洁
责任印制：李 彤／封面设计：黄华斌 陈 敬

版权所有，违者必究。未经本社许可，数字图书馆不得使用

科学出版社 出版
北京东黄城根北街 16 号
邮政编码：100717
http://www.sciencep.com

北京虎彩文化传播有限公司 印刷
科学出版社发行 各地新华书店经销

*

2016 年 1 月第 一 版 开本：787×1092 1/16
2022 年 6 月第四次印刷 印张：13 1/2 插页：1
字数：337 000

定价：78.00 元

（如有印装质量问题，我社负责调换）

《国医大师临床研究》丛书编辑委员会

顾　问　王玉川　王永炎　邓铁涛　石学敏
　　　　　朱良春　苏荣扎布　李大鹏　李连达
　　　　　李济仁　李振华　李辅仁　吴以岭
　　　　　吴咸中　张　琪　张伯礼　张灿玾
　　　　　张学文　陆广莘　陈可冀　陈凯先
　　　　　周仲瑛　胡之璧　贺普仁　班秀文
　　　　　徐景藩　郭子光　唐由之　程莘农
　　　　　路志正　颜正华　颜德馨

主　编　王国强
副主编　马建中　王新陆　吕玉波　孙树椿
　　　　　严世芸　李俊德　李清杰　杨明会
　　　　　吴　㻋　张大宁　陈传宏　林　鹏
　　　　　徐镜人　高思华　曹洪欣　谢阳谷

编　委　王　健　王之虹　王垂杰　王麟鹏
　　　　　布仁达来　权　红　朱婉华　刘小斌
　　　　　次旦久美　李　军　李　艳　李炜弘
　　　　　李郑生　杨金生　吴　坚　张　冰
　　　　　张佩青　张增敏　陆为民　阿古拉
　　　　　范永升　范春琦　周海哲　洪　净
　　　　　徐丹华　徐光星　郭淑云　黄　辉
　　　　　曹正逵　巢国俊　彭　斌　韩天雄
　　　　　程海英　谢　钟　谢新才　颜乾麟
　　　　　戴　铭

学术秘书　庄乾竹　曹丽英

（以上名单均按姓氏笔画排序）

《天池伤科医学丛书》编委会

主　　审　刘柏龄
总 主 编　赵文海　冷向阳
副总主编　闻　辉　赵长伟　李振华　刘钟华
　　　　　刘　茜　黄丹奇
编　　委　（以下按姓氏笔画排序）
　　　　　于　栋　弓国华　王旭凯　尹宏兵
　　　　　闫秀宝　李成刚　李建安　李绍军
　　　　　崔镇海　谭　贺　潘贵超

《刘柏龄医案集》编者名单

主　　编　黄丹奇　赵长伟
副 主 编　李成刚　刘　茜　谭　贺　崔镇海
编　　委　（以下按姓氏笔画排序）
　　　　　尹燕江　刘利哲　杨春辉　李大鹏
　　　　　李绍军　谷小宇　张鹏飞　陈　蕾
　　　　　周国徽　周晓玲　孟　刚　龚　庆
　　　　　崔明君

《国医大师临床研究》丛书序

　　2009年6月19日，人力资源和社会保障部、卫生部和国家中医药管理局在京联合举办了首届"国医大师"表彰暨座谈会。30位从事中医临床工作（包括民族医药）的老专家获得了"国医大师"荣誉称号。这是新中国成立以来，中国政府部门第一次在全国范围内评选国家级中医大师。国医大师是我国中医药事业发展宝贵的智力资源和知识财富，在中医药的继承创新中发挥着不可替代的重要作用。将他们的学术思想、临床经验、医德医风传承下来，并不断加以发展创新，发扬光大，是继承发展中医药学，培养造就高层次中医药人才，提升中医药软实力与核心竞争力的重要途径。

　　为了弘扬中华民族文化，广泛传播和充分利用中医药文化资源，满足中医药人才队伍建设的需要；进一步完善中医药传承制度，将国医大师的学术思想、经验、技能更好地发扬光大。科学出版社精心组织策划了"国医大师临床研究"丛书的选题项目，这个选题首先被新闻出版总署批准为"十二五"国家重点图书出版规划项目，后经科学出版社遴选后申报国家出版基金项目，并在2012年获得了基金的支持。这是国家重视中医药事业发展的重要体现，同时也为中医药学术传承提供良好契机。国家出版基金是国家重大常设基金，是继国家自然科学基金、国家社会科学基金之后的第三大基金，旨在资助"突出体现国家意志，着力打造传世精品"的重大出版工程，在"弘扬中华文化，建设中华民族共有精神家园"方面与中医药事业有着本质和天然的相通性。国家出版基金设立六年以来，对中医药事业给予了持续的关注和支持。

　　作为我国成立最早、规模最大的中医药学术团体，中华中医药学会长期以来为弘扬优秀民族医药文化、促进中医药科学技术的繁荣、发展、普及推广发挥了重要作用。本丛书编辑出版工作得到了中华中医药学会大力支持。国家卫生和计划生育委员会副主任、国家中医药管理局局长、中华中医药学会会长王国强亲自出任丛书主编。

　　作为中国最大的综合性科技出版机构，60年来科学出版社为中国科技优秀成果的传播发挥了重要作用。科学出版社为本丛书的策划立项、稿件组织、编辑出版倾注了大量心血，为丛书高水平出版起到重要保障作用。

　　本丛书同时还得到了各位国医大师及国医大师传承工作室和所在单位的大力支持，并得到各位中医药界院士的支持。在此，一并表示感谢！

　　本丛书从重要论著、临床经验等方面对国医大师临床经验发掘整理，涵盖了中医原创思维与个性诊疗经验两个方面。并专设《国医大师临床研究概览》分册，总括国医大师临床研究成果，从成才之路、治学方法、学术思想、技术经验、科研成果、学术传承等方面疏理国医大师临床经验和传承研究情况。这既是对国医大师临床研究成果的概览，又是研究国医大师临床经验的文献通鉴，具有永久的收藏和使用价值。

文以载道，以道育人。丛书将带您走进"国医大师"的学术殿堂，领略他们深邃的理论造诣，卓越的学术成就，精湛的临床经验；丛书愿带您开启中医药文化传承创新的智慧之门。

《国医大师临床研究》丛书编辑委员会
2013年5月

《天池伤科医学丛书》总前言

中医骨伤科为中国中医药的重要组成部分，为一门实践性较强的学科。天池伤科流派是以雄伟、奇丽风光而闻名海内外的长白山天池命名，其地域蕴含着丰富中药材资源，造就了名医大家成才的必要条件。

天池伤科流派是北方地域，亦是满、汉族医药形成、发展的代表之一。国医大师刘柏龄教授是其标志性的传承人，其曾祖刘德玉老先生以仁善的医德、精湛的医术，于清代在现今的吉林省扶余县三岔河镇悬壶济世而远近闻名；刘德玉先生逝世后，刘德玉先生的次子刘秉衡子承父业；因当时战乱频争，创伤及战伤病人就诊者较多，刘秉衡专攻正骨科，其整骨手法、理伤方药闻名于扶余地区，乃至周近市县，救治了大量的骨伤病人。刘柏龄教授作为天池伤科流派第三代传承人，自幼随叔父刘秉衡先生学习医术、治伤手法，且成为当地小有名气的骨伤科医生，为深造学习，精益求精，于1955年考入吉林省中医进修学校，亦即现长春中医药大学的前身，成为吉林省第一批中医进修学员。经几十年从事骨伤科临床、教学及科研工作，刘柏龄承家学而集众长，其医术精湛，学术贡献卓著，终成一代大家，为我国中医骨伤学界的代表人物之一。

《国医大师临床研究·天池伤科医学丛书》，将天池伤科标志性传人刘柏龄理伤治骨的精华均融入其中，充分地体现了"辨病与辨证、手法与药物并重"。《刘柏龄骨科学术思想传承》、《刘柏龄脊柱病学》、《刘柏龄医案集》、《中医骨伤科学》等。囊括国医大师刘柏龄教授成长历程，天池伤科流派的发展历史，及标志性传承人在继承与发扬的过程中，不断创新与开拓。展现了"治肾亦即治骨"的学术思想，主张"肾主骨"，理论指导临床。充分说明了手法在骨伤科的重要性，并将天池伤科流派的特色展现得淋漓尽致。

本套丛书集中了天池伤科标志传人、国医大师刘柏龄教授及几代传人毕生所学和临床经验之精华，充分体现"识伤体现望、闻、问、切之理，施法囊括辨证施治之机"的特点。

本套丛书编写过程中，得到各位编委的大力支持与协助，我们深表感谢；由于作者较多，涉及内容广泛，编写难度较大，虽经努力收集整理，但难免仍有不足，挂一漏万，难达完美。恳请读者、同道多提出宝贵意见，批评指正。

赵文海
2015 年 12 月 15 日

目 录

上 篇

第一章 刘柏龄简介与学术思想 ··· 3
    第一节 刘柏龄简介 ··· 3
    第二节 刘柏龄学术思想 ·· 4

第二章 天池伤科流派的传承与发展 ·· 11
    第一节 天池伤科流派的传承 ·· 11
    第二节 天池伤科流派的发展 ·· 13

中 篇

第一章 骨折 ··· 19
    第一节 上肢骨折 ·· 19
    第二节 下肢骨折 ·· 42
    第三节 躯干骨折 ·· 54

第二章 脱位 ··· 61
    第一节 上肢脱位 ·· 61
    第二节 下肢脱位 ·· 63

第三章 筋伤 ··· 67
    第一节 上肢伤筋 ·· 67
    第二节 下肢伤筋 ·· 77
    第三节 颈部伤筋 ·· 90
    第四节 腰部伤筋 ·· 102

第四章 骨病 ··· 125

第五章 内伤与骨科杂病 ·· 163

下 篇

第一章 天池伤科流派协定处方 ································· 175

第二章 天池伤科流派常用中药选 ····························· 177
    第一节 解表类 ·· 177
    第二节 祛风湿类 ··· 179
    第三节 活血祛瘀类 ·· 182
    第四节 平肝息风类 ·· 184
    第五节 补益类 ·· 185

第三章 天池伤科流派临床常用方剂选 ······················ 188

第四章 天池伤科流派临床经验方 ····························· 199

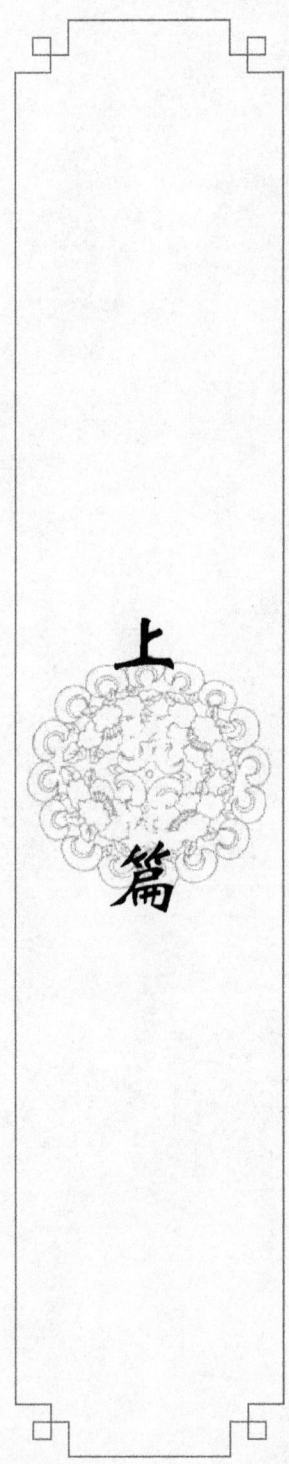

上篇

第一章 刘柏龄简介与学术思想

第一节 刘柏龄简介

刘柏龄（1927～）祖籍山东莱州府昌邑县（今昌邑市）。祖辈迁来东北已有200多年的历史，祖辈皆以医为业。刘柏龄出生于吉林省扶余县三岔河镇一个中医正骨世家。其祖父刘德玉是刘氏正骨第三代传人，叔父刘秉衡为刘氏正骨第四代传人，刘柏龄为刘氏正骨第五代传人。刘柏龄自幼受祖辈医学业绩的影响，耳闻目睹骨伤病人的痛苦及康复后的喜悦，他幼小心灵深处埋下了一颗将来要继承祖业，立志做一名治病救人的好医生的决心。由于先天的悟性和酷爱医学的追求，从过五岁生日起就随祖父学习，背诵《四百味》《药性赋》《汤头歌诀》，八岁读初小和高小期间祖父病故，刘柏龄即跟随叔父继续学习中医医学入门书籍如《濒湖脉学》等。16岁毕业于伪满新京（长春）国民高等学校，嗣后即投身到叔父刘秉衡老中医身边继续学习中医基础理论，边学习边临床实践，边接受刘氏正骨手法之真传。1946年即悬壶于三岔河镇，专事骨伤科。1948年他率先参加了中医联合诊所。1951年县人民政府把他调到扶余县第十八区（即现在三岔河镇）人民卫生所（今扶余县人民医院前身），成为当地一名年轻有为的医生。1955年就学于吉林省中医进修学校，毕业后留校任教。1958年长春中医学院成立，被学院选送到北京培养深造。在北京中医学院学习期间深得全国名老中医任应秋、秦伯未、宋向元、董建华、刘寿山等老一辈中医大家的精心指导和深情教诲。

刘柏龄教授现为国医大师、全国首届"中医骨伤名师"、吉林省中医终身教授、长春中医药大学附属医院（吉林省中医院）主任医师、博士生导师，国家500名名老中医之一，全国第一、二、三、四、五批继承老中医药专家学术经验指导老师。并被美国国际中医药学院授予荣誉博士、黑龙江中医药大学博士生导师、中华中医药学会终身理事；中国中医科学院客座研究员；广东省中医院、广州中医药大学第二临床学院继承国家名老中医学术经验指导老师。广东省佛山市中医院骨伤科医学顾问、主任导师；河南省洛阳正骨医院继承国家名老中医学术经验指导老师。吉林省"真中医"人才培养工程第一批老中医药专家学术经验项目指导老师。曾兼任中华中医药学会骨伤科分会副会长兼学术部长、世界中医药学会联合会骨伤科专业委员会顾问、全国高等中医院校骨伤教育研究会常务副会长兼骨病学委员会主任委员、中国骨伤外固定学会副理事长、中华骨伤医学会终身荣誉会长、世界中医骨科联合会资深主席、世界骨伤专家协会副主席、国际华佗中医学院教授兼副院长、美国世界健康组织协会常务理事、吉林省中医药学会顾问。《中国中医骨伤科》杂志编委会副主任委员、《中医正骨》杂志编委会副主委兼副总编、《中国骨伤》杂志编委会顾问。中国普通高等教育中医药类规划教材编审委员会委员等。

刘柏龄教授1992年起享受国务院政府特殊津贴，他是"20世纪中国接骨学最高成就奖"（吴阶平副委员长颁发全国九名中西医获奖专家之一）以及"全国华佗金像奖"和"吉林英才"奖章获得者。中华中医药学会授予"国医楷模"称号及"首届中医药传承特别贡献奖"和"成就奖"，国家中医药管理局授予"全国老中医药专家学术经验继承工作优秀指导老师"荣誉称号。他还是吉林省先进科技工作者（1983）、省优秀科技人员（1987）、省医药先进科技工作者（1996）、全国杰出科技人才（1997）、当代华佗医学教育家（1998金杯奖）、跨世纪骨伤医学杰出人才（2001金杯奖）、世纪骨伤杰出人才（2004环球金杯奖）以及吉林省及长春市资深名医、获中华中医药学会"国医楷模"荣誉称号（2006）、获中国人才研究会骨伤人才分会、全国高等中医院校骨伤研究会、世界骨伤专家协会、世界杰出人才学会"中华骨伤医学大师"称号（2009）、评为第二届"国医大师"（2014）。

刘柏龄教授从医60余年取得较多的科研成果和奖励：①治疗骨质增生、骨质疏松的"骨质增生丸"的研究，获长春发明与革新奖一等奖（1987），该项研究于1991年获吉林省科技进步奖一等奖、1992年获国家中医药管理局科技进步奖三等奖；②治疗风湿、类风湿关节炎的"风湿福音丸"获吉林省科技进步奖三等奖（1987）；③治疗骨质疏松的"健骨宝胶囊"获省科技进步奖三等奖（1999）；④治疗颈肩腰腿痛的"壮骨伸筋胶囊"获吉林省科技进步奖二等奖（2000）；⑤治疗股骨头缺血性坏死的"复肢胶丸"获省科技进步奖三等奖（2003）；⑥刘柏龄"二步十法"治疗腰椎间盘突出症的研究（DVD光盘）获吉林省高等院校教育技术成果奖二等奖（2004）；⑦"刘柏龄治疗腰病手法"获优秀卫生部医学视听教材及CAI课件奖一等奖（2006）；⑧治疗软组织伤痛及风湿骨病的"汉热垫"（具有理疗与药物治疗的双重效果）的研究获省科研成果二等奖（1986）；⑨治疗软болезни与风湿骨病的"药柱灸"的研究，1991年通过省级科研成果鉴定，并转让吉林市灸疗厂批量生产。

刘柏龄教授以继承先贤、启迪后学为己任，半个世纪笔耕不辍，他在诊疗之余，教学之暇，致力于理论著作和实践经验总结，刘柏龄教授在国内外学术刊物上，发表学术论文50余篇，著7部，主编10部（包括高校教材4部），参编、编委6部（包括高校教材3部、丛书3部），出版学术著作共23部，为临证诊疗提供了系统的理论和实践技术，其骨伤科手法治疗亦形成了北派手法的独特风格，在全国范围内得到公认与应用。

第二节 刘柏龄学术思想

刘老在长期的临床、教学、科研实践中善于总结、博采众长，融贯古今，积累了丰富的临床、教学、科研经验，临证时提倡辨证施治，亦药、亦法，因人制宜，建立了独特诊疗平台，在继承前人的基础上逐步形成了自己的特色和治疗风格，在学术上推崇"肾主骨"的理论，临床中贯彻"补肾亦即治骨"的原则，形成了自己的思想体系。

一、在中医骨科的理论上倡导"肾主骨"学说

肾位于腰部，脊柱两侧，左右各一。肾主藏精，主水液、主纳气，为人体脏腑阴阳之本，生命之源，称为先天之本。肾与骨的生长发育密切相关。《素问·上古天真论》"女子七岁，肾气盛，齿更发长……三七肾气平均，故真牙生而长极；四七，筋骨坚，发长极，身体盛壮……丈夫八岁，肾气实，发长齿更……三八，肾气平均，筋骨劲强，故真牙生而长极；四八，筋骨隆盛，肌肉满壮；五八，肾气衰，发堕齿槁……，七八，肝气衰，筋不能动；八八，天癸竭，精少，肾脏衰，形体皆极，则齿发去"，说明了肾与生长发育的密不可分的关系。《灵枢·本神篇》："肾藏精。"《素问·宣明五气篇》："肾主骨。"《素问·六节藏象论》"肾者，……其充在骨。"《素问·五脏生成论》："肾之合骨也。"《素问·阴阳应象大论》"肾生骨髓，其体在骨。"说明肾藏精，精生髓，髓养骨，所以骨的生长，发育，修复均须依赖肾精的滋养。如果肾精不足，髓不能养骨，

则骨的生长、发育、修复就会出现障碍。唐代孙思邈认为补肾药能长骨髓，在治疗骨伤科疾病时多用补肾药；蔺道人在治疗骨伤的系列药中亦多有补肾药。元代《外科集验方》中提出了"肾实则骨有生气"的论点，发展了《内经》的理论，在治疗上力主补肾治疗骨伤科疾病。刘老在继承《内经》及总结前人的理论基础上，结合现代疾病的特点，创制了治疗骨伤科疾病的一系列方法和药物

二、在中医骨科临证上强调"治肾亦即治骨"的学术思想

刘柏龄教授从事临床医疗工作60年余，深研古代医籍，重视现代科技。在继承师门学术思想的基础上，注重汲取前贤之精华，对《黄帝内经》《伤寒杂病论》《医宗金鉴》等经典著作仔细研读，体会颇深。在实践中，首先他初步确立了"治肾亦即治骨"的学术思想。这是因为"肾主骨、生髓，髓充则能健骨"的理论为指导提出的。《素问·宣明五气篇》云："肾主骨"、《灵枢·本神》云："肾藏精"、《素问·六节藏象论》云："肾者……其充在骨"、《素问·阴阳应象大论》云："肾生骨髓……在体为骨。"肾藏精，精生髓，髓养骨，所以骨的生长、发育、修复，均须依赖肾藏精气的滋养和推动。临床上肾的精气不足可见小儿的骨软无力，囟门迟闭，以及某些骨骼的发育畸形；对成人而言，肾精不足，骨髓空虚，不能养骨，易致下肢痿弱而行动困难，或骨质疏松、脆弱，易于骨折等。《诸病源候论·腰痛不得俯仰候》云："肾主腰脚"，"劳损于肾，动伤经络，又为风冷所侵，气血搏击，故腰痛也。"《医宗必读》认为腰痛的病因"有寒、有湿、有风热、有挫闪、有瘀血、有滞气、有积痰，皆标也，肾虚其本也"。所以肾虚者，易患腰部扭闪和劳损等，而出现腰酸背痛，腰脊活动受限等症状。又如骨伤折断，必内动于肾，因肾生精髓，故骨折后如肾精不足，则无以养骨，骨折难以愈合。临床治疗时，必须用补肾之法，以续骨、接骨。"治肾亦即治骨"也。

总之，随着年龄的变化，骨的状况与肾之精气的盛衰变化密切相关。现代有些研究也证实了这一点。如丁桂芝等对2886例年龄在3～89岁的健康人及322例属肾虚证的患者进行了骨矿含量测定，结果表明：随着年龄的变化，正常人骨矿含量变化规律与《素问·上古天真论》所述的骨骼生长、发育及骨的劲强、脆弱的变化规律基本一致；肾虚组的桡、尺骨骨矿含量均低于正常组；男女两性肾虚病发病率随年龄增大而增加。这虽不足以说明"肾主骨"的机理，但也可算是一个佐证吧。就临床所见表明，对每个人来说，随年龄变化表现出的肾之虚实及其对骨的影响差异甚大；也正因为这种差异，使我们看到了保养肾精，对防止发生骨病的重要性。丁继华认为中医的"肾"包括现代医学所称的肾、垂体、甲状腺、甲状旁腺和性腺的某些生理功能；肾的羟化酶系统及各内分泌腺所分泌的相应激素属于"肾精"的重要部分，为中医"肾主骨"的部分物质基础。

也有研究资料表明，肾虚时有免疫功能下降、内分泌系统功能紊乱、微量元素改变的情况。如朱梅年等认为，微量元素锌、锰不仅与内分泌系统密切相关，锰还直接参与钙磷代谢，同时锌、锰又通过影响蛋白质合成而对骨骼的发育产生作用。并且，他们通过测定证实补骨脂、肉苁蓉等补肾中药锌、锰含量都很高；认为这是补肾中药可治疗肾虚证的重要因素。这些相关的现代研究成果，均有助于证实"肾主骨"理论确有他的物质基础。

20世纪60年代，他对"肾主骨"和"治肾亦即治骨"的理论，作了深入研讨。他认为保养肾的精气，是抵御病邪、防治骨病、骨折、延缓衰老的重要措施。如女子七七、男子八八以后，肾脏衰、精少、筋骨、肌肉得不到很好的濡养，因而形体皆极，骨质脆弱，易发生骨折，且折后愈合较慢。临床上女性绝经后发生骨质疏松、男性好发骨质疏松的年龄与《素问·上古天真论》所述："男不过尽八八，女不过尽七七，而天地之精气皆竭矣"的年龄段相吻合。因此，早期调

养，保精气，壮筋骨，对防治老年"骨属屈伸不利"和骨折等病患是非常重要的。

（一）骨质增生病的防治

刘老认为本病好发于中老年人，以肾气虚等内在因素为根本，以小外伤的积累为诱因。于20世纪60年代研制出骨质增生丸，并根据不同情况进行施治。

（1）颈椎肥大性脊椎病，也称颈椎肥大性脊椎炎，包括在广义的颈椎病范畴。本病又因肾虚颈部劳损，外伤等导致椎间软骨盘退行性变，椎间隙变窄，椎体前后缘处骨质增生。临床表现颈部不适，僵硬，发板或酸痛，严重者可引起神经根的刺激症状，出现有肩臂痛，手指麻木，或手部肌肉萎缩。

治疗以补肾通经络，止麻痛为主。方用：熟地、鸡血藤、骨碎补、丹参、泽兰叶、红花、桂枝、姜黄、天麻、葛根、当归、川芎等药水煎，1剂日2次，口服。配用：透骨草、威灵仙、五加皮、炙川乌、炙草乌、半夏、山楂、乌梅、细辛、红花等药为粗末装布袋内扎口，放水盆内熬沸后熨腾颈部、肩部，每次一小时以上，每日2~3次。

（2）增生性脊椎炎，又称肥大性或退行性脊椎炎，是一种常见的慢性腰背痛病。引起本病的主要原因是肾虚不能化精生髓而充骨，致使骨本身发生退变。

治疗以健肾壮腰为主，首选骨质增生丸，或用壮腰健肾丸，健步虎潜丸等。兼风寒湿者，配用独活寄生汤。兼外伤有瘀者，用补肾活血汤或身痛逐瘀汤。亦可外用熨腾药治之。

（3）增生性关节炎，又称骨关节炎。治疗宜补肾、壮骨、舒筋。首选骨质增生丸或服健步虎潜丸。局部用熨腾药。兼外伤者配用活血汤或身痛逐瘀汤。

注意预防本病的发生与发展，本病的预防甚为重要：颈椎：晚婚节育，防止肾气早衰，预防颈部的过度疲劳及外伤。不宜睡高枕。腰椎：防止房劳伤肾；防止腰背外伤及劳损，纠正不正确的劳动姿势；坚持经常性腰背肌锻炼。关节：防止骨关节损伤，防止膝、踝关节因长期负重而劳损；避免作业环境潮湿和持续性震动；及时治疗外伤，注意休息；坚持体育锻炼，增强关节灵活性与抗损伤、抗病能力。骨质增生是中老年人的一种常见病，这是因为人们随年龄的增长，骨关节发生退行性变，是人体衰老的必然结果。新陈代谢是生命的一个基本特征，衰老是客观规律，是不可避免的，但它能像人的寿命可以延长一样，这种退变也是可以推迟发生的。人的衰老主要是肾气衰。因为肾为先天之本，是人体生命活动的动力源泉。肾主骨生髓，肾精不足则齿摇发堕，腰脊酸软无力，生命活动逐渐低下。因此，预防退行性变乃至衰老的关键在于防止肾气早衰。适当的药物治疗和体育锻炼是很重要的。

刘老认为预防和治疗骨质增生应首选补肾精，健脾胃、通经络、活气血的药物，不可大量或长期应用抗风湿药物或酒剂，认为这类药物不仅能损及阴阳而且还有戕伐胃气之弊，不但不能抗衰老，而反会加速衰老。更反对将激素类药物（泼尼松、可的松，地塞米松等）作为抗风湿的首选药，认为这是一个非常严重的医疗上的失误。刘老在治疗的数千例股骨头无菌性坏死的病人中，发现90%以上是因为误用大量激素或含激素类药物造成的。这应该引起医界同道的注意。

至于体育锻炼，刘老认为应采取适当的锻炼方式，如太极拳、广播体操。身体欠佳者可以户外散步或适当活动关节。不论身体状况如何，中老年人都不宜跑步锻炼，以免顿挫损伤关节，或能自我按摩更为有利，但锻炼必须循序渐进，轻柔适度，不宜操之过急，更不能间断，要坚持经常，久而久之，自见功效。

值得一提的是，刘老遵照《内经》所说"三八肾气平均，筋骨劲强，四八筋骨隆盛，肌肉满壮，五八肾气衰，发堕齿槁"，"腰者，肾之府，转摇不能，肾将惫矣，……骨者，髓之府，不能久立，行将振掉，骨将惫矣"的论述，体会到肾与骨、骨与髓内在的生理、病理变化，充分地揭示了由骨质增生而引起的腰腿痛的内在因素是由肾气虚不能生髓充骨而致骨的退变——骨质增生。他紧紧抓住这一机理，经过反复医疗实践，从多次成功的经验和失败的教训中，摸索出对本病的治疗规律和治疗骨质增生的"骨质增生丸"处方，这样使"骨质增生"从"不治"向可治方面转化，前进了一步。

骨质增生丸由熟地黄、肉苁蓉、淫羊藿、骨碎补、鹿衔草等七味药组成，制成浓缩丸剂。

为进一步探索骨质增生丸的作用机理，我院药理研究室，用骨质增生丸复方和各单味药的水醇法提取液进行了动物（大鼠）实验研究。实验结果表明：①复方和单味药中熟地、肉苁蓉具有抑制肉芽囊的增生和渗出作用；②有一定的镇痛效应；③其抑制增生的作用，可能是由于刺激垂体——肾上腺皮质系统释放肾上腺醣皮质激素的结果。该药经省科委、省卫生厅主持科研成果鉴定，属国内首创，具有国内领先水平。骨质增生丸从20世纪60年代至现在，已应用半个多世纪，共治疗骨质增生病人10万多例，取得较好疗效，总有效率在90%以上，从而填补了治疗骨质增生病的国内外空白。应用到现在，其疗效不减，信誉不减，销量不减，该药已纳入《国家药典》，目前国内很多药厂均在批量生产。

该成果1987年获长春发明奖一等奖、1991年获吉林省科技进步奖一等奖、1992年获国家中医药管理局科技进步奖三等奖。

（二）颈腰椎病的治疗

颈腰椎病是临床常见病及多发病，其发病原因多为年老体弱，肝肾不足，颈腰椎部筋脉失养；或长期颈腰椎部慢性劳损，致使颈腰椎部经络阻滞，血流不畅；以及素体虚弱，气血不足，腠理不固，外邪滞留经脉，气血运行不畅，而致本病。在长期的临床实践中，研制出治疗颈、肩、腰腿痛新药"壮骨伸筋胶囊"（通化金马药业公司生产），此药2000年获得获吉林省科技进步二等奖、2003年获中华中医药学会科学技术三等奖。

（三）骨质疏松症的防治

骨质疏松症的发生、发展与脾肾密切相关，年迈体虚，或他病日久，房劳过度，禀赋不足，肾精亏虚，无以养骨，骨枯髓减，经脉失荣，气血失和而致本病；同时，脾胃功能不足，不能化生水谷精微，气血生化失源，无以化精生髓，髓枯骨痿，经脉失和，而发本病。

刘老以补肾壮骨，健脾益气为法，研制出了治疗骨质疏松的"健骨宝胶囊"。应用于临床十余年，取得了较好的疗效。并在1999年获吉林省科技进步奖三等奖。

在药物治疗的同时，刘老还强调营养与体育锻炼，饮食中要有足够的蛋白质、钙盐以及各种维生素。尤其中老年人应每天坚持喝牛奶，因为牛奶中含有大量的蛋白质、钙盐等对人体有益的物质，可以预防骨质疏松症的发生。鼓励病人做适当的体育锻炼，以刺激成骨细胞的活动，有利于骨质的形成。

三、坚持中医基本理论独创具有特色的治疗手法

中医骨伤科经过几千年的临床实践，形成了独特的手法治疗体系，可谓流派纷呈，各具特色，刘老深明经旨，对《内经》提出的按摩、导引等治法领悟颇深，他认为手法治疗疾病，是先贤们在与疾病长期斗争中总结出来的宝贵经验，应当继承与发扬。刘老从医60年，在骨伤科医疗实践中，自创了多种风格独特、疗效卓越的理筋手法，在我国北方独树一帜。其手法的特点是"重而不滞，轻而不浮，稳而见准；法之所施，使患者不感觉痛苦"。

(一) 刘氏手法三个施术阶段的内容与意义

第一为准备阶段：运用手法为进行治疗作准备。它具有镇痛、解痉、散瘀活血、放松紧张肌肉的作用。使手法在肌肉舒松的情况下，得以顺利地进行，以达到满意的治疗效果。另一方面也是使患者的肢体具有一个适应过程。如轻度按摩法（或叫抚摩法）深度按摩法（或称推摩法），以及滚、擦、揉法等。

第二阶段是解决疾病的主要矛盾阶段：即应用手法治疗各种软组织损伤（筋伤），以达到理顺筋络，调和营卫，通经活血，矫正畸形等的治疗目的。

第三阶段：是在理筋手法操作之后，患者往往有一个刺激反应过程，特别是使用较重、较猛手法解决主要矛盾以后，还可能或有筋骨间微有错落不合缝者，是伤虽平，而气血流行未畅，用叩击、揉按、摇晃、运展等手法，使紧张的肢节放松，进而推动气血的运行，是手法结束，整理收功的最后一步。

总之，理筋手法的应用是由轻到重，再由重到轻，循序渐进的治疗过程。

(二) 刘氏"二步十法"治疗腰椎间盘突出症

1. 手法和步骤（二步十法）

第一步：运用按、压、揉、推、滚五个轻手法。

（1）按法：患者俯卧按摩床上，医者立其身旁，以双手的拇指掌面侧自患者的上背部沿脊柱两旁足太阳膀胱经之第二条经线，自上而下地按摩至腰骶部，连续3次。

（2）压法：医者两手交叉，右手在上，左手在下，以手掌自第一胸椎开始，沿棘突（即督脉）向下按压至腰骶部，左手于按压中稍向足侧用力，连续3次。

（3）揉法：医者单手张开虎口，拇指与中指分别置于两则肾俞穴。轻轻颤动，逐渐用力。

（4）推法：医者以两手大鱼际自腰部中线向左右两侧分推。

（5）滚法：医者用手背或掌指关节的突出部，着于皮肤上，于背部足太阳膀胱经两条经线及督脉，自上而下地滚动（腰部着力，直至患侧下肢足部）反复3次。

第二步：运用摇、抖、搬、盘、运五个重手法。

（6）摇法：医者将双手掌置于患者腰臀部，推摇患者身躯，使之左右摇摆，连续数次。

（7）抖法：医者立于患者足侧，以双手握住患者双踝，用力牵伸与上下抖动，将患者身躯抖起呈波浪形动作，连续3次。

（8）搬法：分俯卧搬与侧卧搬。①俯卧搬腿法：医者以一手按住患者第3、4腰椎，另手托患者对侧膝关节部，使关节后伸至一定程度，双手同时相对交错用力，恰当时可听得弹响声，左右各作一次。②俯卧搬肩法：医者一手按压患者第4、5腰椎，另手搬起对侧肩部，双手同时交错用力，左右各作一次。③侧卧搬法：患者健肢在下伸直，患肢在上屈曲，医者立于患者腹侧，屈双肘，一肘放于髂骨后外缘，一肘放于患者肩前与肩平，两肘在躯体上相互交错用力，然后换体位，另侧再做一次。

（9）盘法：分仰卧盘腰与侧卧盘腿。①盘腰：患者仰卧屈膝，屈髋，医者双手握其双膝，并过屈贴近胸前，先左右旋转摇动，然后推动双膝，使腰及髋、膝过度屈曲，反复做数次。继之以左手固定患者右肩，右手向对侧下压双膝，扭转腰部，然后换右手压其左肩，左手向相反方向下压双膝，重复一次。②盘腿：患者侧卧，健腿在下伸直，患肢在上屈曲，医者站在患者腹侧，一手从患肢下方绕过按着臀部，此时前臂部即托拢患者患肢小腿，医者腹部在患者膝关节前方，同时另手握住膝部上方，这时医者前后移动自己躯干，使患者骨盆产生前后推拉动作，带动腰椎的活动。然后屈髋，使膝部贴胸，医者一手向下方推屈膝部，另手拢住臀部，以前臂托高患肢小腿，并在内旋的动作下，使患肢伸直，然后换体位，另侧再做一次。

（10）运法：医者以左手握住患者膝部，右手握其踝部，运用徐缓加提的运动手法，使患肢作屈伸逐渐升高和略行拔伸的动作，运展的时间稍持久为好。

2. 术后处理

（1）术后卧床休息30分钟后再活动。
（2）每天可有规律的做腰背肌锻炼。
（3）避免在腿伸直姿势下搬重物，以防突然扭闪腰部，引起病情加重或复发。
（4）注意预防感冒，汗后避风冷。

二步十法的作用机理：刘老认为就腰椎间盘突出症的临床症状来看，乃属于腰背部督脉和足太阳膀胱经两经气血运行失调所致，而运用按、压、揉、推、滚等轻手法，使经络气血得以畅通，则骨正筋柔，其痛自止。正如《医宗金鉴》所说，"按其经络以通郁闭之气，摩其壅聚以散瘀结之肿"其患可愈。

又据本病乃腰椎间盘突出物压迫脊髓神经根为其主要原因，只行推摩之法，对本病之治尚恐有所不及，因而运用摇、抖等重手法可以改变间盘的位置，加宽椎间隙，利用纤维环外层及后纵韧带的张力迫使突出的椎间盘还纳，再通过扳盘等手法分离粘连及受压的神经根。特别是侧扳手法，能使上下两椎体相互旋转、扭错，可将突出物带回原位或变小；运法通过徐缓加提，反复直腿抬高动作，而达到松解神经的作用，总之，二步十法是通过疏通经络改变突出的髓核位置，松解神经根与椎间盘粘连，消除神经根水肿，来改善患侧神经血管机能，从而达到治疗的目的。

（三）刘氏"一针一牵三扳法"治疗急性腰肌扭伤

急性腰肌扭伤较常见，俗称"闪腰"、"岔气"是腰痛中最多见的疾病，刘老运用一针一牵三搬法治疗本病疗效显著，兹介绍如下。

治疗方法：

（1）一针法：先用三棱针将唇系带之粟粒大小的硬结刺破，然后将上唇捏起，用毫针刺人中穴（针尖斜向上45°；重刺激，留针15分钟，每5分钟捻转1次；针刺后嘱患者深呼吸，活动腰部。往往针后立见功效。

（2）一牵法：患者俯卧位。医者立于患者足侧，以双手握住患者双踝上，把双腿提起，使腰部后伸，缓缓用力牵伸（与助手行对抗牵伸），重复3次。

（3）三扳法：

一扳：俯卧位。①扳肩压腰法：医者一手以掌根按压患者第4、5腰椎，一手将肩扳起，与压腰的手交错用力，对侧再做一次。②扳腿压腰法：医者一手以掌根按压患者第3、4腰椎，一手将一侧大腿外展抬起，与压腰的手上下交错用力，对侧再做一次。③双髋引伸压腰法：医者一手以掌根按压患者第3、4腰椎，一手与前臂同时将双腿抬高，先左右摇摆数圈，然后上抬双腿，下压腰部，双手交错用力。

二扳：侧卧位。①腰部推扳法：患肢在上屈曲，健肢在下伸直，医者立其背后，助手立其胸前，双手扶持胸背部，二人协同向相反方向推和扳，使患者腰部获得充分的旋转活动。此法重复3次。②单髋引伸压腰法：医者一手用力按压腰部，一手握持患者大腿下端，并外展40°；后方拉，使腰髋过伸30°；后再做屈膝，屈髋动作，如此交替进行，重复3次。

三扳：患者仰卧位，屈髋屈膝。医者双手握其双膝，过屈贴近胸前，先做左右旋转摇动，然后推动双膝，使腰及髋、膝过度屈曲，反复数次。

术后让患者卧床休息30分钟再活动。作者用上法治疗急性腰肌扭伤数千例，疗效满意，往往一次即可治愈。

一针一牵三扳法的作用机理：急性腰肌扭伤，缘由腰背部经络气血受创，致经脉瘀滞不得宣通，发为腰痛，病在督脉。《素问·骨空论》云："督脉为病，脊强反折"、"腰痛似折，不可俯仰"。而"龈交"乃督脉之端，督脉经阻，结聚于该穴，遂现"经结"（即"报伤点"）于斯，针之以宣通经气，同时配刺"人中穴"，此穴亦督脉之络也，是治疗腰脊背痛项强之要穴。于是经气通，血脉和，"通则不痛"。复以手法牵伸理顺腰肌筋络，舒散筋结，宣通郁闭之气，再用扳、压法以解除骨节间微有错落（小关节紊乱），不合缝者之虞。

（四）刘氏"理筋八法"治疗腰背肌劳损

腰背肌劳损是一种慢性腰背痛病。缘由腰部经常固定于一种姿势，做持久而超重的劳动，致使腰背部分肌肉、筋膜、韧带等长期处于紧张状态，引起局部组织水肿、纤维变性、粘连和失去正常张力等，以致腰肌萎缩无力，腰痛或腰背痛。

腰部扭伤后，未得到及时和适当的治疗，形成广泛瘢痕粘连，失去正常组织张力，亦可引起慢性腰痛。脊柱发育畸形，也可造成长期腰痛。

治疗本病，刘老运用"理筋八法"，即按、揉、推、滚、劈、击、摇、晃法。主要作用是：推理肌肉，活血通络，舒筋散结，解痉祛痛。

（1）按法：患者俯卧位，医者立其身旁（俯卧位左侧）以右手掌根置于患者腰背部，沿脊柱即督脉及两旁之足太阳膀胱经经线，自上而下按压至腰骶部，反复作数次。

（2）揉法：医者单手虎口张开，拇指与中指分别置于患者两侧肾俞穴，轻轻颤动，逐渐用力。

（3）推法：医者以两手大鱼际，自脊柱中线（背及腰部）向左右两侧分推。

（4）滚法：医者用手背或掌指关节的突出部着于患者的皮肤上，沿背部足太阳膀胱经两条经线及督脉，自上而下的滚动直至腰骶部。

（5）劈法：医者双手小鱼际劈打患者腰背部。

（6）击法：医者用双手10指指端叩击患者腰背部。

（7）摇法：医者将双手掌置于患者腰臀部，推摇患者身躯，使之左右摆动。

（8）晃法：患者取仰卧位，屈膝屈髋，医者双手握住双膝，并屈膝贴近胸前，作环转摇晃。

注意：以上每法，均须连续作3~5次，手法宜轻柔和缓，切忌粗暴，每日或隔日作一次，10次为一疗程，本法若能与全身药浴或腰背部熨腾中药相结合，疗效更佳。

理筋八法作用机理：按、揉、推、滚4个轻手法，用以推理肌肉，活血通络；而劈、击、摇、晃4个较重手法，主要用以舒筋理气散结，并通过摇、晃法来解除肌筋痉挛而祛痛。必须注意，在应用八法时一定要因人制宜，对青壮年人手法宜重些，对妇女、老年人手法应轻些。总之法之所施使患者感到舒适，而无痛苦为原则，最终要达到取得治疗效果的目的。

刘氏手法的禁忌证：临床诊断不清者，患有严重心脑血管疾病者，骨关节结核、骨髓炎、骨肿瘤，全身性皮肤病以及妇女妊娠或月经期等，均禁忌施行手法。

第二章　天池伤科流派的传承与发展

第一节　天池伤科流派的传承

天池伤科为东北地区骨伤学派的代表流派，由于长白山天池作为东北地区的代表名胜，因此流派得以命名"天池伤科"。天池伤科学派依托长春中医药大学附属医院，长春中医药大学附属医院中医骨伤学科现为国家中医药管理局重点专科、中华中医药学会全国骨伤名科、吉林省重点学科、中医药管理局重点学科、吉林省中医药管理局重点实验室、重点研究室、国家药品临床试验基地。2010 年启动的名老中医工作室建设项目，"十一五"期间"基于信息挖掘技术的名老中医临床诊疗经验及传承方法研究"系统整理和挖掘了流派的学术思想，并在传承方法进行了系统的研究。

天池伤科流派始于清代刘德玉老先生，刘德玉老先生在清代光绪年间在吉林省三岔河镇悬壶济世，并因精湛的医术而远近闻名。刘秉衡为刘德玉老先生第二个儿子，在刘德玉老先生去世后，刘秉衡继承其衣钵，同时专擅正骨科，天池伤科由此闻名。刘秉衡也成为当地的名医。

刘柏龄终身教授是天池伤科的主要代表性人物，刘柏龄终身教授出生于 1927 年 6 月 5 日，为天池伤科的第三代传人。

赵文海教授为刘柏龄教授的首批高徒，是天池伤科流派第四代传承人，现任长春中医药大学附属医院（吉林省中医院）骨伤科教研室主任、骨科主任、博士生导师、国家重点专科、省重点学科带头人、省精品课程负责人、中华中医药学会骨伤名科负责人。先后被评为国务院政府特殊津贴获得者，吉林省高级专家，吉林省名中医，吉林省政府授予有突出贡献中青年专家，吉林省创新拔尖人才，长春市有突出贡献专家、中国药学发展奖康辰骨质疏松医药研究奖学科成就奖获得者、首届中华中医药学会高徒奖获得者。赵文海教授为吉林省中医骨伤领军人物，在国内骨伤学界也具有较高的声誉。

赵文海教授继承了刘老肾主骨理论指导临床，在近 40 年医疗实践中，精研医理、博采众长，深得理伤正骨手法、中医药诊疗技术要旨，对常见多发疑难沉疴疗效卓著。在骨坏死病、骨质疏松症、骨性关节炎、腰椎间盘突出症、颈椎病、腰椎管狭窄、老年性骨折及急、慢性软组织损伤等方面，皆进行了较为深入的研究和探讨，特别在骨坏死病、骨质疏松、骨性关节炎等疾病研究独有建树，为吉林省中医骨伤领军人物，其成果在国内中医骨伤科学界处于领先地位。

在国内率先开展骨坏死疾病中医认识、病因病理、辨证施治方面的研究，发表大量文章，为本病的中医认识取得了理论上共识，明确了"肾主骨"、"活血化瘀"是本病的研究方向。经大量的临床观察、总结分析，提出了股骨头坏死病的中医分型标准、早期诊断标准和用药疗程等诊疗方案。通过对流行病学调查，大样本的分析，进一步明确了不同发病原因对本病的发生和预后的影响，从而通过控制致病因素，降低本病的发生率。经过多年总结研究，研发出治疗股骨头坏死的"健骨复肢"系列新药，其成果分别获全国中西医结合科学技术奖二等奖、吉林省科技进步奖三等奖。

在国内首先提出关节软骨细胞修复紊乱学说，获得了国家自然科学基金资助。挖掘传统手法并结合多年临床实践，筛选有效的手法，合理配伍，总结出治疗颈椎病"三步八法"的手法，即松体、整脊、理筋三步，揉、滚、拿、点、旋、端、推、叩八法，通过松体手法能够改善和加强局部血液循环，提高局部组织的痛阈，缓解肌肉痉挛，消除疼痛。此谓之"松之通"。通过整脊手法纠正"筋出槽"、"骨错缝"，松解颈椎小关节的粘连，加宽狭窄的椎间隙，扩大椎间孔，恢复颈椎正常生理曲度，理顺重叠或弯曲的椎动脉，使椎动脉血流恢复正常。此谓之"顺之通"。通过理筋手法缓解前两步治疗所刺激而引起的肌肉痉挛起到舒理筋骨的作用。以上三法为"松则通"、"顺则通"、"动则通"的有机结合，临床应用后证明本法灵活、简便、疗效好，机理明确；总结出以牵扳为主手法治疗腰椎间盘突出症，本法临床可操作性强，安全、高效，作为规范手法在行业内广泛推广应用。

天池伤科学派有代表性的特色技术有：

1. 二步十法治疗腰椎间盘突出症

二步十法治疗腰椎间盘突出症为北派代表手法。第一步运用按、压、揉、推、滚五个轻手法。第二步运用摇、抖、搬、盘、运五个重手法。该方法疗效确切，安全有效，临床应用取得了良好的治疗效果。

2. 针刺人中穴治疗急性腰扭伤

针刺人中穴治疗急性腰扭伤，起效快，治疗效果好，同时充分体现传统医学"简、便、验、廉"的特点，适宜基层推广应用，2003年"针刺人中穴治疗急性腰扭伤"列入国家中医药管理局《中华人民共和国针灸穴典》腧穴主治临床研究项目（课题号为：03XDL18）。2006年6月13日上报国家中医药管理局并通过课题验收，针刺人中穴治疗急性腰扭伤收录在《中华人民共和国针灸穴典》。关于针刺人中穴治疗急性腰扭伤的推广应用研究获吉林省卫生厅立项资助，并申报省级继续教育项目推广应用。

3. 复肢胶囊治疗股骨头无菌性坏死

从疾病的病因病理及辨证施治方面入手研究，并在国内首先提出了一整套对股骨头坏死的病因病机、诊断及治疗的独特方法及诊疗标准，其诊疗规范已作为中华中医药学会标准在业内实施。研制的治疗股骨头坏死的"复肢胶囊"系列新药，获国家药品监督局临床研究批号。

4. 骨质增生止痛丸治疗骨性关节炎

研制治疗骨性关节炎的药物"骨质增生丸"已收入药典、获得国家中医药管理局科技进步三等奖；提出了"二补一健一通法"，即补肝肾、健脾胃、通经络，治疗骨性关节炎。总结确立四步八法治疗骨性关节炎。

5. 复方鹿茸健骨胶囊治疗骨质疏松症

以肾主骨理论，研发的以鹿茸为主药的"复方鹿茸健骨胶囊"治疗骨质疏松症。复方鹿茸健骨胶囊已于2006年获新药生产批号，并批量生产，投放临床使用，获良好的经济效益和社会效益。复方鹿茸健骨胶囊治疗骨质疏松的研究2008年获吉林省科技进步奖二等奖。

6. 颈椎病治疗的系列方案

院内制剂"颈肩痹痛胶囊"、"舒筋片"治疗颈椎病，治疗颈椎病的中药新药"壮骨伸筋胶囊"已开发为中药新药，该研究获吉林省科技进步奖二等奖。

第二节 天池伤科流派的发展

一、脊柱方面的临床研究

脊柱退行性疾病主要由于多种因素导致的脊柱生理曲度改变和椎间盘、关节突等组织的退行性变化，出现的脊柱各椎体或小关节骨质及周围组织的增生、钙化，进而引发的一系列临床表现的疾病。是目前骨科临床中的常见、多发病之一。主要包括颈椎间盘突出症、颈椎病、颈椎管狭窄症、腰椎间盘突出症、腰椎管狭窄症等。本学派经几十年临床经验总结，依据"肾主骨"理论为指导，推创理筋手法、精选处方，研制出有效的中成药、高效的治疗手法，在颈、腰椎疾病诊治方面取得了显著的成绩，研制了治疗颈腰椎退行性疾病的"壮骨伸筋胶囊"中药新药，具有补益肝肾，强筋健骨，活络止痛之效。获吉林省科技进步奖二等奖（2000年）、中华中医药学会科技奖三等奖（2003年）。

研发的治疗腰椎管狭窄、腰椎间盘突出症中成药腰腿痛宁胶囊作为院内制剂临床应用多年，具有舒筋活络、活血止痛、补益肝肾之效，在吉林省科学技术厅及吉林省教育厅、吉林中医管理局资助下，通过药效、药理方面研究，发现该药能改善局部循环，改善腰部神经、血管、肌肉的功能状态，消除局部炎症，另外还兴奋脊髓神经及其所支配的肌群，调整失衡的椎体，对坐骨神经疼痛反应有明显的抑制作用，故疗效显著。该药于2008年获国家知识产权局的专利。作为国家中医药管理局重点专科协作组组长单位，我院腰腿痛宁胶囊已经列为重点优势病种及临床路径的治疗药物。

中医学认为，人之生存，必须依赖于气血，举凡脏腑经络，骨肉皮毛，都必须有气血来温煦濡养。经络是人体气血循行的路线，它的分布领域，内连脏腑，外达肌表，贯通而网络整个机体。正如《医宗金鉴》所说"按其经络以通郁闭之气，摩其壅聚以散瘀结之肿"其患可愈也。说明营卫不和，经络气血滞而不宣，故病生麻木不仁，宜用推拿和药酒宣通经络，调和营卫，使气血周流，其病可痊。我们经挖掘、整理传统手法结合临床实践经验，精选有效手法，并合理配伍，创立二步十法治疗腰椎间盘突出症，即"按、压、揉、推、滚、摇、抖、搬、盘、运"治疗腰椎间盘突出症，其特点在于"重而不滞，轻而不浮，稳而见准；法之所施，使患者不觉其痛"。其手法可操作性强，安全、高效，在国家"十五"科技攻关项目资助下，此手法已作为规范手法已在全国行业内广泛推广应用，并出版学术专著《刘柏龄治疗脊柱疾病拮要》，并出版手法治疗的音像教材。二步十法治疗腰椎间盘突出症作为国家中医药管理局重点专科重点优势病种及临床路径的治疗手段之一。于2011年获得吉林省科技厅登记成果。

脊髓损伤目前临床发病呈上升趋势，早期干预继发损伤的发生和发展，寻找合适的神经保护药物是目前重要的治疗策略。目前在鹿茸内分离得到两种具有促进神经细胞增殖作用的蛋白单体，且表现出较高活性。现代药理研究证明，鹿茸中的多肽提取物对中枢神经系统损伤修复作用显著，表现出明显促进中枢神经细胞增殖活性。目前前期工作证实鹿茸多肽具有抑制辐射诱导脊髓神经细胞凋亡的作用，为进一步明确其作用机制，我们推断：鹿茸中含有具有抑制脊髓神经细胞凋亡的低分子量多肽单体成分，现对鹿茸中提取的活性多肽混合物进行分离筛选，可明确其药效的物质基础，获得抑制脊髓神经元细胞凋亡作用的多肽单体，并采用酵母双杂交技术确定其在分子识别中的细胞信号转导受体，结合蛋白质组学手段，建立鹿茸活性分子作用后的特异蛋白表达谱，在分子水平上对其作用机制作出初步探索，为研究治疗脊髓损伤的药物作理论准备。该项研究已获得国家自然科学基金的资助（编号：81072829）。2009年"鹿茸多肽对脊髓损伤大鼠的保护作用及机制研究"获得吉林省科技进步三等奖（证书号2009J30067）。

二、骨性关节炎的临床研究

骨性关节炎系多种因素包括生物因素（如遗传、年龄、炎症等）及机械性损伤造成关节软骨的破坏。病变初发于髌股关节或股胫关节，然后波及全关节，主要病理变化是关节软骨受损、破坏，从髌骨和股骨有软骨片剥脱，形成游离体，骨骼异常增生形成骨赘。滑膜、关节囊和髌下脂肪垫充血、增生、肥厚和纤维化。中医属于"痹症"、"骨痹"范畴。《素问·痹论》曰："风寒湿三气杂至，和而为痹也。……痹在于骨则重，在于脉则血凝而不流，在于筋则屈而不伸，在于肉则不仁……"

本流派经多年基础理论及临床实践研究，基于"肾主骨"、"治肾亦即治骨"的理论基础，认为骨性关节炎以中老年人的肾气虚等内在因素为根本，以外伤的积累为诱因。以60年代研制的"骨质增生丸"（已收入药典、1987年获长春发明与革新一等奖，1991年获吉林省科技进步奖一等奖、1992年获国家中医药管理局科技进步奖三等奖）治疗骨关节病的基础药物。在此骨质增生丸研发基础上，其改进药物骨质增生止痛丸（长卫药制字（94）0530号）已作为院内制剂多年，提出了"二补一健一通法"，即补肝肾、健脾胃、通经络，本治疗方法从整体观念出发，将其当作全身性疾病治疗，围绕肾、肝、脾三脏立法组方，以滋补肾阳为基础，温煦肢节、气化水湿，同时从"肝肾同源"、"肝主筋"理论出发滋补肝阴、柔筋利节，治疗骨性关节炎临床研究取得良好苗头，其疗效明显，深受广大患者欢迎。此药物已经列为国家中医药管理局重点专科"十一五"优势病种，为膝骨关节炎的诊疗及临床路径中的治疗药物之一。该治疗药物于2008年获得国家专利。

我们根据传统医学理论以营卫气血，经络学说为基础，经几十年的临床筛选、整理、总结确立四步八法即：第一步顺筋：①筋肉放松法；②肌腱揉按法；③肌肉弹拨法。第二步拿髌（调整髌骨法）：①髌周按摸法；②髌骨拨理法。第三步调膝：①按压屈伸关节法；②提拉环转法。第四步点穴：指穴法。四步八法是治疗膝骨性关节炎独具风格的手法，疗效可靠。2010年在吉林省中医药管理局的资助下，通过对诊疗方案、手法方面进行了深入研究，证实该手法具有行气活血、舒筋通络止痛之效，又能松解韧带、肌肉，梳理松动关节，改善或恢复肌肉间不协调的力学关系，减轻或消除疼痛，并且恢复或改善关节功能。为国家中医药管理局重点专科优势病种——膝骨性关节炎的临床路径的治疗手段之一。

在国家自然科学基金"骨性关节炎关节软骨细胞修复紊乱机制研究"（编号：30472224）资助下，已经证明骨关节炎早期有明显的软骨细胞代偿性增生修复过程，而不是简单的软骨退行性变。同时也证明，骨性关节炎代偿增殖的软骨细胞出现异常表型，导致软骨细胞异常分化，生成骨赘和纤维化软骨等异常结构，最终软骨正常结构破坏，关节功能丧失。鹿茸多肽对骨关节炎软骨细胞有一定的保护作用。"骨性关节炎关节软骨细胞紊乱及鹿茸多肽对软骨细胞的保护作用研究"2011年获吉林省科技进步奖三等奖（证书号201J30092）。

现代研究表明，由于机械性外伤或炎症等因素造成软骨损伤，从而使软骨成分暴露，诱导自体免疫性关节炎，并产生一些细胞因子、趋化因子、含氮氧化物及一些具有损伤机体作用的酶。它们能破坏软骨基质，使一些软骨抗原反应暴露于免疫反应中，引起自身免疫反应性损伤。鹿茸多肽有促伤口愈合、提高免疫功能、抗氧化、抗炎等多方面的药理活性。作为生长因子类药物，其促进再生和加速创伤愈合功能给人们留下了深刻的印象。研究发现，鹿茸多肽的保护作用机研究中抗氧化损伤方面证实：骨关节炎软骨细胞中活性氧水平显著增高，培养上清中抗氧化损伤酶SOD、GSH-PX分泌降低，彗星实验中代表DNA断裂损伤的拖尾细胞比例升高，说明骨关节炎软骨细胞的确存在氧化损伤。鹿茸多肽对骨关节炎软骨细胞的氧化损伤有逆转作用，提示抗氧化损伤可能是鹿茸多肽保护软骨细胞的作用机制，但其具体作用靶点尚不明确。现正深入研究鹿茸多肽保护软骨细胞抗氧化损伤中作用机制，并利用iRNA技术探索Notch信号通路在促进软骨细胞分化与增殖、软骨细胞氧化损伤存在干预因素。观察鹿茸多肽保护软骨细胞抗氧化损伤机理，及Notch信号通路在该机制中干预因素，为鹿茸多肽防治骨性关节炎的作用机制奠定理论基础，此外，在进一步阐明鹿茸多肽逆转骨性关节炎病理变化发展的机理，同时探讨有效调整软骨细胞信号传导通路的作用靶点。

三、骨质疏松症的临床研究

骨质疏松症为骨科临床中常见、多发、疑难病之一，是以骨量减少、骨质微观结构退化为特征的，致使骨脆性增加，易发生骨折为特征的全身代谢性骨病。该病女性多于男性，常见于绝经后妇女和老年人。中医属腰痛、骨痿、骨痹范畴。《内经》有"肾脂枯不长"为骨痹，"骨枯而髓减"为骨痿的论述。骨痿在《素问·痿论》曰："肾主身之骨髓……。肾气热，则腰脊不举，骨枯而髓减，发为骨痿"。骨痹在《素问·逆调论》曰："是人者，素肾气盛，以水为事，太阳气衰，肾脂枯不长，……一水不能胜二火，故不能冻慄，病名曰骨痹，是人当挛节也"。说明久病的虚亏则损于骨。《素问·阴阳应象大论》曰："肾生骨髓。"《素问·六节藏象论》曰：肾"其充在骨。"《素问·解精微论》曰："髓者，骨之充也。"肾主骨，骨的生长发育及功能的发挥，需依赖肾精的充养。肾藏精，精生髓，髓养骨。因此肾精充足，则骨骼坚韧，不易折断，肢体活动有力，若肾精不足，则骨骼生长发育不良，骨质脆弱，易于骨折。故骨质疏松症发生因素系年老体衰、肾虚不足，或劳伤久病，药物伤及于肾，肾虚精气亏损，不能充髓养骨而致骨痿脆弱无力所致。

本学派针对疾病的特点、难点进行较系统研究与分析，以"肾主骨"理论为指导，研究以东北道地药材鹿茸为主药的"复方鹿茸健骨胶囊"及"健骨宝胶囊"，取得了良好的临床疗效，并作为院内制剂临床应用多年。复方鹿茸健骨胶囊经过新药的研发，于1999年获国家药品监督管理局临床研究批号（1999ZL-36），成果转让给白求恩医科大学药厂，创经济效益百万元。2006年复方鹿茸健骨胶囊获新药生产批号，批量生产，投放临床使用，获良好的经济效益和社会效益。治疗骨质疏松症新药的制备方法2008年获国家专利。复方鹿茸健骨胶囊治疗骨质疏松的研究2008年获吉林省科技进步奖二等奖。2011年获中国中西医结合学会科学技术奖三等奖（2011-9-1B）。"复方鹿茸健骨胶囊产业化开发"获得吉林省科技厅资助，2011年复方鹿茸健骨胶囊为吉林省科学厅登记成果。

四、骨坏死的临床研究

骨坏死病是近20多年来发病率急剧上升、致残率极高的疾病，本病的机理主要因长期应用激素或酒精中毒引起高脂血症，脂肪肝，血液流变学异常等，从而形成脂肪栓子，使血管栓塞，骨内压增高，静脉瘀滞，最终导致股骨头血液供应障碍，股骨头坏死甚至塌陷。多采用手术和无创伤保守治疗，但效果不甚理想。中医认为与股骨头坏死病变关系最为密切的为肝、肾。其主要机制是以肝肾不足，血瘀阻络为主。肾有藏精，主骨，肝主筋、藏血，且精血同源则肝肾同源，精血荣衰与共，精血充盈，故骨坚则筋强，反之，骨痿则筋弱。《内经·生气通天论》记载："岐伯曰：……因而强力，肾气乃伤，高股乃坏。"《内经》说"正气存内，邪不可干；邪之所凑，其气必虚"，先天不足，卫外不固，极易受各种外因的作用而发生本病。

  本学派于 20 世纪 80 年代，在国内率先开展对本病的中医认识及病因病机、辨证施治方面的研究，并以传统中医理论指导对本病的研究与治疗，从疾病的病因病机及辨证施治方面入手，经万余例临床病人观察，和大样本流行病学的研究，在国内首先提出了一整套对股骨头坏死的病因病机、诊断及治疗的独特方法及诊治标准，其诊疗规范已作为中华中医药学会标准在业内实施。针对股骨头坏死的病因病机和临床特点，研制出以"二补一活一通法"即补肝肾、活血、通络法治疗股骨头坏死的制剂"复肢胶囊"系列新药，已获国家药品监督局临床研究批号，其治疗研究先后于 2003 年获吉林省科技进步奖三等奖、2005 年中国中西医结合学会科技二等奖。"股骨头无菌性坏死的病因病机及临床应用研究" 2010 年获中华中医药学会科学技术奖三等奖；治疗股骨头坏死的中成药获 2008 年国家知识产权局的专利。

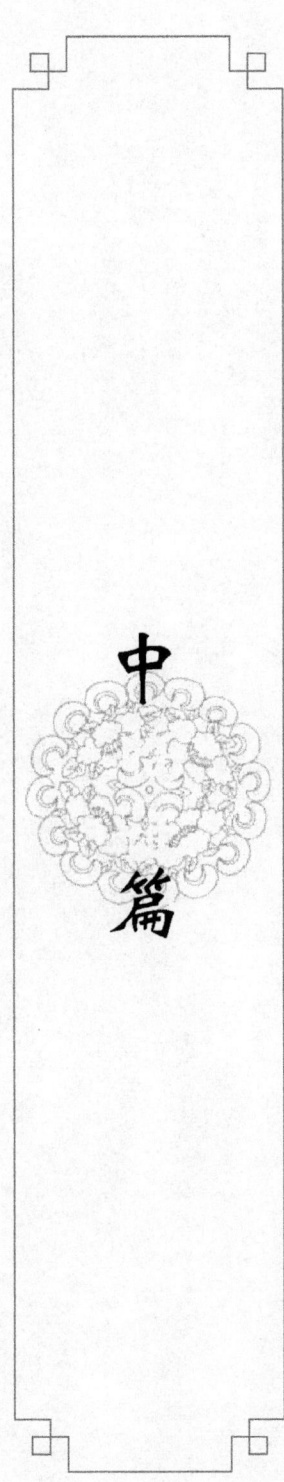

中篇

第一章 骨　折

第一节　上肢骨折

锁骨骨折

魏某，女，58岁，因外伤后右肩部肿痛、活动受限2小时。于2013年5月4日就诊。

症状及体格检查：骨折后局部肌肉痉挛、肿胀、疼痛、畸形明显，触痛，可摸到移位的骨折端。患肩向内、下、前倾斜，以健手托着患侧肘部，头向患侧倾斜，下颌偏向健侧。

影像学及理化检查：肩关节X线正侧位片示：右锁骨中段骨折，内侧段向后上方移位，外侧段向前下方移位。

诊断：右锁骨骨折。

治则治法：治拟化瘀消肿，续骨息痛。

手法复位与夹板固定：患者坐位，挺胸抬头，双手叉腰，医者将膝部顶住患者背部正中，双手握其两肩外侧，向背侧徐徐牵引，使之挺胸伸肩，此时骨折移位即可复位或改善，如仍有侧方移位，可用提按手法矫正。在两腋下各置棉垫，用绷带从患侧肩后经腋下，绕过肩前上方，横过背部，经对侧腋下，绕过对侧肩前上方，绕回背部至患侧腋下，包绕10层。包扎后，用三角巾悬吊患肢于胸前。复查肩关节X线正侧位片示：见骨折断端对位对线良好，接近解剖复位，保持固定4周。

内服方药：当归15g　地鳖15g　丹参15g　苏木10g　桃仁15g　泽兰10g　炙没药10g　炙乳香10g　骨碎补15g　桑枝15g　煅自然铜10g　川续断20g　延胡索15g　三七10g。14剂水煎，1剂日2次，口服。

可练习握拳、腕、肘关节屈伸活动。

二诊　患者右肩部肿痛减轻，活动受限，纳可，寐差，二便调，舌质暗红，苔薄白，脉弦紧。治拟和营生新，接骨续筋。

当归15g　赤芍15g　川芎15g　生地10g　杜仲15g　川续断10g　骨碎补10g　五加皮10g　红花15g　桑枝15g　陈皮10g　独活20g。14剂水煎，1剂日2次，口服。

三诊　患者右肩部肿痛基本消失，纳可，寐佳，二便调，舌质淡红，苔薄白，脉迟缓。复查X光片后，骨折临床愈合，拆除固定。治拟益气血，补肝肾。

党参15g　黄芪30g　白术15g　当归10g　熟地15g　川续断10g　狗脊10g　鹿角胶10g　鸡血藤15g　红花15g　陈皮10g　茯苓20g　甘草10g。14剂水煎，1剂日2次，口服。

外用：骨科外洗一方熏洗患肩。

逐渐做肩部练功活动，重点是肩外展和旋转运动。

治疗效果：固定4周，肩部疼痛消失，活动基本自如，复查X光片后，骨折临床愈合，拆除固定。

按语：锁骨骨折是常见的上肢骨折之一，又称缺盆骨折、锁子骨断伤、井栏骨折断等。明代对锁骨骨折已有较深的认识，如《普济方·折伤门》对锁骨骨折的治疗就有较详细的论述。清代对锁骨骨折的病因病机和治疗有更进一步的论述，《医宗金鉴·正骨心法要旨·锁子骨》："断伤此骨，用手法先按胸骨，再将肩端向内合之，揉磨断骨令其复位。"锁骨是两个弯曲的长骨，全骨浅居皮下，桥架与胸前与肩峰之间，是肩胛带与躯干间的唯一骨性联系。锁骨内侧端与胸骨柄构成胸锁关节，其外侧端与肩胛骨的肩峰相接成肩锁关节，支持肩部组织并使其离开胸壁。锁骨呈"～"形，内侧2/3前凸，且有胸锁乳突肌和胸大肌附着，外侧1/3后突，有三角肌和斜方肌附着。从锁骨的横切面来看，内侧1/3呈三角形，中1/3与外1/3交接处则变为类椭圆形，而外则1/3又变为扁平状。因为其解剖上的弯曲形态，以及不同横切面的不同形态，所以在交接处就形成应力上的弱点而容易发生骨折。骨折位于第一肋骨之前，在其后方有臂丛神经和锁骨下动脉、静脉经过。锁骨骨折可发生于各种年龄，单多见于儿童及青壮年，约有2/3为儿童患者，而儿童患者又以幼儿为多见。

治疗锁骨骨折的方法很多，但没有一种方法十分理想。有移位的锁骨骨折。虽可设法使其复位。但实际上没有很好的方法维持复位。最终锁骨总要残留一定的畸形。外形虽不雅观，但一般不影响肩关节的功能。对锁骨骨折采用切开复位内固定术应十分慎重。因为手术创伤、骨膜的剥离，常导致骨折不愈合。如需手术，应注意减少手术的创伤和骨膜的剥离范围。可采用髓内针、螺丝钉、可塑形钢板等内固定，术后以三角巾保护4～6周。

刘老认为：一诊患者以外伤后右肩部疼痛为主症，选用当归、三七活血补血统筹全方为君药，骨碎补、自然铜疗伤接骨为方中臣药，骨折初起当用乳香、没药、元胡能活血定痛减轻痛苦，其中暗含七厘散之用，桑枝为桑树嫩枝本性为舞动，本草图经云：主四肢拘挛，川断能疗伤续折名如其用，妙在丹参活血凉心补血，既防损伤血气攻心，又初伤之人情志不舒，久难卧眠，必心火又起，而丹参一味，功同四物，兼治凉心。二诊患者右肩部疼痛减轻，但余症俱在，选用当归、赤芍补血止痛为君药，川续断、骨碎补、杜仲补肾壮骨，加五加皮，补肾亦补骨也，川芎、陈皮理气止痛，桑枝、木瓜乃能解筋骨拘挛，独活有除痹痛之功用。三诊患者右肩部肿痛进一步减轻，选用党参、白术、陈皮、茯苓、甘草健运中焦化生之源乃是异功散之方，狗脊补肾阳除痹痛，鹿角乃为鹿骨之有余，春乃生发，其速最快，而鹿睡卧头对尻尾，禀此先天之气固能通督脉益精髓，补当归、红花活血化瘀。

肱骨外科颈骨折

吴某，男，65岁，因外伤后右肩肿痛、活动受限2小时。于2011年11月6日就诊。

症状及体格检查：伤后局部肿胀、功能障碍、疼痛，有压痛和纵轴叩击痛，上臂内侧可见瘀斑，出现骨擦音和异常活动。

影像学及理化检查：右肩关节X线正侧位片：肱骨外科颈骨折，断端外侧分离而内侧嵌插，向外侧突起成角。

诊断：右肱骨外科颈骨折。

治则治法：治拟化瘀消肿，续骨息痛。

手法复位与夹板固定：医者两拇指压住骨折部向内推，其他四指使远端外展，助手在牵引下将上臂外展即可复位。如成角畸形过大，还可继续将上臂上举过头顶；此时医者立于患者前外侧，用两拇指推挤远端，其他四指挤按成角突出处，如有骨擦感，断端相互抵触，则表示成角畸形矫正。在助手维持牵引下，将棉垫3个放于骨折部的周围，短夹板放在内一侧，大头垫应放在肱骨内上髁的上部，三块长夹板分别放在上臂前、后、外侧，用三条绑带将夹板捆紧，然后用长布带绕过对侧腋下用棉花垫好打结，保持固定6周。

内服方药： 丹皮15g　赤芍15g　生地15g　制草乌10g　磁石15g　泽兰10g　炙没药10g　炙乳香10g　骨碎补15g　三七10g　煅自然铜10g　川续断20g　延胡索15g。14剂水煎，1剂日2次，口服。

患者握拳，屈伸肘、腕关节，舒缩上肢肌肉活动。

二诊　患者右肩肿痛明显减轻，活动受限，纳可，寐差，二便调，舌质淡红，苔薄白，脉沉弦。调整夹板固定松紧度，用三角巾悬吊右上肢于胸前。调整中药汤剂。

黄芪15g　桂枝15g　木瓜15g　鸡血藤10g　杜仲15g　川续断10g　骨碎补10g　五加皮10g　红花15g　桑枝15g　党参10g　姜黄20g　白术10g　甘草10g。14剂水煎，1剂日2次，口服。

三诊　患者右肩部微肿、偶有痛感，纳可，睡眠改善，二便调，舌质淡红，苔薄白，脉虚缓。调整夹板固定松紧度，用三角巾悬吊右上肢于胸前。治拟益气血，补肝肾。练习肩关节各方向活动，活动范围应循序渐进，每日练习十多次。

党参15g　黄芪30g　白术15g　当归10g　熟地15g　川续断10g　狗脊10g　五加皮10g　鸡血藤15g　红花15g　千年健10g　络石藤20g　伸筋草10g　甘草10g。14剂水煎，1剂日2次，口服。

四诊　患者右肩无肿胀、疼痛，复查X光片后，骨折临床愈合，停服中药汤剂，局部熏洗I号外用，以促进肩关节功能恢复。

治疗效果： 固定6周，肩部疼痛消失，肩部活动基本自如，无畸形，复查X光片后，骨折临床愈合，拆除夹板固定。

按语： 我国早在元代对肱骨外科颈骨折的分类和治疗就有一定的认识。如元·李仲楠《永类钤方》："凡左右两肩或颠坠失落，若骨膞叉出在前，可用布带腕系在前，如出在后，腕系手在背后，若左出折向右舷，右出折向左肱，骨即入。接左摸右髻，接右摸左髻"如李仲南著《永类钤方·二十二卷》就已将此骨折分为向前、向后、向内成角三种类型，并介绍采用布袋悬腕与胸前或后背以矫正骨折的向前或向后成角的固定方法，以及采用内收骨折以矫正骨折向内成角的整复方法。明代《普济方·折伤门》及《证治准绳·疡医》均有类似的记载。

肱骨外科颈骨折是指肱骨解剖颈下2~3cm处骨折，又称肱骨上段骨折、肱骨肩端骨折、肩胛撅坠落等。肱骨外科颈位于解剖颈下2~3cm，相当于大、小结节下缘与肱骨干的交界处，又为松骨质和密骨质的交界处，是应力上的薄弱点，常容易发生骨折。紧靠肱骨外科颈内侧有也神经向后进入三角肌肉内，臂丛神经、腋动静脉经过腋窝，骨折端严重移位时可合并神经血管损伤。本骨折以老年人较多见，亦可发生于儿童和壮年人。

X线片显示的内收型骨折，只能说明骨折侧方移位的情况，至于肱骨头有无旋转、嵌插、前后移位重迭畸形，必须拍照肱骨头颈处轴位（如腋窝或穿胸位）X线片才能进一步确诊。

肱骨外髁颈骨折绝大多数都可经手法复位方法而治愈。包括部分陈旧性骨折在一个半月之内者，用手法折骨加上述治疗方法仍可取得良好效果。即使骨折复位不够满意，但因肩关节活动较大，代偿能力强，若能注意早期恰当的功能锻炼，亦能取的良好的治疗效果。如青壮年陈旧性骨折，或未经手法复位，或手法复位不成功，严重影响肩关节活动功能，经过数月功能锻炼无改善者，可考虑手术治疗。

对于肱骨外科颈骨折既要坚强有效地固定，又能适当地进行肩关节活动。以免关节周围的软组织粘连，避免发生冻结肩。

刘老认为：一诊患者以右肩肿痛、活动受限、夜寐差为主症，方选牡丹皮、赤芍，活血化瘀，消肿止痛，为伤科初期治疗之要药，三七活血止血，化瘀生新，骨碎补名如其用碎骨可补之，自然铜，古人以为此药能如焊药，凡骨碎之处自然铜皆能焊接，草乌元胡，皆是止痛要药，正骨麻药方中必用此药，乳香没药，乃是伤科止痛活血之利刃，初伤疼痛，难以卧眠，磁石重镇以安魂魄，佐以生地凉血滋阴，防治心火内扰。二诊右肩肿痛缓解，选用黄芪党参补中益气，中土得健运，为后天化生之源为君药，桂枝禀少阳春发之气，达肝木而万物滋生，片姜黄能止痛行气，白术利腰脐血气，桑枝、木瓜乃能解筋骨拘挛，佐杜仲并五加皮，补肾亦补骨也，鸡血藤乃伤科之妙药，补血行血而藤类兼有除痹痛之功用，单方配伍用之无有不效，恐学者不知，在此赘述。三诊症状明显好转，但本病为慢性疾病，故选党参黄芪白术健中土以为化生之源，狗脊、五加皮补肾精以为先天之本，当归、黄芪乃为当归补血汤之方，补益气血，鸡血藤乃伤科之妙药，补血行血而藤类兼有除痹痛之功用，伤科后期筋脉拘挛当用络石藤千年健伸筋草，筋骨并重，气血调和。

肱骨干骨折

李某，男，66岁，因外伤后左上臂肿痛，活动受限1小时。于2011年4月4日就诊。

症状及体格检查：伤后局部有明显疼痛、压痛、肿胀和功能障碍。上臂短缩、成角畸形，并有异常活动和骨擦音。前臂及各手指感觉及活动正常，末梢血运良好。

影像学及理化检查：左肱骨干X线正侧位片：肱骨干中断骨折。近端向外、向前，远端向上移位。

诊断：左肱骨干骨折。

治则治法：活血消肿，化瘀止痛。

手法复位与夹板固定：患者坐位或平卧位。一助手用布带通过腋窝向上，另一助手提持前臂在中立位向下、沿上臂纵轴对抗牵引，一般牵引力不宜过大，否则易引起端端分离移位。待重叠移位完全矫正后，在维持牵引下，医者以两拇指抵住骨折近端外侧推向内，其余四指环抱远端内侧拉向外，纠正移位后，医者捏住骨折部，助手徐徐放松牵引，使断端互相接触，微微摇摆骨折远端或从前后内外以两手掌相对挤压骨折处，可感到断端摩擦音住逐渐减小，直至消失，骨折处平直，表示基本复位。在骨折部的前后各放一长方形大固定垫，将上、下骨折端紧密包围。注意固定垫不应置于桡神经沟部位，防止桡神经受压而麻痹。放置夹板后，用四条布带扎紧。然后，屈肘90°，前臂中立位置于木托板上，患肢悬吊在胸前，保持固定约8周。

内服方药：煅自然铜10g　川续断20g　延胡索15g　红花20g　三七10g　紫荆皮15g　刘寄奴15g　苏木10g　桃仁15g　泽兰10g　炙没药10g　炙乳香10g　骨碎补15g　甘草10g。14剂水煎，1剂日2次，口服。

可作伸屈指、掌、腕关节活动，有利于气血畅通。

二诊　患者左上臂肿痛缓解，活动受限，纳可，寐差，二便调，舌质淡红，苔薄白，脉迟缓。调整左上臂夹板固定松紧度，三角巾悬吊患肢于胸前，拟舒筋活血，接骨续筋。

当归15g　赤芍15g　川芎15g　生地10g　杜仲15g　川续断10g　骨碎补10g　五加皮10g　红花15g　党参15g　沙参10g　麦冬20g　山药10g　甘草10g。14剂水煎，1剂日2次，口服。

三诊　患者左上臂肿已消、偶有痛感，纳可，寐差，二便调，舌质淡红，苔薄白，脉沉弱。拟益气血，补肝肾，强筋壮骨。

党参15g　黄芪30g　白术15g　当归10g　熟地15g　川续断10g　狗脊10g　蚕砂10g　鸡血藤15g　木瓜15g　五加皮10g　乌梢蛇20g　甘草10g。14剂水煎，1剂日2次，口服。

患肢上臂肌肉进行舒缩活动，并逐渐进行肩、肘关节活动。

四诊　患者左上臂肿已消、无痛感，复查X光片后，骨折接近临床愈合，拆除夹板固定。停服中药汤剂，外用骨科外洗二方。适当进行肩肘屈伸活动。

治疗效果：固定10周，上臂部疼痛消失，肩、肘关节部活动基本自如，上臂无畸形，复查X光片后，骨折临床愈合。

按语：早在春秋时期对肱骨干骨折已有认识，如《左传·定公十三年》已有"三折肱知为良医"的记述。马王堆汉墓出土的帛书《阴阳十一脉灸经》有"臑以折"的记载。明代以后对本骨折的诊断、治疗和并发症有较深的认识。肱骨干骨折是指肱骨外科颈以下至内外髁上2cm处的骨折。肱骨骨折称臑骨、胳膊骨、胎膊，故肱骨干骨折又名臑骨骨折、胳膊骨伤折。肱骨干为长管状坚质骨，上部较粗，轻度向外侧凸，横切面为圆形；自中1/3以下逐渐变细；至下1/3渐成扁平状，并稍向前倾。肱骨干中下1/3交界处后外侧有一桡神经沟。桡神经穿出腋窝后，绕肱骨干中1/3后侧，沿桡神经沟，自内后向前外侧紧贴骨干斜行而下。肱骨干滋养动脉在中1/3偏下内方处，从滋养孔进入骨内，向肘部下行。肱骨干骨折在临床上较为常见，可发生于任何年龄，但多见于青壮年。骨折好发于骨干的中1/3及中下1/3交界处，下1/3次之，上1/3少见。

肱骨干骨折在治疗上应防止两种倾向：一是对有可能达到较好复位的骨折而不努力争取，二是无原则强求良好复位，而加重局部软组织损伤。对肱骨干骨折应严格掌握手术指征。用成人的方法处理小儿肱骨干骨折，常导致许多不良后果，如切开复位所致的骨不连接、医源性缺血性肌挛缩及神经损伤等。粗暴手法复位强行小夹板固定，易发生肢体缺血性挛缩及神经损伤，而且一旦发生，无良好的补救方法，而皮肤牵引是治疗小儿肱骨干骨折简单易行的方法。

肱骨干骨折绝大多数均应采用非手术方法治疗，仅有少数需手术治疗。骨折后，若成角畸形不超过10°~20°，短缩不超过2cm，一般在外形上不很明显，功能影响不大，不一定强求骨折的解剖对位，更不应该扩大手术治疗的范围。手法复位夹板固定治疗肱骨干骨折是比较简便和理想的方法，适用于肱骨干各种类型骨折，均能达到解剖或接近解剖复位。夹板只固定骨折局部，固定可靠，保证了肩肘关节的功能活动；骨折愈合快、愈合率高；但因肱骨骨折断端常分离或夹有软组织，骨折容易发生迟延愈合或不愈合。

刘老认为：一诊患者以左上臂肿痛，活动受限为主症，选用骨碎补活血续伤、补肾强骨，苏木活血疗伤、祛瘀通经共为君药，川续断补益肝肾、强筋健骨、疗伤续折，延胡索活血行气而止痛，煅自然铜散瘀止痛、接骨疗伤，三七活血定痛、化瘀止血，红花活血通经止痛，紫荆皮舒筋通络而止痛，刘寄奴散瘀止痛、疗伤止血，桃仁活血祛瘀，泽兰活血消肿而止痛，炙没药、炙乳香活血止痛、消肿生肌共为臣药，甘草缓急止痛、调和诸药为佐使药。二诊患者局部肿胀、疼痛明显减轻，故用骨碎补活血续伤、补肾强骨，川续断补益肝肾、强筋健骨、疗伤续折共为君药，当归补血活血止痛，赤芍活血散瘀止痛，川芎活血行气而止痛，生地清热凉血生津，杜仲补肝肾、强筋骨，五加皮补肝肾、强筋骨，红花活血通经、散瘀止痛，党参补脾肺气、补血生津，沙参、麦冬补阴益胃生津，山药益气养阴、补脾肺气共为臣药，甘草缓急止痛、调和诸药为佐使药。三诊患者局部肿胀、疼痛消失，方选党参补脾肺气、补血生津，黄芪补气血健脾，白术益气健脾，川续断补益肝肾、强筋健骨、疗伤续折共为君药，当归补血活血止痛，熟地补血养阴、填精益髓，狗脊补肝肾、强腰膝，蚕砂舒筋缓急，鸡血藤行血补血、舒筋活络，木瓜舒筋活络和胃，五加皮补肝肾、强筋骨，乌梢蛇祛风通络共为臣药，甘草缓急止痛、调和诸药为佐使药。

肱骨髁上骨折

赵某，女，8岁，因外伤后左肘部肿痛、活动受限半小时。于2010年2月5日就诊。

症状及体格检查：伤后肘部疼痛、肿胀较明显，肘部呈靴形畸形，压痛，可出现骨擦音和异常活动。可触及桡动脉的搏动，腕和手指感觉及运动正常，末梢血液良好。

影像学及理化检查：肘关节X线正侧位照片：左肱骨髁上骨折，远端向后上移位。

诊断：左肱骨髁上骨折。

治则治法：治拟活血化瘀止痛。

手法复位与夹板固定：患者仰卧，两助手分别握住其上臂和前臂，作顺势拔伸牵引，医者两手分别握住远近段，相对挤压，纠正重叠移位。以两拇指从肘后推远端向前，两手其余四指重叠环抱骨折近段向后拉，同时用捺正手法矫正侧方移位，并令助手在牵引下徐徐屈曲肘关节，常可感到骨折复位时的骨擦感。复位后固定肘关节于屈曲100°位置3周。夹板长度应上达三角肌中部水平，内外侧夹板超过肘关节，前侧板下至肘横纹，后侧板远端呈向前弧形弯曲，并嵌有铝钉，使最下一条布带斜跨肘关节缚扎而不致滑脱；为防止骨折远端后移，在鹰嘴后方加一梯形垫；为防止内翻，在骨折近端外侧及远端内侧分别加塔形垫。夹缚后用颈腕带悬吊。

内服方药： 姜黄15g 三七10g 当归15g 地鳖15g 丹参15g 苏木10g 桃仁15g 泽兰10g 炙没药10g 炙乳香10g 骨碎补15g 煅自然铜10g 川续断20g 延胡索15g 甘草10g。14剂水煎，1剂日2次，口服。

可作握拳、腕关节屈伸活动。

二诊 患者左肘部肿痛减轻，活动受限，纳可，寐差，二便调，舌质暗红，苔薄白，脉弦紧。调整夹板固定松紧度，用颈腕带悬吊，调整中药汤剂，治宜和营生新，接骨续筋。

当归15g 赤芍15g 川芎15g 生地10g 杜仲15g 川续断10g 骨碎补10g 五加皮10g 红花15g 桑枝15g 桂枝10g 苍术20g 黄芪30g 甘草10g。14剂水煎，1剂日2次，口服。

逐渐练习肘关节屈伸活动。

三诊 患者左肘部肿痛基本消失，活动较前改善，纳可，寐差，二便调，舌质淡红，苔薄白，脉迟缓。治拟益气血，补肝肾。

伸筋草15g 黄芪30g 白术15g 当归10g 熟地15g 川续断10g 狗脊10g 鹿角胶10g 鸡血藤15g 红花15g 络石藤10g 五加皮20g 甘草10g。14剂水煎，1剂日2次，口服。

四诊 患者经6周治疗后，查X光片后，骨折临床愈合，拆除夹板固定后，积极主动锻炼肘关节伸屈活动，注意禁忌暴力被动活动。可用中药熏洗1号，以助患肘功能的恢复。

治疗效果： 肘部疼痛消失，肘部活动基本自如，无畸形，复查X光片后，骨折愈合，拆除夹板固定。

按语： 肱骨髁上骨折多见于3~12岁儿童，尤多见于5~8岁；成年和老年人亦可发生，但较少见。男多于女，左侧多于右侧。肱骨下端较扁薄，髁上部处于疏松骨质和致密骨质交界处，后有鹰嘴窝；前有冠状窝，两窝之间仅为一层极薄的骨片，两髁稍前屈，并与肱骨纵轴形成向前30°~50°的前倾角。前臂完全旋后时，上臂与前臂纵轴呈10°~15°外翻的携带角，骨折移位可使此角改变而呈肘内翻或肘外翻畸形。肱动脉和正中神经从肱二头肌腱膜下通过，桡神经通过肘窝前外方并分成深浅两支进入前臂。肱骨髁上骨折时，易被刺伤或受挤压而合并血管神经损伤。此病非手术疗法效果很满意，手术疗法只适用于伴有重要血管神经损伤、开放骨折或经非手术疗法的努力后仍有明显的成角旋转时。

刘老认为：一诊患者因外伤后左肘部肿痛、活动受限，肿胀明显，拟治以活血化瘀止痛，方选骨碎补活血续伤、补肾强骨，苏木活血疗伤、祛瘀通经，川续断补益肝肾、强筋健骨、疗伤折共为君药，延胡索活血行气而止痛，煅自然铜散瘀止痛、接骨疗伤，地鳖破血逐瘀、续筋接骨，丹参活血祛瘀止痛，三七活血定痛、化瘀止血，当归补血活血止痛，姜黄活血行气、通经止痛，桃仁活血祛瘀，泽兰活血消肿而止痛，炙没药、炙乳香活血止痛、消肿生肌共为臣药，甘草缓急止痛、调和诸药为佐使药。二诊患者左肘部疼痛、肿胀较明显减轻，肘部呈靴形畸形缓解。治拟和营生新，接骨续筋，选用骨碎补活血续伤、补肾强骨、川续断补益肝肾、强筋健骨、疗伤续折共为君药，赤芍活血散瘀止痛、川芎活血行气而止痛，生地清热凉血生津，杜仲补肝肾、强筋骨，五加皮补肝肾、强筋骨，红花活血通经、散瘀止痛，桑枝舒筋缓急，桂枝温经通络，黄芪补气血健脾，苍术行气健脾共为臣药，甘草缓急止痛、调和诸药为佐使药。三诊患者左肘部疼痛、肿胀、畸形消失。治拟益气血，补肝肾。选用黄芪补气血健脾，白术益气健脾，川续断补益肝肾、强筋健骨、疗伤续折共为君药，当归补血活血止痛、熟地补血养阴、填精益髓，狗脊补肝肾、强腰膝，鸡血藤行血补血、舒筋活络，红花活血通经、散瘀止痛，伸筋草舒筋活络，络石藤祛风通络活血，鹿角活血散瘀消肿，五加皮补肝肾、强筋骨共为臣药，甘草缓急止痛、调和诸药为佐使药。

肱骨外髁骨折

孙某，男，10岁，因外伤后右肘肿痛，活动受限半小时。于2013年5月4日就诊。

症状及体格检查：伤后肘关节呈半屈位，肘外侧肿胀明显，肱骨外髁部压痛，可触及骨折块的活动及骨擦感，肘关节活动障碍。

影像学及理化检查：肘关节X线正侧位片：右肱骨外髁骨折，断端分离。

诊断：右肱骨外髁骨折。

治则治法：活血通络止痛。

手法复位与夹板固定：患者坐位或卧位，医者先用拇指指腹轻柔按摩骨折部，然后左手握患者腕部，置肘关节于屈曲45°前臂旋后位，加大肘内翻使关节腔外侧间隙增宽，腕背伸以使伸肌群松弛。并以右食指或中指扣住骨折块的滑车端，拇指扣住肱骨外上髁端，先将骨折块稍平行向后方推移，再将滑车端推向后内下方，把肱骨外上髁端推向外上方以矫正旋转移位，然后用右拇指将骨折块向内挤压，并将肘关节伸屈、内收、外展以矫正残余移位。若复位确已成功，则可触及肱骨外髁骨嵴平整，压住骨折块进行肘关节伸屈活动良好，且无响声。整复后，肘伸直、前臂旋后位，外髁处放固定垫，尺侧肘关节上、下各放一固定垫，四块夹板从上臂中上段到前臂中下段，四条布带缚扎，使肘关节伸直而稍外翻位固定2周。

内服方药：当归15g　赤芍15g　丹参15g　苏木10g　桃仁15g　泽兰10g　炙没药10g　炙乳香10g　骨碎补15g　桑枝15g　煅自然铜10g　川续断20g　延胡索15g　甘草10g。14剂水煎，1剂日2次，口服。

作手指轻微活动，不宜作强力前臂旋转、握拳、腕关节屈伸活动。

二诊　患者右肘肿痛减轻，舌质暗红，苔薄白，脉弦紧。调整夹板固定松紧度，改为屈肘90°固定1周。肘外侧肿胀消退。治拟和营生新，接骨续筋。

当归15g　赤芍15g　川芎15g　生地10g　杜仲15g　川续断10g　骨碎补10g　五加皮10g　红花15g　桑枝15g　生山楂10g　麦芽20g　甘草10g。14剂水煎，1剂日2次，口服。

逐渐加大指、掌、腕关节的活动范围。

治疗效果：固定6周，肘部疼痛消失，肘关节活动基本自如，无畸形，复查X光片后，骨折临床愈合，拆除夹板固定。解除固定之后，开始进行肘关节屈伸、前臂旋转和腕、手的功能活动。

按语：肱骨外髁骨折是常见的肘关节损伤之一，又名臑骨下端外岐骨折、肱骨外髁骨骺骨折。肱骨外髁包含非关节面（包括外上髁）和关节面两部分。前臂伸肌群及部分旋后肌附着于肱骨外髁的外后侧。肱骨外髁骨折比内髁骨折多见，在肘关节损伤中仅次于肱骨髁上骨折。肱骨外髁骨折远端往往包括整个肱骨外髁、肱骨小头骨骺、邻近的肱骨滑车一部分和属于肱骨小头上的一部分干骺端。肱骨外髁骨折是关节内骨折，骨折块较小，不容易捏握，整复较为困难。如果肱骨外髁骨折未得到正确复位，或固定不佳，断端受肌肉牵拉而发生分离移位，均可导致骨不连接，在生长过程中，断端移位将更为显著，又由于外侧骨骺的生长停止或生长缓慢，日后往往会引起肱骨远端滑车中心的沟形缺损，而且会发生明显的肘外翻畸形。影响关节活动功能。并可出现牵拉性尺神经麻痹。

肱骨外髁骨折为关节内骨折，要求解剖学复位。若处理不当可以发生骨折不连接或畸形愈合、肱骨小头缺血性坏死，肘外翻畸形、肘关节屈伸功能障碍、创伤性关节炎以及迟发性尺神经炎等。手法治疗时，要求一次准确的复位和妥善的固定，任何反复多次整复或固定，都可能损伤骨折块的血液供给或损伤骨骺线，引起肘外翻等并发症。骨折整复时间愈早愈好，早期整复时骨折块有自然回复力，历时愈久，此种回复力愈小，加之周围血肿机化、粘连，给骨折块整复带来困难。手术治疗时，术中应注意尽可能保留骨折块上附着的软组织，以免发生骨折块缺血坏死；较小骨骺分离块可作丝线缝合术固定，不可切除。

刘老认为：一诊患者因外伤后右肘肿痛，活动受限为主症，治拟化瘀消肿，续骨息痛。方选骨碎补活血续伤、补肾强骨，苏木活血疗伤、祛瘀通经，川续断补益肝肾、强筋健骨、疗伤续折共为君药，延胡索活血行气而止痛，煅自然铜散瘀止痛、接骨疗伤，丹参活血祛瘀止痛，当归补血活血止痛，姜黄、延胡索活血行气、通经止痛，桃仁活血祛瘀，泽兰活血消肿而止痛，桑枝舒筋缓急，炙没药、炙乳香活血止痛、消肿生肌共为臣药，甘草缓急止痛、调和诸药为佐使药。二诊右肘肿痛减轻，肘外侧肿胀消退。治拟和营生新，接骨续筋。方选骨碎补活血续伤、补肾强骨，川续断补益肝肾、强筋健骨、疗伤续折共为君药，赤芍活血散瘀止痛、川芎活血行气而止痛，生地清热凉血生津，杜仲补肝肾、强筋骨，五加皮补肝肾、强筋骨，红花活血通经、散瘀止痛，桑枝舒筋缓急，生山楂、麦芽健脾消食共为臣药，甘草缓急止痛、调和诸药为佐使药。

肱骨内上髁骨折

王某，女，11岁，因外伤后左肘部肿胀疼痛，活动受限1小时。于2013年6月7日就诊。

症状及体格检查： 伤后肘关节呈半屈位，疼痛、肘内侧肿胀且压痛，触及骨折块的活动及骨擦感，肘关节活动障碍。

影像学及理化检查： 肘关节X线正侧位片：左肱骨内髁骨折，断端分离，旋转移位。

诊断： 左肱骨内髁骨折

治则治法： 消肿化瘀，舒筋止痛。

手法复位与夹板固定： 患者坐位，骨折手法复位时，在拔伸牵引下，伸直肘关节，前臂旋后、外展，造成肘外翻，使肘关节的内侧间隙增宽，医者拇指在肘关节内侧触到骨折块的边缘时，助手即强度背伸患肢手指及腕关节，使前臂屈肌群紧张，将关节内的骨折块拉出，在屈肘90~100度前臂中立位，在以拇、食指固定骨折片，拇指自下方向上方推挤，使其复位。对位满意后，在骨折块的前内下方放一固定垫，再用夹板超肘关节固定于屈肘90°位3周。

内服方药： 当归15g 三七15g 丹参15g 苏木10g 桃仁15g 泽兰10g 炙没药10g 炙乳香10g 骨碎补15g 赤芍15g 煅自然铜10g 川续断20g 延胡索15g 血竭2g 甘草10g。7剂水煎，1剂日2次，口服。

1周内只作手指轻微屈伸活动；1周后可逐渐加大手指屈伸活动幅度，禁忌作握拳及前臂旋转活动。

二诊 患者左肘部肿胀疼痛减轻，活动受限，纳可，寐差，二便调，舌质暗红，苔薄白，脉弦紧。调整夹板固定松紧度，治拟和营生新，接骨续筋。

当归15g 赤芍15g 川芎15g 生地10g 杜仲15g 川续断10g 骨碎补10g 五加皮10g 红花15g 桑枝15g 陈皮10g 独活20g 甘草10g。7剂水煎，1剂日2次，口服。

开始作肘关节屈伸活动。

三诊 患者左肘部疼痛、肘内侧肿胀消，活动受限，纳可，寐差，二便调，舌质淡红，苔薄白，脉迟缓。治拟益气血，补肝肾。

党参15g 黄芪30g 白术15g 当归10g 熟地15g 川续断10g 杜仲10g 鹿角胶5g 龟板15g 红花15g 陈皮10g 茯苓20g 芍药10g 甘草10g。7剂水煎，1剂日2次，口服。

治疗效果： 固定3周，肘部疼痛消失，肘关节活动基本自如，无畸形，复查X光片后，骨折临床愈合，拆除夹板固定。

按语：肱骨内上髁骨折是青少年常见的肘关节损伤之一，又称肱骨下端内岐骨折，肱骨内上髁骨骺分离。肱骨内上髁为肱骨内髁的非关节部分，有前臂屈肌群，旋前圆肌和肘部内侧副韧带附着。内上髁后面有尺神经沟，尺神经紧贴此沟通过。内上髁骨化中心与5岁开始出现，17～20岁闭合，当骨化中心尚未与相当的肱骨髁融合前，其间的骨骺板为对抗韧带和肌肉牵拉张力的较弱点，容易产生撕脱骨折。肱骨内上髁骨折多发于儿童，给骨折复位造成困难，治疗不当则会后遗关节功能障碍。

肱骨内上髁骨折多由间接暴力所致。根据骨折块移位的程度一般分为四型。Ⅰ型：Ⅰ度：无移位或轻度移位。Ⅱ度：骨折片有分离和旋转移位，可达肘关节间隙的水平位。Ⅲ度：肘关节遭受强大的外翻暴力，将内侧肘关节囊撕裂，使肘关节腔内侧张开，骨折片与关节囊粘在一起，嵌夹在肱骨滑车和尺骨半月切迹关节面之间，并有旋转移位。Ⅳ度：骨折片有旋转移位并伴有肘关节向桡侧脱位，骨折块的骨折面朝向滑车，并嵌入尺骨鹰嘴和肱骨滑车之间。

肱骨内上髁Ⅰ型、Ⅱ型骨折在诊断和治疗上较为简单，预后满意，多用小夹板或石膏托固定肘关节于功能位2～3周即可，亦可单纯颈腕带悬吊。由于骨折片小，并有屈肌随着其上牵拉，故不易固定，用外固定方法也不能保证其对位。经临床观察，对Ⅰ型、Ⅱ型骨折，不进行整复和固定，反而消肿快、疗程短。部分病例，骨折片在局部血肿消散的过程中，可自行靠拢复位，轻度移位的纤维愈合与骨性愈合，对今后肘部功能不会有很大的障碍，也不会形成尺神经继发性损伤的症状。重要的是外固定3周以后，应开始积极主动伸屈关节运动和前臂旋前后运动，避免局部因血肿机化而引起广泛粘连。基于以上观点，Ⅲ型、Ⅳ型骨折只要经手法改变成Ⅰ型、Ⅱ型骨折后，即可不再作复位的措施，按Ⅰ型、Ⅱ型骨折处理。因骨折片多嵌入关节腔内，闭合复位难度较大，过去多主张切开复位。由于开展中西医结合治疗，近年来各地改进手法，复位成功率明显增高，减少了并发症，获得较满意的效果。

刘老认为：一诊患者因外伤后左肘部肿胀疼痛，活动受限，治拟消肿化瘀，舒筋止痛。选用血竭活血定痛、化瘀止血，骨碎补活血续伤、补肾强骨，苏木活血疗伤、祛瘀通经，川续断补益肝肾、强筋健骨、疗伤续折共为君药，延胡索活血行气而止痛、煅自然铜散瘀止痛、接骨疗伤，丹参活血祛瘀止痛，三七活血定痛、化瘀止血，血竭活血定痛、化瘀止血，当归、延胡索补血活血止痛，桃仁活血祛瘀、泽兰活血消肿而止痛、炙没药、炙乳香活血止痛、消肿生肌共为臣药，甘草缓急止痛、调和诸药为佐使药。二诊患者左肘部疼痛缓解、肘内侧肿胀减轻。治拟和营生新，接骨续筋。选用骨碎补活血续伤、补肾强骨，川续断补益肝肾、强筋健骨、疗伤续折共为君药，赤芍活血散瘀止痛、当归补血活血止痛，川芎活血行气而止痛、生地清热凉血生津、杜仲补肝肾、强筋骨，五加皮补肝肾、强筋骨，红花活血通经、散瘀止痛，桑枝舒筋缓、独活祛风湿、止痛，陈皮理气健脾共为臣药，甘草缓急止痛、调和诸药为佐使药。三诊患侧局部疼痛、肘内侧肿胀消失。治拟益气血，补肝肾。选用黄芪补气血健脾，白术益气健脾、党参补脾肺气、补血生津，川续断补益肝肾、强筋健骨、疗伤续折共为君药，当归补血活血止痛、熟地补血养阴、填精益髓，红花活血通经、散瘀止痛，鹿角胶活血散瘀消肿、陈皮、茯苓理气健脾、芍药散瘀止痛、龟板滋阴潜阳、益肾健骨共为臣药，甘草缓急止痛、调和诸药为佐使药。

尺骨上1/3骨折合并桡骨头脱位

吴某，男，8岁，因外伤后右肘部及前臂肿痛，活动受限半小时。于2012年12月15日就诊。

症状及体格检查：伤后肘部及前臂肿胀，可见尺骨成角畸形，在肘关节前、外可摸到脱出的桡骨头，骨折和脱位处压痛明显。

影像学及理化检查：肘关节X线正侧位照片：右尺骨上1/3可见斜形骨折，断端分离移位。桡骨头向前外方脱出。

诊断： 右尺骨上 1/3 骨折合并桡骨头脱位。

治则治法： 活血祛瘀，止痛。

手法复位与夹板固定： 患者平卧，前臂置中立位，两助手顺势拔伸，矫正重叠移位，医者两拇指放在桡骨头外侧和前侧，向尺侧、背侧推挤，同时肘关节徐徐屈曲 90°，使桡骨头复位，然后医者捏住骨折断端进行分骨，在骨折处向掌侧加大成角，再逐渐向背侧按压，使尺骨复位。先以尺骨骨折平面为中心，在前臂的掌侧与背侧各置一分骨垫，在骨折的掌侧置一平垫；在桡骨头的前外侧放置葫芦垫；在尺骨内侧的上下端分别放一平垫，用胶布固定。然后在前臂掌、背侧与桡、尺侧分别放上长度适宜的夹板，用四道布带捆绑。保持固定于屈肘位 4 周。

内服方药： 当归 15g　赤芍 15g　川芎 15g　苏木 10g　桃仁 15g　泽兰 10g　炙没药 10g　炙乳香 10g　骨碎补 15g　桑枝 15g　煅自然铜 5g　川续断 20g　延胡索 15g　血竭 2g　三七 10g　甘草 10g。7 剂水煎，1 剂日 2 次，口服。

作手、腕诸关节的屈伸锻炼。

二诊 患者右肘部及前臂肿痛改善，活动受限，纳可，寐差，二便调，舌质暗红，苔薄白，脉弦紧。调整夹板固定松紧度，用三角巾悬吊患肢于胸前，治拟和营生新，接骨续筋。

当归 15g　赤芍 15g　川芎 15g　生地 10g　杜仲 15g　川续断 10g　骨碎补 10g　五加皮 10g　红花 15g　桑枝 15g　陈皮 10g　独活 20g　川续断 20g　延胡索 15g　甘草 10g。7 剂水煎，1 剂日 2 次，口服。

逐步作肘关节屈伸锻炼。

三诊 患者右肘部及前臂肿胀消失、无明显疼痛，纳可，寐佳，二便调，舌质淡红，苔薄白，脉迟缓。治拟益气血，补肝肾，强筋壮骨。

人参 5g　黄芪 20g　白术 15g　当归 10g　熟地 15g　杜仲 10g　狗脊 10g　鹿角胶 3g　鸡血藤 15g　红花 15g　陈皮 10g　茯苓 10g　甘草 10g。7 剂水煎，1 剂日 2 次，口服。

治疗效果： 固定 4 周，肘部及前臂疼痛消失，肘部及前臂活动基本自如，无畸形，复查 X 光片后，骨折临床愈合，拆除夹板固定。

按语： 尺骨上 1/3 骨折合并桡骨头脱位为上肢最常见的复杂的骨折合并脱位，又称孟氏骨折。这种特殊类型的损伤是指尺骨半月切迹以下的上 1/3 骨折，桡骨头同时自肱桡关节、上桡尺关节脱位，而肱尺关节无脱位。多发生于儿童。这种特殊类型的损伤往往容易被忽视（如对桡骨头脱位未能加以注意），常造成漏诊、误诊或处理不当。在治疗时未能将脱位的桡骨头整复或外固定不良等，可使部分患者变成陈旧损伤，甚至造成病变；尤其年龄小的患儿伤臂明显发育不良，肢体短小，肘关节屈曲受限，肘外翻畸形，迟发性桡神经深支麻痹以及骨性关节炎等。

尺骨上 1/3 骨折合并桡骨头脱位为骨折和关节脱位同时发生的损伤，直接暴力和间接暴力均可引起，而以间接暴力所致者为多。根据暴力作用的方向、骨折移位情况及桡骨头脱位的方向，临床上髁分为伸直、屈曲、内收和特殊型四种类型。桡骨头不同方向的移位，伴有环状韧带不同程度撕裂，肱桡关节囊撕裂和上尺桡关节脱位。撕裂的软组织，又可嵌入肱桡或上尺桡关节内。由于尺骨骨折端发生的移位，尺骨变短是上尺桡关节错位，于是便破坏了桡、尺两骨间的相对稳定性。因此肱桡关节便很容易滑移而发生脱位，环状韧带即会被撕裂。尺骨骨折端移位越大，脱位也就越严重。尺骨失去桡骨的支撑，则更容易加大移位。骨折移位与关节脱位互为因果。尺骨的背侧全长皆位于皮下，因各界外因易撕脱皮肤而成为开放骨折。尺骨上 1/3 骨折合并桡骨头脱位时，由于桡神经可被夹于桡骨头及深筋膜之间或由于桡骨头的牵拉，常可造成桡神经的损伤，约占 1/10 的病例。

刘老认为：患者因外伤后右肘部及前臂肿痛，活动受限，治拟活血祛瘀，止痛。选用血竭活血定痛、化瘀止血，骨碎补活血续伤、补肾强骨，苏木活血疗伤、祛瘀通经共为君药，川续断补益肝肾、强筋健骨、疗伤续折，延胡索、川芎活血行气而止痛，煅自然铜散瘀止痛、接骨疗伤，三七活血定痛、化瘀止血，桃仁活血祛瘀，泽兰活血消肿而止痛，血竭活血定痛、化瘀止血，桑枝舒筋缓急，炙没药、炙乳香活血止痛、消肿生肌共为臣药，甘草缓急止痛、调和诸药为佐使药。二诊患者患侧肘部及前臂肿胀减轻。治拟和营生新，接骨续筋。选用骨碎补活血续伤、补肾强骨，川续断补益肝肾、强筋健骨、疗伤续折共为君药，当归补血活血止痛，赤芍活血散瘀止痛，川芎、延胡索活血行气而止痛，生地清热凉血生津，杜仲补肝肾、强筋骨，五加皮补肝肾、强筋骨，红花活血通经、散瘀止痛，桑枝舒筋缓急，陈皮理气健脾，独活祛风湿止痛共为臣药，甘草缓急止痛、调和诸药为佐使药。三诊患者患侧肘部及前臂肿胀消失。治拟益气血，补肝肾，强筋壮骨。选用人参补脾肺气、补血生津，黄芪补气血健脾，白术益气健脾，川续断补益肝肾、强筋健骨、疗伤续折共为君药，当归补血活血止痛，熟地补血养阴、填精益髓，狗脊补肝肾、强腰膝，鸡血藤行血补血、舒筋活络，红花活血通经、散瘀止痛，鹿角胶活血散瘀消肿，陈皮、茯苓理气健脾共为臣药，甘草调和诸药为佐使药。

尺桡骨干双骨折

赵某，女，25 岁，因外伤后右前臂肿痛，活动受限 2 小时。于 2012 年 11 月 5 日就诊。

症状及体格检查：伤后局部肿胀、疼痛、压痛明显，前臂功能丧失，可触及骨擦音及异常活动。

影像学及理化检查：右前臂 X 线正侧位照片：尺、桡骨中 1/3 处可见横行骨折线。

诊断：右尺桡骨干双骨折。

治则治法：治拟化瘀消肿，续骨息痛。

手法复位与夹板固定：患者平卧，肩外展 90°，肘屈曲 90°，取前臂中立位，由两助手作拔伸牵引，矫正重叠、旋转及成角畸形，经牵引后重叠未完全纠正者，折顶手法加以复位。采用分骨垫放置在两骨之间，采用三点加压法纠正成角畸形。依次放在掌、背、桡尺侧夹板；掌侧板由肘横纹至腕横纹，背侧板由鹰嘴至腕关节或掌指关节。桡侧板由桡骨头至桡骨茎突，尺侧板自肱骨内上髁下达第五掌骨基底部，掌背两侧夹板要比桡尺两侧夹板宽，夹板间距离约 1cm。缚扎后，再用铁丝托或有柄托板固定，屈肘 90°，三角巾悬吊，前臂原则上放置在中立位固定 6 周。

内服方药：当归 15g 地鳖 15g 丹参 15g 苏木 10g 桃仁 15g 泽兰 10g 炙没药 10g 炙乳香 10g 骨碎补 15g 三七 15g 煅自然铜 10g 红花 20g 延胡索 15g 血竭 2g 甘草 10g。14 剂水煎，1 剂日 2 次，口服。

鼓励患者作手指、腕关节屈伸活动及上肢肌肉舒缩活动。

二诊 患者右前臂肿痛减轻，活动受限，纳可，寐差，二便调，舌质暗红，苔薄白，脉弦紧。患肢夹板外固定，用三角巾悬吊患肢于胸前，治拟和营生新，接骨续筋。

当归 15g 赤芍 15g 川芎 15g 生地 10g 杜仲 15g 川续断 10g 骨碎补 10g 五加皮 10g 红花 15g 桑枝 15g 陈皮 10g 独活 20g 肉苁蓉 10g 甘草 10g。14 剂水煎，1 剂日 2 次，口服。

开始作肩、肘关节活动（如小云手、大云手等），活动范围逐渐增大，但不宜作前臂旋转活动。

三诊 患者右前臂肿胀、疼痛消失，活动受限，纳可，寐差，二便调，舌质淡红，苔薄白，脉迟缓。治拟益气血，补肝肾。

党参 15g 黄芪 30g 白术 15g 当归 10g 熟地 15g 川续断 10g 狗脊 10g 鹿角胶 10g 鸡血藤 15g 红花 15g 陈皮 10g 苍术 20g 白芍 10g 甘草 10g。14 剂水煎，1 剂日 2 次，口服。

治疗效果：固定 6 周，前臂疼痛消失，活动基本自如，无畸形，复查 X 光片后，骨折临床愈合，拆除夹板固定后作前臂旋转活动。

按语：桡、尺骨干双骨折是常见的前臂损伤之一，亦称手骨两胫俱断、断臂辅两骨、前臂双骨折。《仙授理伤续断秘方》指出前臂"有两胫"，即尺骨和桡骨，骨折后有左右侧方移位和重叠移位。《医宗金鉴·正骨心法要旨》有更进一步认识。前臂由桡、尺二骨构成。尺骨上端粗而下端细，为构成肘关节的重要部分。桡骨相反，上端细而下端粗，为构成腕关节的主要组成部分。前臂肌肉较多，有屈肌群、伸肌群、旋前肌群和旋后肌群等。前臂上2/3位前臂伸、屈及旋转肌的肌腹所在，至下1/3移行为肌腱，因而前臂上粗下细，上圆下扁。从正面看尺骨较直，桡骨有突向桡侧9.3°的生理弧度，从侧面看，二骨均有约6.4°弧度突向背侧。正常时尺骨是前臂的轴心，通过上、下尺桡关节及骨间膜与桡骨相连。桡骨沿尺骨旋转，自旋后位至旋前位，回旋动作可达150°。由于肌肉的牵拉，骨折后常出现重叠、成角、旋转及侧方移位，骨整复较难。前臂骨间膜致密的纤维膜，几乎连接尺桡骨的全长，其松紧度是随着前臂的旋转而发生改变。前臂中立位时，两骨干接近平行，骨间隙最大，骨干中间隙缩小，骨间膜上下松紧不一致，对尺桡骨起稳定作用；当前臂旋前后旋后位时，骨干间隙缩小，骨间膜上下松紧一致，为使两骨相对稳定并预防骨间膜挛缩，应尽可能的骨折复位后将前臂固定在中立位。桡、尺骨干双骨折多见于儿童或青壮年。骨折部位多发生于前臂中1/3和下1/3部。

尺桡骨干骨折后，由于损伤暴力和前臂肌肉牵拉的综合作用，导致断端间重叠、成角、侧移和旋转畸形。前臂的特殊功能是旋转，骨折后的四种移位中，旋转变位也是主要的。由于旋转，尺桡骨之间的对应关系发生改变，尺桡骨互相靠拢，骨间膜失去生理性张力平衡，使骨折端失去稳定。解决好旋转移位，其他移位就好解决了。单纯的牵引手法虽能解决重叠、旋转移位，但由于尺桡骨为并列双折，常常顾此失彼，不能满意复位。只有恢复尺桡骨的正常骨间隙和前臂骨间膜的生理张力，才能使骨折满意复位。因此，利用分骨手法在断端间加压，克服尺桡骨互相靠拢的倾向、使骨折端相对稳定，上下桡尺两骨各自成为一个单位，就为纠正各种移位提供了先决条件。使双骨折变成单骨折，使复杂的骨折变成简单的骨折。同时，正常骨间隙的恢复，也是衡量整复质量的重要标准。只有远近骨折段间的骨间隙相等，才能表明骨折端的旋转、成角畸形得到了纠正。

刘老认为：一诊患者因外伤后右前臂肿痛，活动受限，局部肿胀、疼痛、压痛明显，前臂功能丧失，治拟化瘀消肿，续骨息痛。选用骨碎补活血续伤、补肾强骨，苏木活血疗伤、祛瘀通经共为君药，川续断补益肝肾、强筋健骨、疗伤续折，地鳖破血逐瘀、续筋接骨，丹参活血祛瘀止痛，当归补血活血止痛，延胡索活血行气而止痛，煅自然铜散瘀止痛、接骨疗伤，三七活血定痛、化瘀止血，血竭活血定痛、化瘀止血，桃仁活血祛瘀，泽兰活血消肿而止痛，炙没药、炙乳香活血止痛、消肿生肌共为臣药，甘草缓急止痛、调和诸药为佐使药。二诊患者患侧局部肿胀、疼痛减轻。治拟和营生新，接骨续筋。选用骨碎补活血续伤、补肾强骨，川续断补益肝肾、强筋健骨、疗伤续折共为君药，当归补血活血止痛，赤芍活血散瘀止痛，川芎活血行气而止痛，生地清热凉血生津，杜仲补肝肾、强筋骨，五加皮补肝肾、强筋骨，红花活血通经、散瘀止痛，桑枝舒筋缓急，陈皮理气健脾，独活祛风湿止痛，肉苁蓉补肾助阳共为臣药，甘草缓急止痛、调和诸药为佐使药。三诊患者患侧局部肿胀、疼痛消失。治拟益气血，补肝肾。选用党参补脾肺气、补血生津，黄芪补气血健脾，白术益气健脾，川续断补益肝肾、强筋健骨、疗伤续折共为君药，当归补血活血止痛，熟地补血养阴、填精益髓，狗脊补肝肾、强腰膝，蚕砂舒筋缓急，鸡血藤行血补血、舒筋活络，红花活血通经、散瘀止痛，鹿角胶活血散瘀消肿，陈皮、苍术理气健脾，白芍散瘀止痛共为臣药，甘草调和诸药为佐使药。

尺骨干单骨折

宫某，男，15岁，因外伤后右前臂肿痛，活动受限1小时。于2013年11月5日就诊。

症状及体格检查： 伤后局部肿胀、疼痛、压痛明显，前臂功能丧失，可触及骨擦音及异常活动。

影像学及理化检查： 右前臂X线正侧位照片：可见尺骨下1/3处骨折，可见横行骨折线。

诊断： 右尺骨干单骨折。

治则治法： 活血逐瘀，通络止痛。

手法复位与夹板固定： 患者仰卧或坐位，肩外展，肘关节屈曲90°。一助手握持上臂下端，另一助手一手握持患肢拇指及大鱼际部，另一手握持其余四指，两助手行拔伸牵引。前臂置于旋前位牵引，以矫缩短的和旋转移位。医者在捏挤分骨下，将尺骨骨折远端向尺侧、背侧提位，以矫正尺骨远端向桡侧和掌侧移位。复位后在持续维持牵引下进行固定。背侧各放置一平垫；背侧骨间隙处各放置一分骨垫。夹板扎带束缚固定后前臂固定于旋前位。

内服方药 当归15g 地龙15g 丹参15g 苏木10g 桃仁15g 泽兰10g 炙没药10g 炙乳香10g 骨碎补15g 红花15g 煅自然铜10g 川续断20g 延胡索15g 血竭2g 甘草10g。14剂水煎，1剂日2次，口服。

鼓励患者作握拳锻炼。

二诊 患者右前臂肿痛减轻，活动受限，纳可，寐差，二便调，舌质暗红，苔薄白，脉弦紧。调整患肢夹板固定松紧度，治拟和营生新，接骨续筋。

当归15g 赤芍15g 川芎15g 生地10g 杜仲15g 川续断10g 骨碎补10g 五加皮10g 红花15g 桑枝15g 陈皮10g 独活20g 刘寄奴10g 降香20g 甘草10g。14剂水煎，1剂日2次，口服。

三诊 患者右前臂局部肿胀、疼痛消失，活动受限，纳可，寐差，二便调，舌质淡红，苔薄白，脉迟缓。治拟强筋骨益肝肾，补气血舒筋络。

内服方药： 党参15g 黄芪30g 白术15g 当归10g 熟地15g 川续断10g 狗脊10g 鹿角胶10g 鸡血藤15g 红花15g 紫荆皮10g 甘草10g。14剂水煎，1剂日2次，口服。

开始肩、肘关节活动（如小云手、大云手等）。

治疗效果： 固定6周，前臂疼痛消失，活动基本自如，无畸形，复查X光片后，骨折临床愈合，拆除夹板固定后，可作前臂旋转活动锻炼。

按语： 尺骨干骨折亦称臂骨骨折、正骨骨折、地骨骨折等。尺骨为一长管状骨，位于前臂内侧，尺骨干上粗下细，位置表浅，整个骨骼均可在皮下摸得，中1/3及下1/3段较为细弱，且其背侧、内侧无肌肉保护，容易遭受暴力打击而造成骨折。骨折多发生于中、下1/3交界处，该段血液供应较差，骨折后愈合较缓慢。尺骨干骨折在临床上较少见，多发于青壮年。

直接暴力和间接暴力均可导致尺骨干骨折，但绝大多数为直接暴力所致。直接暴力所致者多为前臂背侧遭受打击、撞击和挤压而引起，常见为横断或粉碎骨折。偶尔由间接暴力所致，如跌倒时手掌着地，前臂突然极度旋前扭转致使尺骨遭受扭转暴力，在较为细弱的中、下1/3交界处发生螺旋骨折。尺骨骨折后，因为有完整的桡骨支撑，且有骨间膜相连，骨折一般移位不大。骨折近端因肱肌的牵拉而向前移位，骨折远端因旋前方肌的牵拉而易向桡、掌侧轻度侧方移位。由于尺骨略向背侧突出，同时因肌肉均附着于尺骨的前方，故虽在背侧遭受暴力，但仍向背侧轻度成角。

尺骨的旋转畸形或成角畸形对前臂的旋转运动的影响，远大于桡骨的相应畸形对前臂旋转运动的影响。这与通常的看法恰恰相反。所以应注意：尺骨骨折成角畸形不得大于10°，旋转畸形不得大于10°，否则不能接受。

尺骨干骨折多无明显移位，整复较容易。需要注意的是尺骨干下1/4部位的骨折，此处肌肉附着少，接近腕关节，完全移位的尺骨干骨折常合并尺骨茎突骨折。纵向牵引力很难直接作用于骨折端。牵引远端的助手牵拉患者小鱼际不宜用力过猛。医者在维持牵引下利用分骨、推挤或提按手法将骨折复位。

刘老认为：一诊患者因外伤后右前臂肿痛，活动受限，治拟活血逐瘀，通络止痛。选用骨碎补活血续伤、补肾强骨，苏木活血疗伤、祛瘀通经共为君药，川续断补益肝肾、强筋健骨、疗伤续折，延胡索活血行气而止痛，煅自然铜散瘀止痛、接骨疗伤，桃仁活血祛瘀，血竭活血定痛、化瘀止血，泽兰活血消肿而止痛，地龙通络止痛，丹参活血祛瘀止痛，当归补血活血止痛，炙没药、炙乳香活血止痛、消肿生肌共为臣药，甘草缓急止痛、调和诸药为佐使药。二诊患者患肢局部肿胀、疼痛减轻。治拟和营生新，接骨续筋。选用骨碎补活血续伤、补肾强骨，川续断补益肝肾、强筋健骨、疗伤续折共为君药，当归补血活血止痛，赤芍活血散瘀止痛，川芎活血行气而止痛，生地清热凉血生津，杜仲补肝肾、强筋骨，五加皮补肝肾、强筋骨，红花活血通经、散瘀止痛，陈皮理气健脾，独活祛风湿止痛，刘寄奴散瘀止痛、疗伤止血，降香化瘀止血、理气止痛共为臣药，甘草缓急止痛、调和诸药为佐使药。三诊患者患肢局部肿胀、疼痛消失。后期治拟强筋骨益肝肾，补气血舒筋络。选用党参补脾肺气、补血生津，黄芪补气血健脾，白术益气健脾，川续断补益肝肾、强筋健骨、疗伤续折共为君药，当归补血活血止痛，熟地补血养阴、填精益髓，狗脊补肝肾、强腰膝，蚕砂舒筋缓急，鸡血藤行血补血、舒筋活络，红花活血通经、散瘀止痛，鹿角胶活血散瘀消肿，紫荆皮舒筋通络而止痛共为臣药，甘草调和诸药为佐使药。

桡骨干单骨折

马某，男，13 岁，因外伤后右前臂肿痛，活动受限 1 小时。于 2008 年 12 月 15 日就诊。

症状及体格检查：伤后局部肿胀、疼痛、压痛明显，前臂功能丧失，可触及骨擦音及异常活动。

影像学及理化检查：右前臂 X 线正侧位照片：可见桡骨上 1/3 处骨折，近段向后旋转移位，远段向前旋转移位。

诊断：右桡骨干单骨折。

治则治法：逐瘀，消肿止痛。

手法复位与夹板固定：患者平卧、肩外展、肘屈曲，而助手行拔伸牵引。逐渐由中立位改成旋后位牵引，桡骨干单骨折则将远段推向桡侧、背侧，医者用拇指挤按近段向尺侧、掌侧。复位成功后，先放置掌、背侧分骨垫各一个，再放好其他固定垫，骨折近端的桡侧再放一个小固定垫，以防止向桡侧移位。然后放置掌、背侧夹板并用手捏住，再放桡、尺侧板。最后用 4 条布带固定。一般屈肘 90°，前臂中立位，用三角巾悬挂于胸前，保持固定约 8 周。

内服方药：当归 15g　地鳖 15g　丹参 15g　苏木 10g　桃仁 15g　白术 10g　炙没药 10g　炙乳香 10g　骨碎补 15g　三七 15g　煅自然铜 10g　川续断 20g　五灵脂 15g　血竭 2g　甘草 10g。7 剂水煎，1 剂日 2 次，口服。

鼓励患者作握拳锻炼。

二诊　患者右前臂肿痛减轻，活动受限，纳可，寐差，二便调，舌质暗红，苔薄白，脉弦紧。患肢夹板固定，用三角巾悬吊患肢于胸前，局部肿胀、疼痛减轻。中期治拟和营生新，接骨续筋。

当归 15g　赤芍 15g　川芎 15g　生地 10g　杜仲 15g　川续断 10g　骨碎补 10g　刘寄奴 10g　红花 15g　桑枝 15g　陈皮 10g　独活 20g　海桐皮 10g　甘草 10g。7 剂水煎，1 剂日 2 次，口服。

开始肩、肘关节活动（如小云手、大云手等）。

三诊　患者右前臂肿胀、疼痛消失，舌质淡红，苔薄白，脉迟缓。治拟益气血，补肝肾。

党参 15g　黄芪 30g　白术 15g　当归尾 10g　熟地 15g　川续断 10g　狗脊 10g　鹿角胶 10g

鸡血藤 15g　红花 15g　川芎 10g　木瓜 6g　甘草 10g。7 剂水煎，1 剂日 2 次，口服。

治疗效果：固定 6 周，前臂疼痛消失，活动基本自如，无畸形，复查 X 光片后，骨折临床愈合，拆除夹板固定后，可作前臂旋转活动锻炼（如反转手等）。

按语：桡骨干骨折是常见的前臂损伤之一，亦称辅骨骨折、缠骨骨折、昆骨骨折、天骨骨折等。桡骨位于前臂的外侧，参与前臂的旋转活动。桡骨干上 1/3 骨质较坚固，且有丰厚的肌肉包裹，不易发生骨折；桡骨干中、下 1/3 端肌肉较少，较易发生骨折。桡骨中下 1/3 交接处、为桡骨生理弯曲度最大之处，是应力上的弱点，骨折多发生于此处。桡骨干单骨骨折多发生于青少年。

直接暴力和间接暴力均可造成桡骨干骨折，但多见于间接暴力造成。直接暴力多为打击或重物砸于前臂桡侧所致，以横断后粉碎骨折较常见。间接暴力多为跌倒时手撑地，因暴力向上冲击，作用于桡骨干所致，以横断后短斜行骨折较常见。儿童骨质软嫩，多为青枝骨折或骨膜下骨折。桡骨干骨折后，因有尺骨的支持，且上、下尺桡关节多无损伤，骨骨折端重叠移位不多，由于受骨间膜的牵拉可向尺侧成角，但主要是由于肌肉的牵拉而发生旋转移位。桡骨上 1/3 骨干，骨折线位于旋前圆肌止点之上时，由于附着于桡骨结节的肱二头肌及附着于桡骨上 1/3 的旋后肌的牵拉，骨折近端常向后旋转移位；由于附着于桡骨中部及下部的旋前圆肌和旋前方肌的牵拉，骨折远端常向前旋转移位。桡骨干中 1/3 或中下 1/3 骨折，骨折线位于旋前圆肌止点之下时，因肱二头肌与旋后肌的旋后倾向，被旋前圆肌的旋前力量相抵消，骨折近端处于中立位；骨折远端因受旋前方肌的牵拉而向前旋转移位。

桡骨干骨折整复时一定要注意恢复桡骨向桡侧的生理弧度，否则将影响旋转功能的恢复。纵向牵引力很难直接作用于骨折端。牵引远端的助手牵拉患者小鱼际不宜用力过猛。医者在维持牵引下利用分骨、推挤或提按手法将骨折复位。

刘老认为：一诊患者因外伤后右前臂肿痛，活动受限，治拟逐瘀，消肿止痛。选用骨碎补活血续伤、补肾强骨，苏木活血疗伤、祛瘀通经共为君药，川续断补益肝肾、强筋健骨、疗伤续折，煅自然铜散瘀止痛、接骨疗伤，三七、五灵脂活血定痛、化瘀止血，血竭活血定痛、化瘀止血，桃仁活血祛瘀，地鳖破血逐瘀、续筋接骨，丹参活血祛瘀止痛，当归补血活血止痛，炙没药、炙乳香活血止痛、消肿生肌共为臣药，甘草缓急止痛、调和诸药为佐使药。二诊患者局部肿胀、疼痛减轻。治拟和营生新，接骨续筋。选用骨碎补活血续伤、补肾强骨，川续断补益肝肾、强筋健骨、疗伤续折共为君药，当归补血活血止痛，赤芍活血散瘀止痛，川芎活血行气而止痛，生地清热凉血生津，杜仲补肝肾、强筋骨，五加皮补肝肾、强筋骨，红花活血通经、散瘀止痛，刘寄奴散瘀止痛、疗伤止血，桑枝舒筋缓急，陈皮理气健脾，祛风湿止痛，海桐皮通络止痛共为臣药，甘草缓急止痛、调和诸药为佐使药。三诊患者患侧局部肿胀、疼痛消失。治拟益气血，补肝肾。选用党参补脾肺气、补血生津，黄芪补气血健脾，白术益气健脾，川续断补益肝肾、强筋健骨、疗伤续折共为君药，当归尾补血活血止痛，熟地补血养阴、填精益髓，狗脊补肝肾、强腰膝，鸡血藤行血补血、舒筋活络，川芎活血行气而止痛，木瓜舒筋活络和胃，红花活血通经、散瘀止痛，鹿角胶活血散瘀消肿共为臣药，甘草调和诸药为佐使药。

桡骨干下 1/3 骨折合并下尺桡关节脱位

关某，男，23 岁，因外伤后左前臂及腕部肿痛，活动受限 2 小时。于 2010 年 11 月 15 日就诊。

症状及体格检查：伤后局部肿胀、疼痛，压痛明显，前臂功能丧失，可触及骨擦音及异常活动，下桡尺关节松弛并有挤压痛。

影像学及理化检查：左前臂 X 线正侧位照片：桡骨下 1/3 处骨折，可见斜形骨折，骨折端分离移位，下桡尺关节分离。

诊断： 左桡骨干下 1/3 骨折合并下尺桡关节脱位。

治则治法： 治拟化瘀消肿，续骨息痛。

手法复位与夹板固定： 患者平卧。肩外展，肘屈曲，前臂中立位，两助手行拔伸牵引 3～5 分钟，将重叠移位拉开。然后医者用左手拇指及食、中二指挤平掌侧移位，再用两拇指由桡尺侧向中心扣紧下桡尺关节。关节脱位整复后，将备妥的合骨垫置于腕部背侧，由桡骨茎突掌侧 1cm 处绕过背侧到尺骨茎突掌侧 1cm，作半环状包扎，再用 4cm 宽绷带缠绕 4 周固定。然后嘱牵引远段的助手，用两手环抱腕部维持固定，持续牵引矫正远折段向掌侧移位，一手作分骨，另一手拇指按近折段向掌侧，食、中、环三指提远折段向背侧，使之对位。再次扣挤下桡尺关节。用分骨垫、夹板固定后，经 X 线透视检查，位置满意，再在维持牵引和分骨下，捏住骨折部，敷消肿膏，再用绷带松松包 3 层。掌、背侧各放一个分骨垫。分骨垫在骨折线远侧占 2/3，近侧占 1/3。用手捏住单、背侧分骨垫，各用二条粘膏固定。放置掌、背侧夹板，用手捏住，再放桡、尺侧板，桡侧板下端稍超过腕关节，以限制手的桡偏。尺侧板下端不超过腕关节，以利于手的尺偏，借紧张的腕桡侧副韧带牵拉桡骨远折段向桡侧，限制其尺偏倾向，利于骨折对位。前臂中立位，用三角巾悬挂于胸前，保持固定约 8 周。

内服方药： 当归 15g 地鳖 15g 丹参 15g 苏木 10g 桃仁 15g 泽兰 10g 炙没药 10g 炙乳香 10g 骨碎补 15g 桑枝 15g 煅自然铜 10g 三七 20g 白及 15g 血竭 2g 甘草 10g。7 剂水煎，1 剂日 2 次，口服。

鼓励患者作握拳锻炼。

二诊 患者左前臂及腕部肿痛减轻，活动受限，纳可，寐差，二便调，舌质暗红，苔薄白，脉弦紧。调整夹板固定松紧度，用三角巾悬吊患肢于胸前，治拟和营生新，接骨续筋。

当归 15g 赤芍 15g 川芎 15g 生地 10g 杜仲 15g 川续断 10g 骨碎补 10g 五加皮 10g 红花 15g 桑枝 15g 陈皮 10g 独活 20g 伸筋草 10g 乌药 10g。7 剂水煎，1 剂日 2 次，口服。

三诊 患者左前臂及腕部肿胀、疼痛基本消失，纳可，寐差，二便调，舌质淡红，苔薄白，脉迟缓。治拟益气血，补肝肾，强筋壮骨。

党参 15g 黄芪 30g 白术 15g 当归 10g 熟地 15g 川续断 10g 狗脊 10g 鹿角胶 10g 桃仁 15g 红花 15g 白芍 10g 甘草 10g。7 剂水煎，1 剂日 2 次，口服。

治疗效果： 固定 6 周，前臂及腕部疼痛消失，活动基本自如，无畸形，复查 X 光片后，骨折临床愈合，拆除夹板固定后，可作前臂旋转活动锻炼。

按语： 桡骨下 1/3 骨折合并下尺桡关节脱位是一种既有骨折又有脱位的联合损伤，又称盖氏骨折。三角纤维软骨的尖端附着在尺骨茎突，三角形的底边者附着在桡骨下端尺切迹边缘，前后与关节滑膜连贯。它横隔于桡腕关节与下桡尺关节之间而将此二滑膜腔完全分隔。下尺桡关节的稳定，主要由坚强的三角纤维软骨与较薄弱的掌、背侧下尺桡韧带维持。前臂进行活动时，桡骨尺切迹则围绕着尺骨小头旋转。若三角纤维软骨、尺侧腕韧带后尺骨茎突被撕裂，则容易造成下尺桡关节脱位。桡骨下 1/3 骨折合并下尺桡关节脱位多见于成人，儿童较少见。桡骨下 1/3 骨折极其不稳定，整复固定较难，下尺桡关节脱位容易漏诊，造成不良后果，故对这种手术应与足够重视。儿童桡骨中下 1/3 骨折可以合并尺骨下端骨骺分离，而不发生桡尺远侧关节脱位，治疗时应注意。拍摄 X 线片时须包括腕关节，以确定是否伴有尺骨茎突骨折。

整复的重点要放在整复骨折上，只要桡骨恢复了原来的长度，下尺桡关节即可满意复位。而固定的重点应放在下桡尺关节上，只要下桡尺关节稳定，复合损伤就转化为单纯桡骨干骨折。

刘老认为：一诊患者因外伤后左前臂及腕部肿痛，活动受限，治拟化瘀消肿，续骨息痛。选用骨碎补活血续伤、补肾强骨，苏木活血疗伤、祛瘀通经共为君药，煅自然铜散瘀止痛、接骨疗伤，三七活血定痛、化瘀止血，桃仁活血祛瘀，泽兰活血消肿而止痛，血竭活血定痛、化瘀止血地鳖破血逐瘀、续筋接骨，丹参活血祛瘀止痛，当归补血活血止痛，白及止血消肿，桑枝舒筋止痛，炙没药、炙乳香活血止痛、消肿生肌共为臣药，甘草缓急止痛、调和诸药为佐使药。二诊患者局部肿胀、疼痛减轻，治拟和营生新，接骨续筋。选用骨碎补活血续伤、补肾强骨，川续断补益肝肾、强筋健骨、疗伤续折共为君药，当归补血活血止痛，赤芍活血散瘀止痛，川芎活血行气而止痛，生地清热凉血生津，杜仲补肝肾、强筋骨，五加皮补肝肾、强筋骨，红花活血通经、散瘀止痛，陈皮理气健脾，独活祛风湿止痛，桑枝、伸筋草舒筋止痛共为臣药，甘草缓急止痛、调和诸药为佐使药。三诊患者左前臂及腕部肿痛进一步减轻，选用党参补脾肺气、补血生津，黄芪补气血健脾，白术益气健脾，川续断补益肝肾、强筋健骨、疗伤续折共为君药，当归补血活血止痛，熟地补血养阴、填精益髓，狗脊补肝肾、强腰膝，蚕砂舒筋缓急，红花活血通经、散瘀止痛，鹿角胶活血散瘀消肿，白芍散瘀止痛共为臣药，甘草调和诸药为佐使药。

桡骨远端骨折

1. 桡骨远端伸直型骨折

胡某，男，61岁，因外伤后左腕肿痛，活动受限2小时。于2014年2月5日就诊。

症状及体格检查： 伤后局部肿胀、疼痛、手腕功能部分丧失，可见"餐叉样"畸形，桡骨下端压痛，可触及骨擦音，有异常活动。

影像学及理化检查： 腕关节X线正侧位照片：左桡骨远端距关节面2cm处骨折，骨折远端向桡背侧移位，近端向掌侧移位。

诊断： 左桡骨远端骨折伸直型骨折。

治则治法： 活血化瘀，续骨息痛。

手法复位与夹板固定： 患者坐位，肘部屈曲90°，前臂中立位。一助手把住上臂，医者两拇指并列置于远端背侧，其他四指置于其腕部，扣紧大小鱼际肌，先顺势拔伸2~3分钟，待重叠移位完全纠正后，将远段旋前，并利用牵引力，骤然猛抖，同时迅速尺偏掌屈，使之复位。腕部畸形消失，意味复位成功。在骨折远端背侧和近端掌侧分别放一平垫，然后放上夹板，夹板上端达前臂中、上1/3，桡、背侧夹板下端应超过腕关节，限制手腕的桡偏和背伸活动，然后扎上三条布带，复查X光片：见骨折解剖复位，最后将前臂悬挂胸前，保持固定约8周。

内服方药： 当归15g 地鳖15g 丹参15g 苏木10g 桃仁15g 泽兰10g 炙没药10g 炙乳香10g 骨碎补15g 大黄10g 煅自然铜10g 川续断20g 延胡索15g 红花10g 甘草10g。14剂水煎，1剂日2次，口服。

鼓励患者积极进行指间关节、掌指关节屈伸锻炼及肩肘关节活动。

二诊 患者左腕肿胀、疼痛减轻，纳可，寐差，二便调，舌质暗红，苔薄白，脉弦紧。调整患肢夹板固定松紧度，用三角巾悬吊患肢于胸前。治拟和营生新，接骨续筋。

当归15g 赤芍15g 川芎15g 生地10g 杜仲15g 川续断10g 骨碎补10g 五加皮10g 红花15g 桑枝15g 陈皮10g 桂枝10g 元胡10g 甘草10g。14剂水煎，1剂日2次，口服。

鼓励患者积极进行指间关节、掌指关节屈伸锻炼及肩肘关节活动。

三诊 患者左腕肿胀、疼痛基本消失，纳可，寐差，二便调，舌质淡红，苔薄白，脉迟缓。调整患肢夹板固定松紧度，治拟补气血，益肝肾，强筋骨。

党参15g 黄芪30g 白术15g 当归10g 生地15g 川续断10g 五加皮10g 龟板10g 鸡血藤15g 红花15g 桃仁10g 白芍20g 甘草10g。14剂水煎，1剂日2次，口服。

治疗效果： 固定6周，腕部疼痛消失，腕部活动基本自如，无畸形，复查X光片后，骨折临床愈合，解除固定后，作腕关节屈伸、旋转和前臂旋转锻炼。

按语：桡骨下端骨折是指桡骨远侧端 3cm 范围内的骨折，又称辅骨下骨折、昆骨下端骨折、桡骨远端骨折。明·朱棣著《普济方·折伤门》首先记载了伸直型桡骨下端骨折移位特点，和采用超腕关节夹板固定方法。清·胡延光编《伤科汇集撮》则将次骨折分为向背侧移位和向掌侧移位两种类型，并采用合理的整复和固定。桡骨下端膨大，其横断面近似四方形，由松质骨构成，松质骨与坚质骨交界处为应力上的弱点，故此处容易发生骨折。

本病例系一桡骨下端骨折，为间接暴力所致，跌倒时，躯干向下的重力与地面向上的反作用力交集于桡骨下端而发生骨折。骨折是否有移位与暴力的大小有关。根据受伤姿势和骨折移位的不同，可分为伸直型和屈曲型两种。跌倒时，腕关节呈背伸位，手掌先着地，可造成伸直型骨折。伸直型骨折远段向背侧和桡侧移位，桡骨远段关节面改向背侧倾斜，向尺侧倾斜减少或完全消失，甚至形成相反的倾斜。如合并尺骨茎突骨折，在临床上比较常见。治疗时要注意桡骨远端与腕骨关系，其背侧边缘长于掌侧，故关节面向掌侧倾斜为 10°～15°，桡骨下端内侧缘切迹与尺骨头形成下尺桡关节，切迹的下缘为三角纤维软骨的基底部附着，三角软骨的尖端起于尺骨茎突基底部。前臂旋转时桡骨沿尺骨头回旋，而以尺骨头为中心。桡骨下端外侧的茎突，较其内侧长 1～1.6cm。故其关节面还向尺侧倾斜 20°～25°。这些关系在骨折时常被破坏，在整复时应尽可能恢复正常解剖。桡骨下端骨折虽是一种简单常见的损伤，但易发生多种合并症如胸部神经损伤、伸拇长肌腱断裂、骨萎缩、肩手综合征、骨折畸形愈合等，临床施治时应注意。在 20 岁以前，桡骨下端骨骺尚未融合，可发生骺离骨折，不应忽略。

刘老认为：一诊患者因外伤后左腕肿痛，活动受限，治拟化瘀消肿，续骨息痛。选用骨碎补活血续伤、补肾强骨，苏木活血疗伤、祛瘀通经，川续断补益肝肾、强筋健骨、疗伤续折共为君药，延胡索活血行气而止痛、煅自然铜散瘀止痛、接骨疗伤，三七活血定痛、化瘀止血，桃仁活血祛瘀，泽兰活血消肿而止痛，地鳖破血逐瘀、续筋接骨，丹参活血祛瘀止痛，当归补血活血止痛，大黄消肿逐瘀，炙没药、炙乳香活血止痛、消肿生肌共为臣药，甘草缓急止痛、调和诸药为佐使药。二诊患者局部肿胀、疼痛减轻。治拟和营生新，接骨续筋。选用骨碎补活血续伤、补肾强骨，川续断补益肝肾、强筋健骨、疗伤续折共为君药，当归补血活血止痛，赤芍活血散瘀止痛，川芎活血行气而止痛，生地清热凉血生津，杜仲补肝肾、强筋骨，五加皮补肝肾、强筋骨，红花活血通经、散瘀止痛，桑枝舒筋止痛，陈皮理气健脾，桂枝温经通络，元胡活血行气而止痛共为臣药，甘草缓急止痛、调和诸药为佐使药。三诊患者患侧局部肿胀、疼痛消失。治拟补气血，益肝肾，强筋骨。选用党参补脾肺气、补血生津，黄芪补气血健脾，白术益气健脾，川续断补益肝肾、强筋健骨、疗伤续折共为君药，当归补血活血止痛，熟地补血养阴、填精益髓，狗脊补肝肾、强腰膝，蚕砂舒筋缓急，鸡血藤行血补血、舒筋活络，木瓜舒筋活络和胃，红花活血通经、散瘀止痛，鹿角胶活血散瘀消肿，龟板滋阴潜阳、益肾健骨，白芍缓解止痛，五加皮补肝肾、强筋骨共为臣药，甘草调和诸药为佐使药。

2. 桡骨远端屈曲型骨折

黎某，女，72 岁，因外伤后右腕肿痛，活动受限 3 小时。于 2012 年 11 月 21 日就诊。

症状及体格检查：伤后局部肿胀、疼痛、手腕功能部分丧失，可见"枪上刺刀状"畸形，桡骨下端压痛，可触及骨擦音，有异常活动。

影像学及理化检查：腕关节 X 线正侧位照片：右腕骨远端距关节面 2cm 处骨折，骨折远端向桡侧移位。

诊断：右桡骨远端骨折（屈曲型骨折）。

治则治法：活血化瘀，续骨息痛。

手法复位与夹板固定：患者坐位，肘部屈曲 90°，前臂中立位，由两助手先顺势拔伸 2～

3min，待重叠移位完全纠正后，医者可用两手拇指由掌侧将远段骨折片向背侧推挤，同时用食、中、环三指将近段由背侧向掌侧压挤，然后医者捏住骨折部，牵引手指的助手徐徐将腕关节背伸，使屈肌腱紧张，防止复位的骨折片移位。在骨折近端背侧和远端掌侧分别放一平垫，然后放上夹板，夹板上端达前臂中、上 1/3，桡、背侧夹板下端应超过腕关节，固定腕关节于尺偏背伸位，限制腕关节的桡偏和背伸活动，然后扎上三条布带，复查 X 光片：见骨折解剖复位，最后将前臂悬挂胸前，保持固定 6 周。

内服方药： 当归 15g　地鳖 15g　丹参 15g　苏木 10g　桃仁 15g　泽兰 10g　炙没药 10g　炙乳香 10g　骨碎补 15g　红花 10g　煅自然铜 10g　川续断 20g　延胡索 15g　甘草 10g。14 剂水煎，1 剂日 2 次，口服。

鼓励患者积极进行指间关节、掌指关节屈伸锻炼及肩肘关节活动。

二诊 患者右腕肿痛减轻，活动受限，纳可，寐差，二便调，舌质暗红，苔薄白，脉弦紧。

患肢夹板固定，用三角巾悬吊患肢于胸前，局部肿胀、疼痛减轻。中期治拟和营生新，接骨续筋。

当归 15g　赤芍 15g　川芎 15g　生地 10g　杜仲 15g　川续断 10g　骨碎补 10g　五加皮 10g　红花 15g　桑枝 15g　陈皮 10g　甘草 10g。14 剂水煎，1 剂日 2 次，口服。

三诊 患者右腕肿胀、疼痛基本消失，纳可，寐佳，二便调，舌质淡红，苔薄白，脉沉细。调整夹板松紧度，治拟补肝肾，强筋骨，佐以舒筋活血。

党参 15g　黄芪 30g　白术 15g　当归 10g　生地 15g　川续断 10g　五加皮 10g　龟板 10g　鸡血藤 15g　红花 15g　桃仁 10g　甘草 10g。14 剂水煎，1 剂日 2 次，口服。

治疗效果： 固定 6 周，腕部疼痛消失，腕部活动可小范围活动，无畸形，复查 X 光片后，骨折临床愈合，拆除夹板固定后，作腕关节屈伸、旋转和前臂旋转锻炼。

按语： 桡骨下端骨折常波及桡腕关节及下尺桡关节的骨折，在整复桡腕关节的同时，对下尺桡关节的整复同样重要，否则将有腕旋转痛。因复位不佳或在固定期间错位常导致骨折畸形愈合，如前臂旋转无困难，无症状，外性虽不佳，大多数病人无需手术治疗。粉碎骨折移位明显，桡腕关节面损伤严重，易引起腕管综合征及创伤性关节炎。尽快合理的功能锻炼对预后有良好作用。

刘老认为：一诊患者因外伤后右腕肿痛，活动受限，治拟化瘀消肿，续骨息痛。选用骨碎补活血续伤、补肾强骨，苏木活血疗伤、祛瘀通经，川续断补益肝肾、强筋健骨、疗伤续折共为君药，延胡索活血行气而止痛，煅自然铜散瘀止痛、接骨疗伤，三七活血定痛、化瘀止血，桃仁活血祛瘀，泽兰活血消肿而止痛，地鳖破血逐瘀、续筋接骨，丹参活血祛瘀止痛，当归补血活血止痛，炙没药、炙乳香活血止痛、消肿生肌共为臣药，甘草缓急止痛、调和诸药为佐使药。二诊患者局部肿胀、疼痛减轻。治拟和营生新，接骨续筋。选用骨碎补活血续伤、补肾强骨，川续断补益肝肾、强筋健骨、疗伤续折共为君药，当归补血活血止痛，赤芍活血散瘀止痛，川芎活血行气而止痛，生地清热凉血生津，杜仲补肝肾、强筋骨，五加皮补肝肾、强筋骨，红花活血通经、散瘀止痛，桑枝舒筋止痛，陈皮理气健脾共为臣药，甘草缓急止痛、调和诸药为佐使药。三诊患者患侧局部肿胀、疼痛消失。治拟补肝肾，强筋骨，佐以舒筋活血。选用党参补脾肺气、补血生津，黄芪补气血健脾，白术益气健脾，川续断补益肝肾、强筋健骨、疗伤续折共为君药，当归补血活血止痛，熟地补血养阴、填精益髓，鸡血藤行血补血、舒筋活络，红花活血通经、散瘀止痛，鹿角胶活血散瘀消肿，龟板滋阴潜阳、益肾健骨，五加皮补肝肾、强筋骨共为臣药，甘草调和诸药为佐使药。

腕舟骨骨折

牛某，女，18 岁，因外伤后左腕肿痛、活动受限 1 小时。于 2012 年 12 月 15 日就诊。

症状及体格检查：伤后局部轻度疼痛和腕关节活动功能障碍，鼻烟窝处肿胀、压痛明显，将腕关节桡倾，屈曲拇指和食指而叩击其掌指关节时亦可引起疼痛。

影像学及理化检查：左腕关节X线正侧位及尺偏位照片：腕舟骨骨折，可见横行骨折线。

诊断：左腕舟骨骨折。

治则治法：活血祛瘀，舒筋止痛。

石膏固定：用短臂石膏管形固定腕关节于背伸25°～30°、尺偏10°、拇指对掌和前臂中立位固定6周。

内服方药：当归15g 地鳖15g 丹参15g 苏木10g 桃仁15g 泽兰10g 炙没药10g 炙乳香10g 骨碎补15g 桑枝15g 煅自然铜10g 补骨脂20g 制川乌10g 三七10g 甘草10g。14剂水煎，1剂日2次，口服。

可做手指的屈伸活动和肩、肘关节的活动，如屈肘挎篮、小云手等。

二诊 患者左腕肿痛减轻，活动受限，纳可，寐差，二便调，舌质暗红，苔薄白，脉弦紧。更换石膏外固定，用三角巾悬吊患肢于胸前，拟祛瘀生新，接骨续筋。

当归15g 赤芍15g 川芎15g 生地10g 杜仲15g 川续断10g 骨碎补10g 五加皮10g 红花15g 桑枝15g 泽泻10g 丹皮20g 甘草10g。14剂水煎，1剂日2次，口服。

三诊 患者左腕肿胀、疼痛基本消失，活动受限，纳可，寐差，二便调，舌质淡红，苔薄白，脉迟缓。复查X光片后，骨折临床愈合，拆除石膏外固定，治拟益气血，补肝肾。

阿胶15g 黄芪30g 白术15g 当归10g 熟地15g 川续断10g 狗脊10g 鹿角胶10g 鸡血藤15g 红花15g 秦艽10g 枸杞子20g 甘草10g。14剂水煎，1剂日2次，口服。

治疗效果：固定8周，腕部疼痛消失，腕部活动基本自如，无畸形。

按语：腕舟骨是近排腕骨中最长的一块，呈长弧形，其状如舟，但是不很规则，其远端超过近排腕骨，而平于头状骨的中部，其腰部相当于两排腕骨间关节的平面。腕舟骨分结节、腰部和体部三个部分。其远端呈凹面与头状骨构成关节；其近端有凸面与桡骨构成关节；其尺侧与月骨、桡侧与大、小多角骨分别构成关节，故其表面大部分为关节软骨所覆盖。腕舟骨的血液供应较差，只有腰部及结节部有来自背侧桡腕韧带和掌侧桡腕韧带的小营养血管供应。因此，骨折的位置若在腰部近端或体部，常导致近侧骨折块发生缺血而影响骨折愈合。正常腕关节的活动，一部分通过桡腕关节（此处的活动量大），另一部分通过两排腕骨间关节及第一、二掌骨之间。在腕舟骨腰部发生骨折后，腕舟骨远侧的骨块就与远排腕骨一起活动，两排腕骨间关节的活动就要通过腕舟骨骨折线，故腕舟骨骨折端所受的剪力很大，骨折两端难于固定在一起，以致骨折难于愈合。血运不良和剪力大，是造成腕舟骨骨折迟缓愈合或不愈合的主要原因。腕舟骨骨折多发生于青壮年。

腕舟骨骨折多为间接暴力所致。跌倒时，手掌先着地，腕关节强度桡偏背伸，暴力向上传达，腕舟骨被锐利的桡骨关节面的背侧缘或茎突缘切断而发生骨折。按骨折部位可分为三种类型。①舟骨结节骨折：不论血管分部是属于哪一类，均不影响骨折端的血液供应。约6～8周可以愈合。②舟骨腰部骨折：大部分腰部骨折的病例，给予及时的适当的固定，骨折可在10～12周左右愈合。但有少数病例，因局部血运不良和剪力大，骨折愈合缓慢，有时需固定半年至一年的时间，骨折始能愈合。有个别病例发生不愈合或近端骨块缺血性坏死，此行骨折临床最常见。③舟骨近端骨折：根据血运分布情况，决定骨折愈合速度，骨折固定时间与腰部骨折类同。结节部骨折一般约6周均可愈合，其余部位骨折愈合时间可为3～6个月，甚至更长时间，故应定期作X线照片检查，如骨折仍未愈合则须继续固定，加强功能锻炼，直至正斜位X线照片证实骨折线消失、骨折已临床愈合，才能解除外固定。

处理舟骨骨折的方法不一，但舟骨骨折治疗可靠的固定是关键。在一处骨折中可贯穿着早期和晚期治疗两个方面。应注意，舟骨骨折后，腕部极不稳定，月骨常向背侧屈，使桡、头、月骨的直线对位丧失，轴线呈之字形，治疗时需纠正。

疑有腕舟骨骨折的病例，暂按骨折处理。应在石膏夹板固定2～3周后再拍X线片，以免漏诊。

刘老认为：一诊患者骨碎补活血续伤、补肾强骨，苏木活血疗伤、祛瘀通经共为君药，川续断补益肝肾、强筋健骨、疗伤续折，煅自然铜散瘀止痛、接骨疗伤，三七活血定痛、化瘀止血，桃仁活血祛瘀，泽兰活血消肿而止痛，地鳖破血逐瘀、续筋接骨，丹参活血祛瘀止痛，当归补血活血止痛，桑枝舒筋通络，补骨脂补气健骨，制川乌活血通经止痛，炙没药、炙乳香活血止痛、消肿生肌共为臣药，甘草缓急止痛、调和诸药为佐使药。二诊患者局部肿胀、疼痛减轻。治拟和营生新，接骨续筋。选用骨碎补活血续伤、补肾强骨，川续断补益肝肾、强筋健骨、疗伤续折共为君药，当归补血活血止痛，赤芍活血散瘀止痛，川芎活血行气而止痛，生地清热凉血生津，杜仲补肝肾、强筋骨，五加皮补肝肾、强筋骨，红花活血通经、散瘀止痛，泽泻、丹皮凉血逐瘀共为臣药，甘草缓急止痛、调和诸药为佐使药。三诊患者患侧局部肿胀、疼痛消失。后期治拟益气血，补肝肾。选用黄芪补气血健脾，白术益气健脾，川续断补益肝肾、强筋健骨、疗伤续折共为君药，当归补血活血止痛，阿胶补血养血，熟地补血养阴、填精益髓，狗脊补肝肾、强腰膝，鸡血藤行血补血、舒筋活络，红花活血通经、散瘀止痛，鹿角胶活血散瘀消肿，秦艽祛风舒筋止痛，龟板滋阴潜阳、益肾健骨，枸杞子补肾填精，五加皮补肝肾、强筋骨共为臣药，甘草调和诸药为佐使药。

掌 骨 骨 折

孙某，男，21岁，因外伤后左手掌肿痛2小时。于2013年3月5日就诊。

症状及体格检查：伤后局部肿痛，功能障碍，有明显压痛，纵压或叩击掌骨头则疼痛加剧，可触及骨擦音及异常活动。

影像学及理化检查：左手X线正斜位照片：第三掌骨干骨折，可见横形骨折线。

诊断：左掌骨骨折。

治则治法：治拟化瘀消肿，续骨息痛。

手法复位与夹板固定：在牵引下先矫正向背侧突起成角，以后用食指与拇指在骨折的两旁自掌侧与背侧行分骨挤压，并放两个分骨垫以胶布固定，在掌侧与背侧各放一块夹板，厚约2～3mm，以胶布固定，外加绷带包扎。

内服方药：当归15g　地鳖15g　秦艽15g　苏木10g　桃仁15g　泽兰10g　炙没药10g　炙乳香10g　骨碎补15g　红花15g　煅自然铜10g　川续断20g　延胡索15g　三七10g　甘草10g。10剂水煎，1剂日2次，口服。

积极作指间关节屈伸锻炼及肩肘部活动。

二诊　患者左手掌肿痛减轻，活动受限，纳可，寐差，二便调，舌质暗红，苔薄白，脉弦紧。调整患肢夹板固定，治拟和营生新，接骨续筋。

当归15g　赤芍15g　川芎15g　生地10g　杜仲15g　川续断10g　骨碎补10g　五加皮10g　红花15g　桂枝15g　陈皮10g　独活20g　伸筋草10g　丹皮10g　甘草10g。7剂水煎，1剂日2次，口服。

积极作指间关节屈伸锻炼及肩肘部活动。

三诊　患者左手掌肿胀、疼痛基本消失，纳可，寐差，二便调，舌质淡红，苔薄白，脉迟缓。复查X光片后，骨折临床愈合，拆除夹板固定。治拟益气血，补肝肾，强筋骨。

党参15g　黄芪30g　白术15g　当归10g　熟地15g　川续断10g　狗脊10g　鹿角胶10g

鸡血藤15g　红花15g　大枣10枚　生姜20g　甘草10g。4剂水煎，1剂日2次，口服。

积极作掌指关节及腕关节屈伸活动。

治疗效果：手掌部疼痛消失，手掌部活动基本自如，无畸形。

按语：掌骨骨折是常见的手骨骨折之一。第一掌骨短而粗，活动性较大，骨折多发生于基地部，还可合并腕掌关节脱位，临床上较常见。第二、三掌骨细而长，握拳击物时重力点多落在第二、三掌骨，骨容易发生骨折。第四、五掌骨既短而又细，且第五掌骨易遭受打击而发生掌骨颈骨折。手部周围的肌肉、肌腱较多，肌肉的收缩作用可影响掌骨骨折的移位。掌骨微弯曲，凹面在掌侧。四个掌骨呈放射状排列，远端由薄弱的掌骨横韧带相连。掌骨头与近节指骨基底间有侧副韧带连接，因掌骨头呈凸轮状，当掌指关节伸直时，侧副韧带呈松弛状，允许关节有侧方活动。当关节屈曲时，侧副韧带变紧张，关节稳定而不能侧方活动。此解剖特点，致使掌指关节不能长期制动在伸直位，否则侧副韧带挛缩变短，则关节不能屈曲。掌背侧骨间肌起自掌骨干，止点在掌指关节以远，作用之一为屈曲掌指关节。骨间肌的作用可牵拉掌骨远端骨折向掌侧弯曲成角。

掌骨骨折比较常见，一般可分为以下几种：①第一掌骨基底部骨折：多由间接暴力引起，骨折远端受屈拇长肌，屈拇短肌与拇指内收肌的牵拉，近端受外展拇长肌的牵拉，骨折总是向桡背侧突起成角。②第一掌骨基底部骨折脱位：亦由间接暴力引起，骨折线呈斜形经过第一掌腕关节面，第一掌骨基底部内侧的三角形骨块，因有掌侧韧带相连，仍留在原位，而骨折远端从大多角骨关节面上脱位至背侧及桡侧。③掌骨颈骨折：由间接暴力或直接暴力所致。但以握拳时，掌骨头受到冲击的传达暴力所致者为多见。第五掌骨因其易暴露和受打击，故最多见，第二、第三掌骨次之。骨折后断端受骨间肌与蚓状肌的牵拉，而向背侧突起成角，掌骨头向掌侧屈转；又因手背伸肌腱牵达，以致近节指骨向背侧脱位，掌指关节过伸，手指越伸直，畸形越明显。④掌骨干骨折：可为单根骨折或多根骨折，由直接暴力所致者，多为横断或粉碎骨折。扭转及传达暴力引起者，多为斜行或螺旋骨折。骨折后因骨间肌及屈指肌的牵拉，使骨折向背侧成角及侧方移位，单根的掌骨骨折移位较轻，而多根骨折则移位较甚，且对骨间肌的损伤也比较严重。

处理手部骨折时必须注意下述治疗原则：

（1）要充分固定与适当活动相结合，对稳定性骨折以采用小夹板局部固定为佳，有利于关节功能的恢复。

（2）固定骨折时，必须把邻近关节置于屈曲位，以利骨折复位，并可预防关节囊挛缩。

（3）不要固定未受伤的手指，保证各指关节经常活动。

（4）骨折要正确整复，不能有成角，旋转、重叠错位，否则畸形愈合，造成手指功能障碍。

（5）开放性骨折，要首先争取伤口1期愈合，清创必须彻底认真，同时也要尽可能将骨折整复。

（6）固定或牵引手指时，除伸直位固定外，都应注意将手指的指端指向腕舟骨结节，可防止旋转移位。

（7）手指固定时间不能太长，以免影响手部功能康复。一般手部骨折除特殊情况外，其固定时间不宜超过3~4周。

刘老认为：一诊患者因外伤后左手掌肿痛2小时，治拟化瘀消肿，续骨息痛。选用骨碎补活血续伤、补肾强骨，苏木活血疗伤、祛瘀通经，川续断补益肝肾、强筋健骨、疗伤续折共为君药，延胡索活血行气而止痛，煅自然铜散瘀止痛、接骨疗伤，三七活血定痛、化瘀止血，桃仁活血祛瘀，泽兰活血消肿而止痛，地鳖破血逐瘀、续筋接骨，秦艽通经止痛，当归补血活血止痛，炙没药、炙乳香活血止痛、消肿生肌共为臣药，甘草缓急止痛、调和诸药为佐使药。二诊患者局部肿胀、疼痛减轻。治拟和营生新，接骨续筋。选用骨碎补活血续伤、补肾强骨，川续断补益肝肾、强筋健骨、疗伤续折共为君药，当归补血活血止痛、赤芍活血散瘀止痛、川芎活血行气而止痛，生地清热凉血生津，杜仲补肝肾、强筋骨，五加皮补肝肾、强筋骨，红花活血通经、散瘀止痛，桂枝温经通脉，陈皮理气健脾，独活祛风通络止痛，伸筋草舒筋通络，丹皮祛瘀活血共为臣药，甘草缓急止痛、调和诸药为佐使药。三诊患者患侧局部肿胀、疼痛消失。治拟益气血，补肝肾，强筋骨。党参补脾肺气、补血生津，黄芪补气健脾，白术益气健脾，川续断补益肝肾、强筋健骨、疗伤续折共为君药，当归补血活血止痛，熟地补血养阴、填精益髓，狗脊补肝肾、强腰膝，鸡血藤行血补血、舒筋活络，大枣、生姜温中和胃，红花活血通经、散瘀止痛，鹿角胶活血散瘀消肿共为臣药，甘草调和诸药为佐使药。

指骨骨折

郭某，男，26 岁，因外伤后左手食指肿痛，活动受限 1 小时。于 2013 年 4 月 12 日就诊。

症状及体格检查：伤后局部有明显肿胀、疼痛，可触及骨擦音及异常活动。

影像学及理化检查：左手 X 线正侧位照片：食指指骨干骨折，可见横行骨折线。

诊断：左指骨骨折。

治则治法：化瘀消肿止痛。

手法复位与固定：医者用拇指与食指自尺桡侧挤压矫正侧方移位，然后将远端逐渐掌屈，同时以另一手拇指将近端自掌侧向背侧顶住以矫正向掌侧突起成角。放置小固定垫，用夹板局部固定患指，再令患指握一裹有 3 层纱布的小圆柱状固定物（小木棒），使手指屈向舟状骨结节，以胶布固定，外加绷带包扎，保持固定 4 周。

内服方药：当归 15g　地鳖 15g　丹参 15g　苏木 10g　桃仁 15g　泽兰 10g　炙没药 10g　炙乳香 10g　骨碎补 15g　桑枝 15g　煅自然铜 10g　川续断 20g　延胡索 15g　三七 10g　甘草 10g。7 剂水煎，1 剂日 2 次，口服。

二诊　患者左手食指肿痛减轻，活动受限，纳可，寐差，二便调，舌质暗红，苔薄白，脉弦紧。调整患肢夹板固定，治拟和营生新，接骨续筋。

当归 15g　赤芍 15g　川芎 15g　生地 10g　杜仲 15g　川续断 10g　骨碎补 10g　五加皮 10g　红花 15g　桂枝 15g　桃仁 10g　独活 20g　刘寄奴 10g　补骨脂 10g　甘草 10g。7 剂水煎，1 剂日 2 次，口服。

三诊　患者左手食指肿胀、疼痛消失，活动受限，纳可，寐差，二便调，舌质淡红，苔薄白，脉迟缓。复查 X 光片后，骨折临床愈合，拆除夹板固定。治拟益气血，补肝肾。

肉苁蓉 15g　黄芪 30g　白术 15g　当归 10g　熟地 15g　川续断 10g　狗脊 10g　鹿角胶 10g　鸡血藤 15g　红花 15g　陈皮 10g　厚朴 10g　桑枝 10g　甘草 10g。7 剂水煎，1 剂日 2 次，口服。

治疗效果：固定 4 周，手指部疼痛消失，手指部活动基本自如，无畸形。

按语：指骨骨折是手部最常见的骨折，亦称竹节骨折。指骨周围附着的肌肉和肌腱收缩牵拉，可影响骨折的移位。在治疗过程中，如果处理不当，可发生骨折畸形愈合，或造成关节囊软缩，或骨折端与邻近肌腱发生粘连而导致关节功能障碍，甚至关节僵直，对手的功能影响较大。

直接暴力和间接暴力均可造成指骨骨折，单多由直接暴力所致，且多为开放骨折。骨折有横断、斜形、螺旋、粉碎或波及关节面等。其中闭合骨折以横断骨折较多见，斜行骨折次之。开放骨折以粉碎骨折较多见。指骨骨折可按骨折部位分为近节、中节、远节、末节指骨骨折。①近节指骨骨折：骨折近端受骨间肌的牵拉，向掌侧移位，远端受指总伸肌腱牵拉而向背侧移位，形成向掌侧成角畸形。骨端正好顶在屈肌腱上，如不复位将阻碍屈肌腱滑动并形成粘连。②中节指骨骨折：中节指骨基部骨折，骨折线在指浅屈肌腱附着点的近侧，因受指浅屈肌腱牵拉，骨折远端向掌侧移位，骨折近端向背侧移位。指浅屈肌附着点以远骨折，因受浅肌腱的牵拉，骨折处往往向掌侧成角。③远节指骨骨折：多为直接暴力所伤，如挤压、砸伤等，造成横行或粉碎骨折，较少移位。④末节指骨基底部背侧撕脱骨折：伸指肌腱附着于末节指骨的背侧，强力伸指时，在暴力打击下猛然屈曲可引起伸腱断裂，或连同基底小片骨呈撕脱性骨折。患指末节下垂，不能伸直，陈旧病例畸形明显，称锤状指。

骨折段受附着肌腱牵拉而造成较为典型的畸形。治疗时不可轻视，处理不当可发生畸形愈合，还可因关节囊挛缩，骨折端与邻近肌位相粘连而导致关节功能障碍，对手的功能产生不良影响。若得到及时正确的治疗，指骨骨折一般恢复较好。但若失去早期治疗机会，易有关节粘连，肌腱短缩等不良反应，影响伤指功能不能充分伸直。视其具体情况可行关节融合术或不予特殊治疗。骨折应力求正确对位，不能留有成角、旋转、重叠畸形。对闭合性骨折可用手法复位，夹板固定。

刘老认为：一诊患者因外伤后左手食指肿痛，活动受限，治拟化瘀消肿止痛。选用骨碎补活血续伤、补肾强骨，苏木活血疗伤、祛瘀通经，川续断补益肝肾、强筋健骨、疗伤续折共为君药，延胡索活血行气而止痛，煅自然铜散瘀止痛、接骨疗伤，三七活血定痛、化瘀止血，桃仁活血祛瘀，泽兰活血消肿而止痛，地鳖破血逐瘀、续筋接骨，丹参活血祛瘀止痛，当归补血活血止痛，桑枝舒筋活络，炙没药、炙乳香活血止痛、消肿生肌共为臣药，甘草缓急止痛、调和诸药为佐使药。二诊患者局部肿胀、疼痛减轻。治拟和营生新，接骨续筋。选用骨碎补活血续伤、补肾强骨，川续断补益肝肾、强筋健骨、疗伤续折共为君药，当归补血活血止痛，赤芍活血散瘀止痛，川芎活血行气而止痛，生地清热凉血生津，杜仲补肝肾、强筋骨，五加皮补肝肾、强筋骨，红花活血通经、散瘀止痛，刘寄奴散瘀止痛、疗伤止血，桃仁活血祛瘀，独活祛风止痛，补骨脂补肾壮阳温脾共为臣药，甘草缓急止痛、调和诸药为佐使药。三诊患者患侧局部肿胀、疼痛消失。后期治拟益气血，补肝肾。选用黄芪补气血健脾，白术益气健脾，川续断补益肝肾、强筋健骨、疗伤续折共为君药，当归补血活血止痛，熟地补血养阴、填精益髓，狗脊补肝肾、强腰膝，鸡血藤行血补血、舒筋活络，红花活血通经、散瘀止痛，鹿角胶活血散瘀消肿，陈皮、厚朴理气健脾，五加皮补肝肾、强筋骨，肉苁蓉补肾助阳，桑枝舒筋通络共为臣药，甘草调和诸药为佐使药。

第二节　下肢骨折

股骨颈骨折

王某，女，65岁，因外伤后右髋疼痛，活动受限1小时。于2013年2月14日就诊。

症状及体格检查：右下肢呈外旋位，短缩约1cm，右髋部周围无青紫及破溃，右大腿肿胀，右腹股沟中点偏下深压痛阳性，右侧大粗隆部压痛阳性，叩痛阳性，右下肢主动活动不能，被动活动加重，右下肢纵向叩痛阳性，末梢血运及皮肤感觉良好。

影像学及理化检查：右髋关节X线正侧位照片：右股骨颈骨折。

诊断：右股骨颈骨折。

治则治法：治拟化瘀消肿，续骨息痛。

手法复位与皮肤牵引固定：患者仰卧，助手固定骨盆，医者握其腘窝，并使膝、髋均屈曲90°，向上牵引，纠正缩短畸形。然后伸髋内旋外展以纠正成角畸形，并使折面紧密接触。复位后可作手掌试验，如患肢外旋畸形消失，表示已复位。用轻重量的皮肤牵引固定8周。在固定期间应嘱咐病人做到三不：即不盘腿，不侧卧，不下地负重。

内服方药：当归15g　地鳖15g　丹参15g　苏木10g　桃仁15g　泽兰10g　炙没药10g　炙乳香10g　骨碎补15g　牛膝15g　煅自然铜10g　川续断20g　延胡索15g　三七10g　红花10g　甘草10g。14剂水煎，1剂日2次，口服。

积极进行患肢股四头肌的收缩活动，以及踝关节和足趾关节的屈伸功能锻炼，以防止肌肉萎缩，关节僵硬及骨质脱钙现象。

二诊 患者右髋疼痛减轻，活动受限，纳可，寐差，二便调，舌质暗红，苔薄白，脉弦紧。调整患肢皮肤牵引固定，治拟舒筋活络，补养气血，接骨续筋。

当归15g　赤芍15g　川芎15g　生地10g　杜仲15g　川续断10g　骨碎补10g　五加皮10g　红花15g　牛膝15g　陈皮10g　紫荆藤20g　甘草10g。14剂水煎，1剂日2次，口服。

三诊 患者右髋疼痛、肿胀进一步减轻，纳可，寐差，二便调，舌质淡红，苔薄白，脉迟缓。治拟补益肝肾，强壮筋骨。

党参15g　黄芪30g　白术15g　当归10g　熟地15g　川续断10g　狗脊10g　龟板10g　鸡血藤15g　红花15g　陈皮10g　茯苓20g　肉桂15g　甘草10g。14剂水煎，1剂日2次，口服。

8周解除牵引后，逐渐加强患肢髋、膝关节的屈伸活动，并可扶双拐不负重下床活动。

治疗效果：固定8周，髋部疼痛消失，髋部活动基本自如，无畸形。以后每1～2个月拍X线照片复查一次，至骨折坚固愈合，股骨头无缺血性坏死现象时，方可弃拐逐渐负重行走，一般约需半年左右。

按语：股骨颈骨折是以老年人群为主体的病种，近几年来其发病率已成倍增长，大量资料表明骨强度降低是股骨颈骨折的主要原因，骨质疏松形成机理和治疗预防的研究，对于减少骨折发病具有重要意义。其次股骨颈骨折发病的平均年龄达60岁以上，老年人肝肾亏竭，骨枯髓减而足不任身，是导致骨折的内在依据，而轻微的外力作用是诱因。

股骨颈骨折临床疑诊而X线照片无骨折线时，应按无移位骨折处理，2周后照片复查确诊。骨折愈合后2年内须定期作X线检查，了解骨折愈合情况，及时发现治疗股骨头缺血坏死。髋部骨折多为老年人，固定期间应注意预防长期卧床的并发症，加强护理，防止发生褥疮，并经常按胸、叩背，鼓励病人咳嗽排痰，以防发生坠积性肺炎。伤后数天疼痛减轻后，应行患肢屈伸活动，但要防止盘腿、侧卧及负重。

刘老认为：一诊患者因外伤后右髋疼痛，活动受限，治拟化瘀消肿，续骨息痛。选用骨碎补活血续伤、补肾强骨，苏木活血疗伤、祛瘀通经，川续断补益肝肾、强筋健骨、疗伤续折共为君药，延胡索活血行气而止痛，煅自然铜散瘀止痛、接骨疗伤，三七活血定痛、化瘀止血，桃仁活血祛瘀，泽兰活血消肿而止痛，地鳖破血逐瘀、续筋接骨，丹参活血祛瘀止痛，当归补血活血止痛，牛膝活血通经、补肝肾、强筋骨，炙没药、炙乳香活血止痛、消肿生肌共为臣药，甘草缓急止痛、调和诸药为佐使药。二诊患者患肢皮肤牵引固定，右大腿肿胀减轻。中期治拟舒筋活络，补养气血，接骨续筋。选用骨碎补活血续伤、补肾强骨，川续断补益肝肾、强筋健骨、疗伤续折共为君药，当归补血活血止痛，赤芍活血散瘀止痛，川芎活血行气而止痛，生地清热凉血生津，杜仲补肝肾、强筋骨，牛膝活血通经、补肝肾、强筋骨，五加皮补肝肾、强筋骨，红花活血通经、散瘀止痛，刘寄奴散瘀止痛、疗伤止血，陈皮理气健脾，紫荆藤舒筋活络共为臣药，甘草缓急止痛、调和诸药为佐使药。三诊患者右大腿肿胀消失。后期治拟补益肝肾，强壮筋骨。选用党参补脾肺气、补血生津，黄芪补气健脾，白术益气健脾，川续断补益肝肾、强筋健骨、疗伤续折共为君药，当归补血活血止痛，熟地补血养阴、填精益髓，狗脊补肝肾、强腰膝，鸡血藤行血补血、舒筋活络，红花活血通经、散瘀止痛，陈皮、茯苓理气健脾，龟板滋阴潜阳、益肾健骨，五加皮补肝肾、强筋骨，肉桂补肾助阳、温经止痛共为臣药，甘草调和诸药为佐使药。

股骨干骨折

于某，男，19岁，学生。患者3小时前被车撞伤左大腿，出现左大腿肿胀、疼痛，活动受限，不能站立。于2001年1月17日就诊。

症状及体格检查：患者痛苦病容，面色苍白，时发小声呻吟，懒言；营养中等，身体较强壮。左大腿肿胀，上 1/3 异常活动，骨擦音（+）。脉象沉弦，舌苔薄白根腻。

影像学及理化检查：股骨干正侧位 X 线片显示：左股骨上 1/3 斜形骨折重迭移位。

诊断：左股骨上 1/3 骨折。

治则治法：治拟活血祛瘀。

手法复位结合牵引：对患者左大腿行股骨髁上骨牵引，重量为 10kg，24 小时后，经 X 线透视下见骨折重迭移位已牵出，仅有侧方移位。遂即采用端、提、挤、按手法整复，X 线透视下见复位满意，并于骨折近断端之前、外侧各置一棉纱平垫，远段断端后、内侧亦置一棉纱平垫，以股骨干夹板固定，于夹板外面近段断端的前、外方放一小型沙袋，左下肢置于托马氏架上，外展约 30°，屈髋角度约 60°，牵引重量用 4kg 维持。术后嘱其进行股四头肌收缩及踝关节背伸跖屈活动。

内服方药：口服散瘀活血汤，一周后改服接骨丹，每日 3 次。

当归尾 15g　骨碎补 20g　土鳖虫 10g　赤芍药 15g　红花 15g　桃仁 10g　泽兰 15g　薏苡仁 20g　苏赤木 10g　川牛膝 10g　炙乳香 15g　炙没药 15g　广陈皮 10g。7 剂水煎，1 剂日 2 次，口服。

二诊　经二周治疗，左大腿肿胀基本消退，X 线显示下见骨折对位对线良好，牵引重量改为 3kg 维持。嘱其除继续加强股四头肌收缩锻炼外，可端坐床上，用健足蹬床，双手撑床练习抬臀，使身体离开床面，头向后仰，胸、腹、患肢成一水平线，每日操练不少于 3 次。继续口服接骨丹，每日 3 次。

三诊　三周后伤肢无肿，无按痛。X 线显示：骨折部已有大量骨痂形成。治疗 24 日去掉牵引，患者出院嘱床上进行功能锻炼。嘱服壮筋续骨丹，每日 3 次。四周后随诊骨折局部无压痛、无纵向叩击痛和异常活动，肢体无短缩、无成角，髋、膝关节可屈曲 90°，嘱患者离床扶拐行走，加强功能练习。

治疗效果：35 天后骨折临床愈合。嘱继服壮筋续骨丹一个月，以巩固疗效。

按语：股骨上 1/3 骨折，临床上较常见，由于其损伤机制和骨折部肌肉的牵拉而造成典型移位，给手法复位和固定带来一定困难。作者近年来运用手法复位与牵引复位相结合、小夹板及棉纱垫等局部外固定，治疗本病收到良好的效果。

作者体会，本病由强大暴力所造成，骨折后断端移位明显，软组织损伤常较重。骨折移位的方向，除受外力和肢体重力的影响外，主要是受肌肉牵拉所致。过去我们单纯采用手法复位给患者带来一定痛苦，软组织损伤面大，骨折端出血多，均不利于骨折的愈合。自从采用了早期大重量快速牵引复位和手法复位相结合的方法，从而纠正了单纯手法复位的不足。除五周岁以内患儿用手法复位、夹板固定配合皮牵引外，对于六岁以上的患儿及成年人均采用骨牵引，牵引重量，根据患者的年龄、体质、肌力情况和骨折重迭移位程度而定。一般成人为 10～15kg，儿童 4～8kg。牵引后，在 12～48 小时内 X 线透视或摄片复查，若重迭已牵出而仅有侧移畸形者，及时用端、提、挤、按手法；如旋转或背向移位者，则用回旋手法使之矫正。复位后仍有轻度侧方移位或成角者，于外面加用棉纱垫二点或三点加压，再以小夹板做局部外固定；若固定力弱，近段断端复位不够满意时，可于骨折近段断端前、外方加沙袋迫其持续复位，待各方移位均获得矫正后，牵引重量可逐渐减轻，一般用维持量 3～5kg 即可。

患者体位与牵引方向很重要，为缓解髂腰肌、臀肌等对近段断端的牵拉，患者最好采用半卧位，屈髋 50°～70°，外展 30°，这样的体位易于矫正近段断端之向前、向外移位。在治疗过程中除髋关节高度屈曲、外展外，牵引方向要始终保持与肢体屈曲角度一致，即牵引绳角度要高，则有利于骨折远段断端去对合骨折近段断端，即所谓"子骨找母骨也"。再根据 X 线摄片所见，若骨折仍有移位或成角者，则应随时调整牵引方向及着力点，直至取得正确的复位。

小夹板、固定垫及沙袋的应用，要根据骨折移位的情况，我们采用了形状不同的棉纱固定垫固定。若骨折近段断端向前向外移位，远段断端向内后移位，即将棉纱垫放置在近段断端的前、外侧，远段断端之后、内侧，然后捆好股骨干四块小夹板，做不超关节的外固定。再于夹板外面即骨折近段断端之前、外侧放一小沙袋（沙袋分大、小二种，大者长20cm，宽10cm，重约1000g，小者长15cm，宽7.5cm，重约500g），对于矫正骨折近段断端向前、向外成角有较好的效果。而且棉纱垫柔软、吸潮，较纸压垫优越，可避免压迫性溃疡的发生。为保持其固定后的位置，再于伤肢外侧加一30°外展板，以加强外固定作用，并有利于骨折的愈合。

准确无损伤地复位和合理地外固定为骨折愈合创造了有利条件。但骨折能否迅速愈合，关键在于功能锻炼，只有及时合理地进行功能锻炼，才能增强骨代谢，提高组织修复能力，促进骨折的迅速愈合和功能恢复。因此，在骨折复位固定后，即应早期积极进行合理地功能锻炼。牵引后就开始做股四头肌收缩及踝关节背伸跖屈活动，第二周即应端坐床上用健足蹬床，并用双手撑床练习抬臀，使身体离开床面，头向后仰，胸、腹、患肢成一水平线，反复进行锻炼，直至去掉牵引。

骨折在治疗期间，内服中药，对纠正因损伤而引起的脏腑、经络、气血功能失调，促进骨折的愈合有良好作用。骨折局部出血形成血肿（瘀血），是损伤后的必然症状，但如果血肿过大（瘀血过多）则会阻碍全身气血的运行而影响骨折愈合。所以，根据祖国传统医学"血不活则瘀不去、瘀不去则新不生，新不生则骨不能续"和"瘀去、新生、骨合"的原理，在治疗过程中始终贯彻活血化瘀的治疗原则。早期以散瘀活血汤（当归尾、骨碎补、土鳖虫、赤芍药、红花、桃仁、泽兰、薏苡仁、苏赤木、川牛膝、炙乳香、炙没药、广陈皮，水煎服）或活血丸内服，肿胀渐消（骨折中期）可服接骨丹，待骨痂形成或形成缓慢则服壮筋续骨丹等，固本培元，补益肝肾的药物。

髌骨骨折

黄某，男，55岁，因外伤后左膝肿痛，活动受限1小时。于2010年1月6日就诊。

症状及体格检查： 左膝部轻度肿胀，髌前皮肤见挫伤，无破溃，髌前部压痛（+），可触及分离的骨折块，左膝屈伸活动受限，下肢远端感觉、血运正常。

影像学及理化检查： 左膝关节X线正侧位照片：髌骨骨折，断端分离移位。

诊断： 左髌骨骨折。

治则治法： 治拟化瘀消肿，续骨息痛。

手法复位结合抱膝圈固定： 患者平卧，膝微屈曲，容易使关节面恢复正常解剖位置。医者站于患侧，一手拇指及食指、中指捏挤远端向上推，并固定之；另一手拇指、食指及中指捏挤近端上缘的内、外两侧向下推挤，使骨折断端接近。经上述手法，骨折远近端对位良好，即可暂时固定。经整复满意后，置患膝于托板上，膝关节后侧及髌骨周围衬好棉垫，将抱膝圈套于髌骨周围，固定带分别捆扎在后侧托板上，保持固定4~6周。

内服方药： 当归15g 地鳖15g 丹参15g 苏木10g 桃仁15g 泽兰10g 炙没药10g 炙乳香10g 骨碎补15g 牛膝15g 煅自然铜10g 川续断20g 延胡索15g 三七10g 甘草10g 14剂水煎，1剂日2次，口服。

二诊 患者左膝肿痛减轻，活动受限，纳可，寐差，二便调，舌质暗红，苔薄白，脉弦紧。患侧抱膝圈固定良好，左膝部肿胀减轻。治拟和营生新，接骨续筋。

当归15g 赤芍15g 川芎15g 生地10g 杜仲15g 川续断10g 骨碎补10g 五加皮10g 红花15g 牛膝15g 陈皮10g 独活20g 木香10g 香附10g 伸筋草10g 甘草10g。14剂水煎，1剂日2次，口服。

逐步加强股四头肌的收缩活动。

三诊 患者左膝肿胀、疼痛基本消失，纳可，寐佳，二便调，舌质淡红，苔薄白，脉迟缓。治拟益肝肾，强筋骨。

锁阳15g 黄芪30g 白术15g 当归10g 熟地15g 川续断10g 狗脊10g 鹿角胶10g 鸡血藤15g 红花15g 首乌藤10g 威灵仙20g 甘草10g。14剂水煎，1剂日2次，口服。

解除固定后，应逐步进行膝关节的屈伸锻炼。但在骨折未达到临床愈合之前，注意无过度屈曲，避免将骨折处重新拉开。

治疗效果：固定6周后，膝部肿痛完全消失，膝关节部活动基本自如，复查X线片后，骨折临床愈合，拆除固定。

按语：髌骨系人体中最大的种子骨，呈三角形，属于关节内骨折。髌骨又称连骸骨，俗称膝盖骨。《素问·骨空论》曰："膝解为骸关，侠膝之骨为连骸。"《说文》曰："髌、膝端也。"明清以后，对髌骨的解剖生理和骨折后症状论说更详。《医宗金鉴·正骨心法要旨·膝盖骨》载："膝盖骨及连骸，亦名髌骨。形圆而扁，覆于楗骺上下两骨之端。内面有筋联属。"又说："膝盖骨覆盖于楗骺二骨之端，本活动物也。若有所伤，非骨体破碎，即离位而突出于左右，虽用手法推入原位，但步履行止，必牵动于彼，骨用抱膝之器以固之，蔗免复位，而遗跛足之患也。"更进一步说明了骨折后的症状、治疗和预后。髌骨呈倒三角形，底边在上而尖端在下，后面为一较厚的软骨面，常达7mm。股四头肌腱及髌韧带组成伸膝装置。髌骨有保护膝关节、增强股四头肌力量、伸直膝关节最后10°~15°滑车作用。因此，除不可整复的粉碎骨折外应尽最大能力保留髌骨，绝不可轻易采用髌骨切除术。髌骨骨折多见于成年人和老年人，儿童少见。

髌骨骨折多由直接暴力或间接暴力所造成，以后者多见。直接暴力所致者，多呈粉碎型骨折，髌骨两侧的股四头肌筋膜以及关节囊一般尚完整，对伸膝功能影响较少；间接暴力所致者，由于膝关节在半屈曲位时跌倒，为了避免倒地，股四头肌强力收缩，髌骨与股骨滑车顶点密切接触成为支点，髌骨受到肌肉强力牵拉而骨折，骨折线多呈横行。髌骨两旁的股四头肌筋膜和关节囊的破裂，两骨块分离移位，伸膝装置受到破坏，如不正确治疗，可影响伸膝功能。

不管哪一种方法治疗髌骨骨折，其最终的目的是维持复位直至骨折愈合。能够进行早期膝关节活动锻炼，以防止术后膝关节僵直减少致残率，这是评价各种治疗方法的标准。这就要求内固定必须有足够的强度以抵抗在早期术后膝关节伸屈活动中产生的弯曲力及牵张力。尽管早期应用钢丝（环形或矩形）和螺丝钉或两者结合治疗髌骨骨折是一种古老的方法，取得了一定的临床效果，但自从AO应用张力带原则内固定治疗髌骨骨折以来，一直被人们认为是一种较好的内固定方法。近年来外固定器的不断发展，解决了髌骨骨折治疗中的很多问题，但是对于一些粉碎性等复杂性骨折还有待于继续研制更好的治疗方法。

刘老认为：一诊患者因外伤后左膝肿痛，活动受限，治拟化瘀消肿，续骨息痛。选用骨碎补活血续伤、补肾强骨，苏木活血疗伤、祛瘀通经，川续断补益肝肾、强筋健骨、疗伤续折共为君药，延胡索活血行气而止痛，煅自然铜散瘀止痛、接骨疗伤，三七活血定痛、化瘀止血，牛膝活血通经、补肝肾、强筋骨，桃仁活血祛瘀，泽兰活血消肿而止痛，地鳖破血逐瘀、续筋接骨，丹参活血祛瘀止痛，当归补血活血止痛，炙没药、炙乳香活血止痛、消肿生肌共为臣药，甘草缓急止痛、调和诸药为佐使药。二诊患者患侧抱膝圈固定，左膝部肿胀减轻。治拟和营生新，接骨续筋。选用骨碎补活血续伤、补肾强骨，川续断补益肝肾、强筋健骨、疗伤续折共为君药，当归补血活血止痛，赤芍活血散瘀止痛，川芎活血行气而止痛，生地清热凉血生津，杜仲补肝肾、强筋骨，五加皮补肝肾、强筋骨，红花活血通经、散瘀止痛，陈皮理气健脾，独活通络止痛，牛膝活血通经、补肝肾、强筋骨，木香理气止痛，香附理气止痛，伸筋草舒筋通络共为臣药，甘草缓急止痛、调和诸药为佐使药。三诊患者左膝部肿胀消失。后期治拟益气血，补肝肾，强筋骨。选用黄芪补气血健脾，白术益气健脾，川续断补益肝肾、强筋健骨、疗伤续折共为君药，当归补血活血止痛，熟地补血养阴、填精益髓，狗脊补肝肾、强腰膝，鸡血藤行血补血、舒筋活络，白术益气健脾，红花活血通经、散瘀止痛，锁阳补肾助阳，首乌藤养血通络，威灵仙通络止痛共为臣药，甘草调和诸药为佐使药。

胫腓骨干骨折

李某，女，63岁，因车肇事，外伤后右小腿肿胀疼痛2小时。于2006年3月5日来我院就诊。

症状及体格检查：伤后局部肿胀、疼痛、压痛及纵轴叩击痛，有骨擦音及异常活动，伤肢不能站立行走。

影像学及理化检查：左胫腓骨正侧位X线片显示：左胫腓骨中1/3横形骨折，远端向前、内侧移位。

诊断：左胫腓骨中1/3骨折。

治则治法：治拟活血祛瘀、通络止痛。

手法复位与夹板固定：手法复位患者平卧，膝关节屈曲呈150°~160°，一助手用肘关节套住患者腘窝部，另一助手握住足部，沿胫骨长轴作对抗牵引3~5分钟，矫正重叠及成角畸形。近端向前内移位，医者两手环抱小腿远端并向前端提，一助手将近端向后按压，使之对位。然后，在维持牵引下，医者两手握住骨折处，嘱助手徐徐摇摆骨折远段，使骨折端紧密相插。最后以拇指和示指沿胫骨前嵴及内侧面来回触摸骨折部，检查对位对线情况。夹板外侧板下平外踝，上达胫骨外侧髁上缘；内侧板下平内踝，上达胫骨内侧髁上缘。后侧板下端抵于跟骨结节上缘，上达腘窝下2cm，以不妨碍膝关节屈曲90°为宜。两前侧板下达踝上，上平胫骨结节。需配合跟骨牵引者，穿钢针时，跟骨外侧要比内侧高1cm（相当于15°斜角），牵引时足跟便轻度内翻，恢复了小腿的生理弧度，骨折对位更稳定。牵引重量一般约3~5kg，牵引后48小时内作X线照片检查骨折对位情况。要注意抬高患肢，下肢在中立位置，膝关节屈曲呈20°~30°，每天注意调整布带的松紧度，检查夹板、纸垫有无移位，若骨位良好，则8~12周后作X线照片复查，如有骨痂生长，则可解除牵引，单用夹板固定，直至骨折愈合。

内服方药：当归尾15g　地鳖15g　丹参15g　苏木10g　桃仁15g　泽兰10g　炙没药10g　炙乳香10g　骨碎补15g　枳壳15g　煅自然铜10g　川续断20g　鸡血藤15g　红花30g　三七10g　甘草10g。12剂水煎，1剂日2次，口服。

二诊　患肢夹板固定，患者右小腿肿胀疼痛减轻，活动受限，纳可，寐差，二便调，舌质暗红，苔薄白，脉弦紧。治拟和营生新，接骨续筋。

当归15g　赤芍15g　川芎15g　生地10g　杜仲15g　川续断10g　骨碎补10g　五加皮10g　红花15g　牛膝15g　桑寄生10g　苍术20g　伸筋草10g　甘草10g。14剂水煎，1剂日2次，口服。

三诊　患者右小腿肿胀疼痛进一步减轻，活动受限，纳可，寐差，二便调，舌质淡红，苔薄白，脉迟缓。治拟益气血，补肝肾。

人参15g　黄芪30g　白术15g　当归10g　熟地15g　川续断10g　狗脊10g　制附子10g　补骨脂15g　红花15g　陈皮10g　白芍20g　甘草10g。14剂水煎，1剂日2次，口服。

治疗效果：固定8~12周，小腿疼痛消失，无畸形，复查X线片后，骨折临床愈合，拆除夹板固定。

按语：胫腓骨干骨折临床上最常见，若处理不当，可造成畸形愈合，而其下1/3段血液供给差，骨折后极易发生迟延愈合或不愈合，需要引起注意。当骨折整复固定后，可因患足重力的作用而使骨折远端向后及外旋移位,因此,在胫腓骨骨折整复固定后,应主要注意以下几个问题:①抬高患肢。伤肢小腿部垫枕或砂袋,使其抬高约30°左右,在仰卧时,伤肢高出心脏水平,有利于静脉回流,促进肿胀消退。②观察伤肢的血运与功能。胫腓骨干骨折,由于组织的损伤和部分血管断裂出血,小腿肿胀已很明显,加之整复固定的再损伤,可使肿胀进一步加重。在伤肢整复固定后要注意观察小腿的肿胀情况和病人的反应,若发现患足肿胀、足趾青紫、发凉、麻木、不敢活动、病人反应疼痛难忍,可能为小夹板捆扎过紧或石膏固定太紧所致,应立即给予松解。家属除注意以上情况外,还应密切观察患足的活动情况,若发现伤肢踝关节不能上跷,常提示腓总神经可能损伤,应立即告知医生进行检查、处理。③随时调节夹板绷带的松紧。在小夹板外固定后的第1周,由于骨折和整复的损伤,患肢小腿继续肿胀,夹板内压不断上升,应根据小腿肿胀情况,每日调整小夹板捆扎绷带1~2次,以防伤肢因绷带捆扎过紧而缺血坏死。伤后第2周,患肢小腿肿胀不断消退,夹板内压逐渐下降,亦应每1~2日调整捆扎绷带1次,以免因绷带过松而使小夹板失去固定效应,发生骨折再移位。第3周后,夹板内压趋于稳定,可每隔2~3日检查调整1次。④定期摄片检查。整复固定后的第1周内,应透视或摄片检查2~3次,以后应定期复查。若发现骨折再移位,应及时矫正。⑤观察伤肢局部情况。石膏外固定的病人,应以伤肢在石膏内舒适为度。若病人稍活动患肢便觉骨折处疼痛,甚至感到有骨擦音或异常活动(非关节处的类似关节活动),这说明石膏处固定已无效,应告知医生更换。若家属或病人发现伤肢小腿外形有异(如骨折处向前、向内突起成角),亦应请医生处理。家属也可以用两枕分别垫于骨折部的上、下方,将小腿后外侧置于两枕之上,其畸形即可逐渐矫正。⑥功能锻炼。骨折整复固定后,病人即可进行伤肢肌肉收缩活动,如股四头肌收缩(绷紧大腿,使髌骨移动)和小腿肌收缩(空蹬足后跟)等活动。同时,可活动未固定的关节,如踝关节。跖趾关节及趾间关节的屈伸活动。超膝、踝石膏外固定者,亦应进行伤肢肌肉收缩,其活动量可适当加大。稳定性骨折固定2周后,可试行抬腿屈膝练习;不稳定性骨折一般应推迟2~3周后方可做上述练习。应当指出,一切练习均应在无痛、无不适的前提下进行;待到骨折达临床愈合(摄X线片证实)后,始可扶拐下地锻炼。

　　刘老认为:一诊患者因车肇事,外伤后右小腿肿胀疼痛,治拟活血祛瘀,通络止痛。选用骨碎补活血续伤、补肾强骨,苏木活血疗伤、祛瘀通经,川续断补益肝肾、强筋健骨、疗伤续折共为君药,延胡索活血行气而止痛,煅自然铜散瘀止痛、接骨疗伤,三七活血定痛、化瘀止血,桃仁活血祛瘀,泽兰活血消肿而止痛,地鳖破血逐瘀、续筋接骨,丹参活血祛瘀止痛,当归尾补血活血止痛,枳壳活血行气、通经止痛,炙没药、炙乳香活血止痛、消肿生肌共为臣药,甘草缓急止痛、调和诸药为佐使药。骨碎补活血续伤、补肾强骨,川续断补益肝肾、强筋健骨、疗伤续折共为君药,当归补血活血止痛,赤芍活血散瘀止痛,川芎活血行气而止痛,生地清热凉血生津,杜仲补肝肾、强筋骨,五加皮补肝肾、强筋骨,红花活血通经、散瘀止痛,牛膝活血通经、补肝肾、强筋骨,桑寄生补肝肾、强筋骨,苍术燥湿健脾,伸筋草舒筋通络共为臣药,甘草缓急止痛、调和诸药为佐使药。三诊患者右小腿肿胀疼痛消失。治拟益气血,补肝肾。选用人参大补元气、补脾益肺,黄芪补气血健脾,白术益气健脾,川续断补益肝肾、强筋健骨、疗伤续折共为君药,当归补血活血止痛,熟地补血养阴、填精益髓,狗脊补肝肾、强腰膝,制附子补火助阳止痛,红花活血通经、散瘀止痛,补骨脂助阳止痛,白芍散瘀止痛共为臣药,甘草调和诸药为佐使药。

双踝骨折

　　李某,女,63岁,因车肇事,外伤后左踝部肿胀、疼痛,活动不利2小时。于2012年3月5日来我院就诊。

　　症状及体格检查: 患者被平板车推入院,踝部瘀肿、疼痛、压痛,分别呈内翻畸形和外翻畸形,踝关节功能障碍,可闻及骨擦音。

影像学及理化检查:左侧踝 X 线正侧位照片,腓骨远端距关节面 2cm 处骨折,骨折远端向外侧侧移位,内踝处可见一横行骨折线,骨折断端分离移位。

诊断:双侧踝骨骨折。

治则治法:治拟化瘀消肿,续骨息痛。

手法复位与夹板固定:患者平卧屈膝,在麻醉下,一助手用肘抱住其大腿,医者握其足跟和足背作顺势拔伸,外翻损伤使踝部内翻,内翻损伤使踝部外翻。纠正内、外翻畸形。对于内踝、外踝骨折,待重叠及后上移位的骨折远端牵下后,医者用拇指由骨折线分别向上、下轻推,以解脱嵌入骨折裂隙内的韧带或骨膜。

取夹板五块,分别在前内侧板、前外侧板、后侧板、内侧板和外侧板,先在内外踝的上方各放一塔形垫,下方各放一梯形垫,用五块夹板进行固定。其中内、外、后板上自小腿上 1/3,下平足跟,前内侧及前外侧夹板较窄,其长度上起胫骨结节,下至踝关节上。夹板必须塑形,使内翻骨折固定在外翻位,使外翻骨折固定在内翻位。最后可加用踝关节活动夹板,将踝关节固定于 90°位置 6 周。

内服方药:当归 15g 地鳖 15g 丹参 15g 苏木 10g 桃仁 15g 泽兰 10g 炙没药 10g 炙乳香 10g 骨碎补 15g 牛膝 15g 煅自然铜 10g 川续断 20g 延胡索 15g 三七 10g 赤芍 10g 海桐皮 10g 甘草 10g。12 剂水煎,1 剂日 2 次,口服。

二诊 患肢夹板固定,患者左双踝肿胀疼痛减轻,活动受限,纳可,寐差,二便调,舌质暗红,苔薄白,脉弦紧。治拟和营生新,接骨续筋。

当归 15g 赤芍 15g 川芎 15g 生地 10g 杜仲 15g 川续断 10g 骨碎补 10g 五加皮 10g 红花 15g 牛膝 15g 陈皮 10g 独活 20g 黄柏 10g 苍术 10g 路路通 10g 甘草 10g。14 剂水煎,1 剂日 2 次,口服。

三诊 患者左双踝肿胀疼痛进一步减轻,活动受限,纳可,寐差,二便调,舌质淡红,苔薄白,脉迟缓。治拟益气血,补肝肾。

党参 15g 黄芪 30g 白术 15g 当归 10g 熟地 15g 川续断 10g 狗脊 10g 鹿角 10g 鸡血藤 15g 红花 15g 陈皮 10g 透骨草 20g 威灵仙 10g 甘草 10g。14 剂水煎,1 剂日 2 次,口服。

治疗效果:6 周后,踝部疼痛消失,踝部活动基本自如,无畸形,复查 X 线片后,骨折临床愈合,拆除夹板固定。

按语:目前,手法复位、小夹板固定仍是治疗踝部骨折的有效方法,以"筋骨并重"为原则,根据骨折病因病机不同而采用不同的整复手法,做到"手法各有所宜"(《医宗金鉴·正骨心法要旨》),争取一次成功,是踝部骨折手法复位的关键。如手法复位确不能达到满意效果者,应果断、及时地进行手术治疗。手术治疗与非手术治疗的适应证及疗效,仍需在临床上进行大量的研究和总结。复位后应保持良好的外固定,稳妥固定与正确对位一样是踝部骨折治疗成败的关键。尽管有学者声称,早期活动关节与固定 3~6 周后再进行关节功能锻炼,对踝部骨折治疗的结果无明显不同,不影响恢复的时间,也不影响临床结果,但骨折复位后仍需贯彻"动静结合"的原则,在牢固固定的同时,早期开始踝关节练功活动。

刘老认为:一诊患者因车肇事,外伤后左双踝肿胀疼痛,治拟化瘀消肿,续骨息痛。选用骨碎补活血续伤、补肾强骨,苏木活血疗伤、祛瘀通经,川续断补益肝肾、强筋健骨、疗伤续折共为君药,延胡索活血行气而止痛、煅自然铜散瘀止痛、接骨疗伤,三七活血定痛、化瘀止血,桃仁活血祛瘀、泽兰活血消肿而止痛、地鳖破血逐瘀、续筋接骨,丹参活血祛瘀止痛,当归补血活血止痛、牛膝活血通经、补肝肾、强筋骨,赤芍散瘀止痛,海桐皮通络止痛,炙没药、炙乳香活血止痛、消肿生肌共为臣药,甘草缓急止痛、调和诸药为佐使药。二诊患者患肢夹板固定,左双踝肿胀疼痛减轻。治拟和营生新，接骨续筋。选用骨碎补活血续伤、补肾强骨，川续断补益肝肾、强筋健骨、疗伤续折共为君药，当归补血活血止痛，赤芍活血散瘀止痛，川芎活血行气而止痛，生地清热凉血生津，杜仲补肝肾、强筋骨，五加皮补肝肾、强筋骨，红花活血通经、散瘀止痛，陈皮理气健脾，独活祛风止痛，黄柏清热燥湿，苍术燥湿健脾，路路通祛风通络共为臣药，甘草缓急止痛、调和诸药为佐使药。三诊患者左双踝肿胀疼痛消失。后期治拟益气血，补肝肾。选用党参补脾肺气、补血生津，黄芪补气血健脾，白术益气健脾，川续断补益肝肾、强筋健骨、疗伤续折共为君药，当归补血活血止痛，熟地补血养阴、填精益髓，狗脊补肝肾、强腰膝，鸡血藤行血补血、舒筋活络，红花活血通经、散瘀止痛，鹿角胶活血散瘀消肿，陈皮理气健脾，透骨草舒筋止痛，威灵仙通络止痛共为臣药，甘草调和诸药为佐使药。

距骨骨折治疗

李某，女，29岁，因从二楼跳下，外伤左足踝部剧烈疼痛2小时。于2013年3月5日来我院就诊。

症状及体格检查：患者被平板车推入疗区，足踝部肿胀，踝关节前方可触及压痛，轻叩足跟，可有冲击痛，能触及骨擦音。踝关节屈伸活动受限。踝关节前方及两侧肿胀、压痛，踝跖屈时疼痛加重。

影像学及理化检查：左侧踝关节X线正侧位照片，距骨后突骨皮质不连续。

诊断：左侧距骨骨折。

治则治法：治拟化瘀消肿，续骨息痛。

手法复位与小夹板固定：患者仰卧，患肢屈膝90°位，助手双手握住患者小腿上部，医者一手握小腿下端后侧，另手握前足，顺势牵引。推拉医者双手协同用力，先使踝关节在轻度外翻位强力跖屈。然后，握前足之手向后推压，握小腿之手向前提拉，使两骨折块对位。夹板放置4块，分别置于踝内、外侧，踝前足背内、外侧。压垫放置内踝下方及距骨头部背侧分别置1平垫，使踝关节保持跖屈外翻位。固定6周。

内服方药：当归15g 地鳖15g 丹参15g 苏木10g 桃仁15g 泽兰10g 炙没药10g 炙乳香10g 骨碎补15g 牛膝15g 煅自然铜10g 川续断20g 黄连15g 防风10g 甘草10g。12剂水煎，1剂日2次，口服。

于患足背、足趾用理筋、指揉、拿法，散瘀消肿。

二诊 患者左侧足踝部剧烈疼痛减轻，活动受限，纳可，寐差，二便调，舌质暗红，苔薄白，脉弦紧。患肢夹板固定，治拟和营生新，接骨续筋。

当归15g 赤芍15g 川芎15g 生地10g 杜仲15g 川续断10g 骨碎补10g 五加皮10g 红花15g 牛膝15g 陈皮10g 独活20g 炙没药10g 炙乳香10g 甘草10g。14剂水煎，1剂日2次，口服。

于内、外踝骨缝处作分筋、指揉、拿法，以松解粘连。

三诊 患者左侧足踝部剧烈疼痛消失，舌质淡红，苔薄白，脉迟缓。治拟益气血，补肝肾。

党参15g 黄芪30g 白术15g 当归10g 熟地15g 川续断10g 狗脊10g 鹿角胶10g 鸡血藤15g 红花15g 砂仁10g 乌药20g 甘草10g。14剂水煎，1剂日2次，口服。

行踝关节的摇、扳手法，促进关节功能恢复。

治疗效果：固定4周，足踝部疼痛消失，踝部活动基本自如，无畸形，复查X线片后，骨折临床愈合，拆除夹板固定。

按语：距骨周围无肌肉附着，距骨骨折后，不易发生继发性移位，已有的移位多由造成骨折的残余暴力所引起。距骨骨折属关节内骨折，较为少见，多发生于青壮年。距骨可分为前端的距骨头，中间凹陷的距骨颈和后端的距骨体三部分及其上、下、前、后、内、外共六个面。由于距骨周围关节囊和坚强韧带的牵拉，以及周围肌腱的阻碍，骨折后手法整复比较困难，但骨折一经整复，再移位的可能性就很少。距骨有七个关节面，其全部骨质几乎为软骨关节面所包围。发生骨折时，骨折线多经过关节面，所以距骨骨折发生创伤性关节炎的机会较多。高处跌下，足前部触地，踝关节处于过度背伸位，使距骨被挤压于胫骨下端与跟骨之间。胫骨下端前缘像凿子似的切挤距骨颈或距骨体部，引起距骨颈或距骨体部的骨折。残余暴力较大时，可合并跟距关节脱位，跟骨、距骨头连同足向前下方移位，或距骨体脱出踝穴并有旋转移位。距骨的血液供应来源于三个途径，胫前动脉的足背动脉在距骨颈前面分出关节支，自距骨颈前侧进入距骨，是距骨血液供应的主要来源。脚背动脉在附窦处分支形成附窦动脉弓，此弓分出动脉支沿跟骨和距骨间的骨间韧带自底部进入距骨；由胫前动脉、腓动脉和胫后动脉分支形成外踝动脉网和内踝动脉网，二动脉网发出动脉分支，沿踝关节囊及其韧带进入距骨。但是自距骨骨间韧带和踝关节囊进入距骨的血管所提供的血液非常有限，距骨骨折严重移位或距骨颈骨折常损伤自距骨颈前外侧进入距骨的足背动脉分支，所以距骨骨折容易发生缺血性坏死。

早期手法整复，准确复位，稳妥的固定，可以有效地恢复由于距骨骨折移位造成的血运减少，也避免手术治疗对血运的进一步破坏，从而减少了距骨骨折缺血性坏死的发生。

刘老认为：一诊患者因从二楼跳下，外伤左侧足踝部剧烈疼痛，治拟化瘀消肿，续骨息痛。选用骨碎补活血续伤、补肾强骨，苏木活血疗伤、祛瘀通经，川续断补益肝肾、强筋健骨、疗伤续折共为君药，延胡索活血行气而止痛、煅自然铜散瘀止痛、接骨疗伤，三七活血定痛、化瘀止血，桃仁活血祛瘀，泽兰活血消肿而止痛，地鳖破血逐瘀、续筋接骨，丹参活血祛瘀止痛，当归补血活血止痛，牛膝活血通经、补肝肾、强筋骨，黄连清热燥湿，防风祛风通络，炙没药、炙乳香活血止痛、消肿生肌共为臣药，甘草缓急止痛、调和诸药为佐使药。二诊患者患肢夹板固定，左侧足踝部剧烈疼痛减轻。中期治拟和营生新，接骨续筋。选用骨碎补活血续伤、补肾强骨，川续断补益肝肾、强筋健骨、疗伤续折共为君药，当归补血活血止痛，赤芍活血散瘀止痛，川芎活血行气而止痛，生地清热凉血生津，杜仲补肝肾、强筋骨，五加皮补肝肾、强筋骨，红花活血通经、散瘀止痛，炙没药、炙乳香活血止痛、消肿生肌，陈皮理气健脾，独活祛风止痛共为臣药，甘草缓急止痛、调和诸药为佐使药。三诊患者左侧足踝部剧烈疼痛消失。后期治拟益气血，补肝肾。选用党参补脾肺气、补血生津，黄芪补气血健脾，白术益气健脾，川续断补益肝肾、强筋健骨、疗伤续折共为君药，当归补血活血止痛，熟地补肾养阴、填精益髓，狗脊补肝肾、强腰膝，砂仁舒筋缓急，鸡血藤行血补血、舒筋活络，红花活血通经、散瘀止痛，鹿角胶活血散瘀消肿，乌药温经止痛共为臣药，甘草调和诸药为佐使药。

跟骨骨折

李某，女，29岁，因从5米高台坠落，足跟先触地，外伤左侧后踝部剧烈疼痛1小时。于2012年6月5日来我院就诊。

症状及体格检查： 患者被平板车推入疗区，足跟部肿胀，疼痛，瘀斑，左侧足跟增宽，足跟底部压痛，触及骨擦音。踝关节屈伸活动受限。踝关节后方跟腱两侧肿胀、压痛，踝跖屈时疼痛加重。

影像学及理化检查： 自带左侧踝关节X线正侧位照显示跟骨皮质不连续，跟骨骨折。

诊断： 左侧跟骨骨折。

治则治法： 治拟化瘀消肿，续骨息痛。

手法复位，石膏托固定配合内治法： 牵引麻醉后，患者仰卧。患肢伸出床外。助手双手握住患小腿，医者一手托住足跟后部，另一手握住足背，用力向下拔伸牵引，矫正骨折块向上移位。

石膏托固定适用于需保持跖屈位的跟骨骨折。骨折整复后，用前、后石膏托固定，使踝关节保持跖屈位，6周后，去除石膏托，用夹板固定踝关节于功能位。

内服方药： 当归15g　地鳖15g　丹参15g　苏木10g　桃仁15g　泽兰10g　炙没药10g　炙乳香10g　骨碎补15g　牛膝15g　煅自然铜10g　川续断20g　延胡索15g　血竭2g　三七10g　甘草10g。12剂水煎，1剂日2次，口服。

可于骨折远近段肢体作理筋、拿法、指揉法，散瘀消肿。

二诊　患者左侧后踝部疼痛减轻，活动受限，纳可，寐差，二便调，舌质暗红，苔薄白，脉弦紧。患肢石膏固定，治拟和营生新，接骨续筋。

当归15g　赤芍15g　川芎15g　生地10g　杜仲15g　川续断10g　骨碎补10g　五加皮10g　红花15g　牛膝15g　陈皮10g　独活20g　木瓜10g　甘草10g。14剂水煎，1剂日2次，口服。

于骨折周围骨缝作分筋、指揉、拿法，以消除粘连。

三诊　患者左侧后踝部疼痛进一步减轻，活动受限，纳可，寐差，二便调，舌质淡红，苔薄白，脉迟缓。左侧后踝部疼痛消失。治拟益气血，补肝肾。

牛膝15g　黄芪30g　白术15g　当归10g　熟地15g　川续断10g　狗脊10g　鹿角胶10g　赤芍15g　红花15g　陈皮10g　木香20g　甘草10g。14剂水煎，1剂日2次，口服。

行踝关节摇法、扳法，松解粘连，滑利关节。

治疗效果： 固定4周，跟骨疼痛消失，无畸形，复查X光片后，骨折临床愈合，拆除夹板固定。

按语： 跟骨骨折比较常见，仅次于距骨和趾骨骨折，占足部骨折的第三位。跟骨是足部最大的跗骨。跟骨分为前端的前突部，中间的体部，以及后端的结节部三部分。跟骨上面有3个关节面，前1/3有一小关节面，称前距关节面；前距关节面后方为一较大关节面，称中距关节面；跟骨上面的体部呈穹窿状，称后距关节面。中距关节面之后有一凹陷区，称跟骨沟，是骨间韧带附着点和血管进入跟骨的部位。跟骨上面的前突部的外侧为凹陷的粗糙骨面，称跟骨附窦，构成附窦的下半部，与其上方的距骨的距骨附窦共同组成附窦管。跟骨的下面为粗糙骨面。中部有足底长韧带和足底方肌附着；后端突出，称跟骨结节、其前方有小趾展肌、趾短屈肌、蹈展肌附着；前部有一圆形骨突，称前结节。跟骨下面的弹性纤维脂肪组织称足跟垫，有保护跟骨的作用。跟骨骨折移位时，能引起纤维膈破裂，丧失对跟骨的保护作用。跟骨内侧面略呈凹形。其前上方的钩状骨突为载距突。载距突下面呈浅沟状，为距骨后侧沟的延伸部，沟内有长屈肌腱通过。跟骨外侧面较平坦，其前部有一较小的骨突，称腓结节。腓结节前后各有一浅沟，称结节前沟和结节后沟，分别有腓骨短肌腱和腓骨长肌腱通过。在腓结节稍后处有另一骨突起，为外侧副韧带附着点。跟骨主要为松质骨结构，除结节部的后面及附窦处皮质骨较厚外，跟骨周围仅有一层极薄的皮质骨。跟骨内的骨小梁多数在丘部集合，体部有骨小梁稀少的三角区，是跟骨的结构薄弱处。足骨形成了内外两个纵弓和一个横弓。跟骨和距骨组成纵弓的后臂，以负重为主。通过跟距关节，可使足有内翻或外翻运动，以适应在凹凸不平路面上行走。跟骨结节的上缘与跟距关节面构成30°~45°的角，称结节关节角（贝氏角），跟骨骨折时，此角可减小、消失或成负角，影响足弓后臂，从而减弱足的弹性作用和腓肠肌的力量。跟骨的血液供应很丰富。脚背动脉的分支在附窦附近形成附窦动脉弓，此弓分出动脉支自跟骨附窦处进入跟骨，供应跟骨上面前部的血液。内踝前动脉与内踝后动脉吻合，形成内踝动脉网；外踝前动脉与外踝后动脉吻合，形成外踝动脉网。此二动脉网发出分支自跟骨上面后部进入跟骨，供应跟骨上面结节部的血液。脚底内侧动脉和脚底外侧动脉的分支自内侧面进入跟骨供应跟骨血液。跟骨下面的血液供应来自脚外侧动脉的跟骨分支。跟骨外侧面由腓动脉的侧支供应。

手法治疗原则（标准）：①恢复跟距关节面平整；②矫正足弓塌陷畸形。

刘老认为：一诊患者因从5米高台坠落，足跟先触地，外伤左侧后踝部剧烈疼痛，治拟化瘀消肿，续骨息痛。选用骨碎补活血续伤、补肾强骨，苏木活血疗伤、祛瘀通经、川续断补益肝肾、强筋健骨、疗伤续折共为君药，延胡索活血行气而止痛，煅自然铜散瘀止痛、接骨疗伤，三七活血定痛、化瘀止血，血竭活血定痛、化瘀止血，桃仁活血祛瘀，泽兰活血消肿而止痛，地鳖破血逐瘀、续筋接骨，丹参活血祛瘀止痛，当归补血活血止痛，牛膝活血通经、补肝肾、强筋骨，炙没药、炙乳香活血止痛、消肿生肌共为臣药，甘草缓急止痛、调和诸药为佐使药。二诊患者患肢石膏固定，治拟和营生新，接骨续筋。选用骨碎补活血续伤、补肾强骨，川续断补益肝肾、强筋健骨、疗伤续折共为君药，当归补血活血止痛，赤芍活血散瘀止痛，川芎活血行气而止痛，生地清热凉血生津，杜仲补肝肾、强筋骨，五加皮补肝肾、强筋骨，红花活血通经、散瘀止痛，牛膝活血通经、补肝肾、强筋骨，陈皮理气健脾，木瓜舒筋活络和胃，独活祛风止痛共为臣药，甘草缓急止痛、调和诸药为佐使药。三诊患者左侧后踝部疼痛消失。后期治拟益气血，补肝肾。选用党参补脾肺气、补血生津，黄芪补气血健脾，白术益气健脾，川续断补益肝肾、强筋健骨、疗伤续折共为君药，当归补血活血止痛，熟地补血养阴、填精益髓，狗脊补肝肾、强腰膝，蚕砂舒筋缓急，鸡血藤行血补血、舒筋活络，木瓜舒筋活络和胃，红花活血通经、散瘀止痛，陈皮、木香理气健脾共为臣药，甘草调和诸药为佐使药。

跖骨骨折

史某，男，53岁，登山运动员。因长时间徒步旅游，突然足底剧痛，10小时后于2010年4月5日来我院就诊。

症状及体格检查：患者被平板车推入疗区，足部肿胀，疼痛，瘀斑，前足部压痛，触及骨擦音。

影像学及理化检查：X线片，显示左足第2～4跖骨短斜形骨折，远折端向腓侧移位约5mm。

诊断：左足第2、3、4跖骨骨折。

治则治法：治拟化瘀消肿，续骨息痛。

手法复位，石膏托固定配合内治法：患者仰卧，近折端助手握住踝上部，远折端助手握前足牵引约2分钟。医者一手拇指置第2跖骨近断端，另手拇指置第4跖骨远断端，双拇指对向推挤。远折端助手牵引2～4足趾，并强力外展，配合复位。挤至2～4跖骨表面平整，遂行跖骨石膏固定。术后X线摄片，骨折对位对线尚可。2周后，扶拐锻炼行走，患足不负重。

内服方药：当归15g　地鳖15g　丹参15g　苏木10g　桃仁15g　泽兰10g　炙没药10g　炙乳香10g　骨碎补15g　牛膝15g　煅自然铜10g　海桐皮20g　路路通15g　三七10g　甘草10g。7剂水煎，1剂日2次，口服。

二诊　患者左足部肿胀，疼痛减轻，活动受限，纳可，寐差，二便调，舌质暗红，苔薄白，脉弦紧。石膏托固定，治拟和营生新，接骨续筋。

当归15g　赤芍15g　川芎15g　生地10g　杜仲15g　川续断10g　骨碎补10g　五加皮10g　红花15g　牛膝15g　陈皮10g　独活20g　紫荆皮10g　伸筋草10g　甘草10g。7剂水煎，1剂日2次，口服。

三诊　患者左足部肿胀，疼痛进一步减轻，活动受限，纳可，寐差，二便调，舌质淡红，苔薄白，脉迟缓。治拟益气血，补肝肾。

姜黄30g　黄芪30g　白术15g　当归10g　熟地15g　川续断10g　狗脊10g　鹿角胶10g　鸡血藤15g　红花15g　陈皮10g　赤芍20g　川芎10g　甘草10g。7剂水煎，1剂日2次，口服。

治疗效果：5周后，骨折处无压痛及异常活动，X线片复查骨折位置尚可，遂行推拿、熏洗治疗，恢复患足功能，骨折临床愈合，拆除夹板固定。

按语：跖骨前连趾骨，后接跗骨，参与组成足弓，其生理功能十分重要。临床上跖骨骨折亦较常见，若处理不当，易影响足的功能。跖骨骨折经整复外固定后应注意以下几点：①固定后应将患足适当抬高，以利血液循环，加快局部肿胀消退。②注意维持固定的松紧度，24小时内应严密观察患足的血液循环，如发现皮肤颜色变暗，皮肤发凉，足趾麻木或疼痛，为固定过紧或肿胀严重所致，应立即请医生处理。③功能锻炼。固定后应尽早活动踝关节及趾间关节，1周后可在床上练习蹬足跟动作，2周后可坐在床边或高靠背椅上，让患足跟轻轻叩地。这样，既可防止患肢肌肉失用性萎缩，又为日后下床活动做准备。④在固定及锻炼的同时，可服用活血接骨中药；局部可根据情况外敷消瘀止痛膏等药，加快肿胀和瘀血消退，促进骨折愈合。⑤定期拍摄X线片复查，若骨折已达临床愈合，即可拆除外固定，扶双拐下地步行（一般约需4～6周）锻炼。以后逐步改用单拐，直至弃拐行走。⑥解除外固定后，若伤处仍感疼痛者，可作局部理疗和热敷或中药熏洗等治疗，以减轻或消除疼痛，促进行走功能康复。

刘老认为：一诊患者因长时间徒步旅游，突然足底剧痛，治拟化瘀消肿，续骨息痛。选用骨碎补活血续伤、补肾强骨，苏木活血疗伤、祛瘀通经，川续断补益肝肾、强筋健骨、疗伤续折共为君药，延胡索活血行气而止痛，煅自然铜散瘀止痛、接骨疗伤，三七活血定痛、化瘀止血，桃仁活血祛瘀，泽兰活血消肿而止痛，地鳖破血逐瘀、续筋接骨，丹参活血祛瘀止痛，当归补血活血止痛，牛膝活血通经、补肝肾、强筋骨，海桐皮通络止痛，路路通通经活络、炙没药、炙乳香活血止痛、消肿生肌共为臣药，甘草缓急止痛、调和诸药为佐使药。二诊患者患者左足部肿胀，疼痛减轻，治拟和营生新，接骨续筋。选用骨碎补活血续伤、补肾强骨，川续断补益肝肾、强筋健骨、疗伤续折共为君药，当归补血活血止痛，赤芍活血散瘀止痛，川芎活血行气而止痛，生地清热凉血生津，杜仲补肝肾、强筋骨，五加皮补肝肾、强筋骨，红花活血通经、散瘀止痛，陈皮理气健脾，独活祛风活络止痛，紫荆皮、伸筋草舒筋通络而止痛共为臣药，甘草缓急止痛、调和诸药为佐使药。三诊患者左足部肿胀，疼痛消失。后期治拟益气血，补肝肾。选用黄芪补气血健脾，白术益气健脾，姜黄活血行气、通经止痛，川续断补益肝肾、强筋健骨、疗伤续折共为君药，当归补血活血止痛，熟地补血养阴、填精益髓，狗脊补肝肾、强腰膝，蚕砂舒筋缓急，鸡血藤行血补血、舒筋活络，红花活血通经、散瘀止痛，鹿角胶活血散瘀消肿，陈皮理气健脾，川芎活血行气而止痛，赤芍散瘀止痛共为臣药，甘草调和诸药为佐使药。

第三节　躯干骨折

脊柱骨折

1. 垫枕复位练功法治疗胸腰椎压缩骨折

周某，男，46岁，工人。2010年8月27日入院。

主诉：腰痛1小时许。

病史：患者于8月27日上午在劳动工地高架上坠落地面，致腰痛不敢活动。当日住院。入院检查：该患者胸腰段触痛明显，但无神经损伤症状。X线片显示：腰1、2脊椎屈曲型压缩骨折，椎体压缩Ⅱ°。无附件骨折。患者精神状态良好，面色略显苍白。唇干，舌苔薄白根腻，脉弦滑。血压：120/80mmHg。二便未解，少腹略膨隆，无包块。

诊断：腰1、2脊椎屈曲型压缩骨折（椎体压缩Ⅱ°）。

辨证：患者素体健壮，偶遇意外伤，精神状态尚好，但仍显痛苦病容。脉弦滑为伤后剧痛，血实气壅象。

治则治法： 活血化瘀，疏通脏腑，理气祛痛。

内服方药： 复元活血汤加减。当归尾20g　川芎15g　丹参15g　赤芍15g　杜仲20g　桃仁15g　北柴胡15g　红花15g　山甲珠15g　厚朴15g　陈皮15g　车前子20g（包）　大黄15g（后下）。水煎300ml，分2次，早晚温服。

8月28日上午患者解大便1次，头硬色黑，小溲深黄。腰痛减轻，小腹部膨隆亦减。饮食正常。治按前方大黄减5g，煎300ml，早晚服之。

即日于伤椎后凸处垫一薄枕促其缓慢复位，第三日开始腰背肌功能锻炼。继服前药，第五日于前方中减去大黄，加郁李仁15g，神曲15g以保持润肠通便，疏通腑气，理脾和胃，固护中州，促进机体恢复。于是日始，每次冲服接骨丹5g。增强接骨续筋之力。第10天摄X线片复查椎体已基本复位。嘱加强功能锻炼，继服接骨丹，每次5g，每日3次。住院56天痊愈出院。1968年12月20日来院复查，脊椎无后凸畸形，活动自如，无腰背痛，已恢复正常工作。

2. 垫枕复位练功法治疗胸腰椎压缩骨折

孙某，男，32岁，农民。1968年10月21日入院。

病史： 10月21日因车祸致胸12腰1脊柱压缩骨折，右关节突关节脱位，左第3、4肋腋前线处骨折，受伤当日住院。入院检查截瘫指数4级（运动1，括约肌1，感觉2）。入院当天投复元活血汤（加减）以活血化瘀，理气止痛。第二天于胸腰椎高凸处垫枕，并嘱练功活动。肋骨骨折1期处理。由于患者能配合治疗，刻苦练功。14天摄X线片检查，关节突关节复位，椎体膨胀复位达90%，停复元活血汤，投补阳还五汤加味，冲服接骨丹，截瘫平面第30天基本消失。住院60天基本治愈出院。1969年4月20日复查，患者感觉运动恢复，大小便能自控，生活完全能自理。

按语： 垫枕复位练功法治疗脊椎压缩骨折，是根据我国传统医学"脊柱屈曲型压缩骨折过伸复位法"亦即危亦林（1341年）在《世医得效方》中首次记载的脊椎骨折的复位法："背脊骨折法：凡脊骨不可用手整顿，须用软绳从脚吊起，坠下身，其骨自归窠，未直则未归窠，须要坠下，待其骨直归窠。"然后用"大桑皮、松树皮"做夹板固定，危氏还强调"莫令屈，药治之"，是世界医学史上的最早创举。后世明清时代不仅沿用，更有发展，《医宗金鉴》对腰椎骨折脱位提出"但宜仰睡，不可俯卧或侧眠，腰下以枕垫之勿令左右移动。"实践证明"垫枕复位法"完全可靠，适应证广是首选疗法。对稳定型与不稳定型胸腰段骨折以及合并附件骨折包括合并椎板骨折者，均可应用。本组病例二，孙某，胸12、腰1压缩骨折、右关节突关节脱位，肋骨骨折合并不全截瘫，应用垫枕复位练功法，疗效满意。我国中西医结合骨伤科专家尚天裕应用本法治疗大量胸腰段压缩骨折及其合并症，取得了成功经验，对后学启发很大；同时董福慧、宵冠军、高瑞亭、顾云伍等专家均作了实验性研究，对垫枕的高度及练功要求和作用，都作了阐明。

垫枕练功复位法，是以伤椎后凸处为中心，背部垫一薄枕逐日增高，一般在开始时垫高约5~8cm，适应2日左右即可逐渐增高，在一周内达到15~20cm为宜。为使垫枕准确针对后凸畸形处，以制成塔状枕为佳。所谓塔状枕，即在普通枕头的1/3处再缝一道横线，侧放床上时，即成底大上小的塔状枕。其使用方便，垫高部位较准确稳定。

对合并颅脑损伤，胸腹部严重损伤或休克者，应先积极抢救并发症，而对并发症其他部位骨折可同时处理。

骨盆骨折

李某，女，36岁，工人，患者被公共汽车碾伤后，不能站立、骨盆处疼痛1小时入院。于

2002 年 3 月 27 日就诊。

症状及体格检查： 查体见神清、烦躁，心率 110 次/分，血压 80/50mmHg，四肢厥冷。双侧耻骨处压痛明显，耻骨联合处不平整，骨盆挤压分离试验（+）。

影像学及理化检查： 骨盆 X 线正侧位照片：双侧耻骨上、下支骨折，骶髂关节脱位、耻骨联合分离。

诊断： 左骶髂关节脱位、耻骨联合分离、双侧耻骨上、下支骨折。

治则治法： 治拟化瘀消肿，续骨息痛。

配合给予输血、输液、牵引治疗： 左股骨髁上骨牵引，牵引重量 12kg，配合骨盆兜带悬吊。牵引 2 天后复查 X 线片，骶髂关节脱位，耻骨联合分离，已基本复位。

内服方药： 当归 15g 地鳖 15g 丹参 15g 苏木 10g 桃仁 15g 红花 10g 炙没药 10g 炙乳香 10g 骨碎补 15g 牛膝 15g 煅自然铜 10g 川续断 20g 延胡索 15g 甘草 10g。12 剂水煎，1 剂日 2 次，口服。

二诊 患者骨盆处疼痛减轻，活动受限，纳可，寐差，二便调，舌质暗红，苔薄白，脉弦紧。耻骨支骨折位置明显改善。X 线片示：骶髂关节脱位，耻骨联合分离已完全复位。治拟和营生新，接骨续筋。

当归 15g 赤芍 15g 川芎 15g 生地 10g 杜仲 15g 川续断 10g 骨碎补 10g 五加皮 10g 红花 15g 牛膝 15g 陈皮 10g 独活 20g 羌活 10g 甘草 10g。14 剂水煎，1 剂日 2 次，口服。

三诊 患者骨盆处疼痛进一步减轻，活动受限，纳可，寐差，二便调，舌质淡红，苔薄白，脉迟缓。耻骨枝骨折位置良好。停牵引，逐渐开始双下肢不负重功能锻炼。治拟益气血，补肝肾。

党参 15g 黄芪 30g 白术 15g 当归 10g 熟地 15g 川续断 10g 狗脊 10g 补骨脂 10g 鹿角 15g 红花 15g 炙没药 10g 炙乳香 10g 龟板 15g 甘草 10g。14 剂水煎，1 剂日 2 次，口服。

治疗效果： 2 个月后复查 X 线片，复位后的骶髂关节、耻骨联合及耻骨枝骨折位置无变化，行走无跛行。

按语： 骨盆骨折是比较常见的损伤，多由强大暴力造成。骨盆为环形，两侧为宽大的髂骨，在后面髂骨与骶骨形成骶髂关节，骨面接触大，韧带连接坚固，是保持骨盆稳定的主要结构。两髋关节的承重力通过骶髂关节向脊柱传达。前面两侧耻骨合成耻骨联合，耻骨枝最细，为前环之弱点，最容易骨折。骨盆对盆腔内的脏器：如生殖、泌尿与消化器官，神经与血管组织有保护作用。骨盆严重骨折，既影响其负重功能，又会伤及盆腔内的脏器、血管和神经组织，造成大量出血，而危及病人的生命。骨盆骨折多由强大暴力所致。常见的原因为：①前后方或侧方挤压伤：如车辆碾轧，房屋倒塌、矿井塌方等，骨折可发生于直接受力处和远离受力处的地方。骨盆的前后方受到挤压，将造成耻骨与髂骨联合骨折，包括耻骨联合分离合并髂骨骨折，耻骨联合分离合并骶髂关节脱位，或一侧耻骨上下支骨折合并同侧骶髂关节脱位或髂骨骨折。骨盆侧方受到挤压时，强大的外力与反作用力首先使结构薄弱的骨盆前部耻骨支和耻骨联合处发生骨折。骨折可能包括一侧耻骨单支或上下双支骨折，随之髂骨以骶髂关节为枢纽发生向内旋转移位，骶髂关节韧带断裂，加之肌肉的牵拉，患侧骨盆向后上方移位。②肌肉强烈收缩：可引起撕脱性骨折。如缝匠肌与股直肌强烈收缩，可引起髂前上棘骨折；股二头肌强烈收缩，可引起坐骨结节骨折等。③碰撞：机械撞击或跌倒，硬物撞及骶尾骨，可引起骶髂关节以下的骶骨或尾骨骨折与脱位。骨盆骨折常因严重的伴发或合并损伤，而危及患者生命，死亡率高。及时、合理的早期救治是减少骨盆骨折伤员疼痛、控制出血、预防继发的血管、神经损伤和脂肪栓塞综合征、凝血障碍等晚期并发症的首要环节。对有骨盆骨折的多发伤者其治疗原则是：首先治疗威胁生命的颅脑、胸、腹损伤，其次是设法保留损伤的肢体，而后及时有效治疗包括骨盆骨折在内的骨与关节的损伤。伤后卧床时间较长，应注意骨折并发症的发生，一旦出现并发症应积极治疗。未损伤骨盆后部负重弓者，伤后第一周练习下肢肌肉收缩及踝关节屈伸活动，伤后第二周练习髋关节与膝关节的屈伸活动，伤后第三周可扶拐下地活动。骨盆后弓损伤者，牵引期间应加强下肢肌肉舒缩和关节屈伸活动，解除固定后，即可下床开始扶拐下地站立与步行锻炼。

刘老认为：一诊患者因公共汽车碾伤后导致，治拟化瘀消肿，续骨息痛。选用骨碎补活血续伤、补肾强骨，苏木活血疗伤、祛瘀通经，川续断补益肝肾、强筋健骨、疗伤续折共为君药，延胡索活血行气而止痛、煅自然铜散瘀止痛、接骨疗伤，桃仁活血祛瘀，泽兰活血消肿而止痛，地鳖破血逐瘀、续筋接骨，丹参活血祛瘀止痛，当归补血活血止痛，牛膝活血通经、补肝肾、强筋骨，炙没药、炙乳香活血止痛、消肿生肌共为臣药，甘草缓急止痛、调和诸药为佐使药。二诊患者骨盆处疼痛减轻，治拟和营生新，接骨续筋。选用骨碎补活血续伤、补肾强骨，川续断补益肝肾、强筋健骨、疗伤续折共为君药，当归补血活血止痛，赤芍活血散瘀止痛，川芎活血行气而止痛，生地清热凉血生津，杜仲补肝肾、强筋骨，五加皮补肝肾、强筋骨，红花活血通经、散瘀止痛，陈皮理气健脾，独活、羌活祛风通络止痛，牛膝活血通经、补肝肾、强筋骨共为臣药，甘草缓急止痛、调和诸药为佐使药。三诊患者骨盆处疼痛进一步减轻，治拟益气血，补肝肾。选用党参补脾肺气、补血生津，黄芪补气血健脾，白术益气健脾，川续断补益肝肾、强筋健骨、疗伤续折共为君药，当归补血活血止痛，熟地补血养阴、填精益髓，狗脊补肝肾、强腰膝，鸡血藤行血补血、舒筋活络，红花活血通经、散瘀止痛，鹿角胶活血散瘀消肿，补骨脂补肾壮阳，龟板滋阴潜阳、益肾健骨共为臣药，甘草调和诸药为佐使药。

肋 骨 骨 折

秦某，男，37岁，干部，胸部疼痛1天入院。于2010年3月5日就诊。

症状及体格检查：查体见左8、9肋腋中线处压痛明显，能扪及骨擦感，局部有片状瘀斑，胸廓挤压征（+）。

影像学及理化检查：X线片：左8、9肋骨折，无明显移位。

诊断：左8、9肋骨折。

治则治法：活血化瘀，消肿止痛。

于患处外敷活血散，绷带固定胸廓，口服止痛剂配合中药治疗。选血府逐瘀汤3剂，水煎，1剂日2次，口服。

处置：胶布固定法患者正坐，在贴胶布的皮肤上涂复方安息香酸酊。做呼气时胸围缩至最小，然后屏气，用7～10cm的长胶布，自健侧肩胛中线绕过骨折处紧贴至健侧锁骨中线，第二条盖在第一条的上缘，互相重叠1/2，由后向前，由下至上地进行固定，一直将骨折区和上下临近肋骨全部固定为止。固定时间约3～4周。

外敷活血散当用宽绷带固定肋骨骨折时，可于患处外敷活血散后用绷带固定，活血散（《中医正骨经验概述》）组成：乳香、没药、血竭、羌活、南木香、厚朴、制川乌、制草乌、白芷、麝香、生香附、甲珠、炒茴香、煅自然铜、独活、紫荆皮、续断、虎骨、川芎、肉桂、当归。注：虎骨可用豹骨代替。每天1次，连敷2周。

内服方药：血府逐瘀汤

桃仁12g 红花、当归、生地黄、牛膝各9g 川芎、桔梗各4.5g 赤芍、枳壳、甘草各6g 柴胡3g。3剂，水煎，1剂日2次，口服。

治疗效果：一周后，胸痛明显减轻。二周后，胸痛基本消失，仅患处留有压痛，逐渐开始正常活动。

按语：肋骨骨折多见于成人，可发生于一个或几个肋骨，亦有一肋骨同时有2～3处骨折者。可合并有严重的内脏损害，必须详细检查。肋骨共有12对，左右对称，连续胸骨与脊椎而组成胸廓，对胸腔脏器起着保护作用。肋骨骨折多发生于第4～7肋。因第1～3肋骨较短，且受锁骨和肩胛骨保护，一般不易受伤。自第7肋以下肋软骨不连于胸骨而连于上一肋软骨，故弹性较大，发生骨折较少。第11～12肋是浮动，较易避御暴力，发生骨折机会更少。当机体遭受暴力较小时，骨折可为不全骨折、单发骨折、单肋双折、多肋单折。此时胸廓的稳定性尚可，对呼吸、循环功能影响较小。当机体遭受暴力很大时，可发生复杂性骨折，出现反常呼吸、血胸、气胸、纵隔与皮下气肿，严重影响呼吸循环功能，危及生命，甚至死亡。肋骨由于血循环丰富，骨折后愈合较快。在治疗时，首先要注意并发症的预防和治疗，避免造成严重后果。骨折处理是次要问题。肋骨骨折多见于成人，好发于4～7肋。肋骨骨折需注意肝脏、脾脏、肾脏损伤。肋骨骨折端易刺破胸膜、肺发生气胸、血胸，多发肋骨骨折可形成浮动胸壁，发生反常呼吸。在治疗肋骨骨折时，首先要注意并发症的预防和治疗，避免造成严重后果，骨折处理是次要问题，单纯肋骨骨折治疗原则：止痛；预防呼吸系统炎症。

附：清上瘀血理气化痰法治疗肋骨骨折合并血气胸

吴某，男，52岁，农民。

初诊： 2011年10月11日上午6时入院。

主诉： 胸胁痛1天多。

现病史： 患者于同年10月10日下午3时许，在秋收劳动中，不慎从车上坠落地面，被载重胶轮车从左肩及胁部擦压过去，当时患者痛苦难忍，时而神昏气促，伤势非常严重、危急，即至当地医院诊察抢救，注射镇痛剂后，建议转上级医院施行手术抢救。因患者本人及其家属不同意手术治疗，遂于晨来我院就医。

症状及体格检查： 患者发育正常，营养中等，面黄无华色，两目无神，嗜睡、呼吸不畅，气促烦闷，时以右手抚摸左上胸，语声低微，懒言，表情痛苦，常有小声呻吟，口唇干裂，色淡，舌质红、苔黄而糙。脉弦细而数，呼吸28次/分，血压110/80mmHg，血红蛋白75g/L，红细胞2.75×10^{12}/L、白细胞7.5×10^9/L。头颈部无伤，两上肢肤色苍黄、左侧皮温稍高，右侧正常，右臂活动自如，左臂因伤痛不敢抬举，两下肢活动正常，脊柱无损伤，少腹部稍膨隆、拒按。自述：小便困难，大便未解；口苦不欲饮食，咳嗽，咳时引伤处作痛，胸闷气短，心烦不适；左胁肋及背部均胀痛。检查：损伤部渗血，压痛面积较广泛，左胸第2～5肋骨折端有明显凸起畸形，且有明显骨擦音，6～11肋压痛明显，但无畸形，按之有骨擦感，左上胸部血肿，并有捻发音。

影像学及理化检查： X线摄片显示：①左侧肩胛骨粉碎骨折；②左侧1～11肋骨完全骨折；③左侧血胸；④左侧胸壁软组织内积气。

诊断： 肋骨骨折合并血气胸。

辨证： 本病系一严重的肩背胸胁部创伤，肩胛骨粉碎，11条肋骨完全骨折合并血气胸。遵古法"瘀在上部者，当清上瘀血"之意，以防败血蕴肺、凌心，而致危笃难医。

治则治法： 宜清上瘀血、理气化痰为治。

内服方药： 当归尾25g　全瓜蒌20g　白茯苓20g　广陈皮20g　五灵脂15g　生蒲黄15g　刘寄奴15g　赤芍药15g　牡丹皮15g　北柴胡15g　苦黄芩15g　南红花15g　光桃仁15g　细生地15g　甘草梢5g（血竭3g，三七5g共研细面分2次冲服）。水煎300ml，分2次早晚温服。

二诊 10月12日患者自述，患处疼痛减轻，咳嗽、胸闷气短仍然，睡眠不实、多梦，少腹膨胀稍减，小便时阴茎作痛，排尿不畅，尿色黄赤量少，大便未解，食纳不香，口渴不喜饮。检查：神志清醒，语言合作，表情苦闷，时出小声呻吟，面色仍萎黄、无华色，口唇干裂，舌质红、苔黄仍糙。脉象弦细而数，呼吸24次/分。局部所见：骨折处无不良变化，擦伤部无感染现象，左胸及腋下肿胀仍然，捻发音（+），触按少腹部疼痛稍减。

方药：当归尾 25g　全瓜蒌 25g　牡丹皮 15g　京赤芍 15g　川厚朴 15g　川贝母 15g　广陈皮 15g　五灵脂 15g　生蒲黄 15g　苏赤木 15g　明没药 10g　北柴胡 10g　锦纹军 15g（后下）车前子 15g（包）淡竹叶 10g　甘草梢 7.5g（血竭 3g，三七 5g 共研分 2 次冲服）。

水煎 300ml，分 2 次早晚温服。

三诊　10月13日诊查：患者自述伤处已不痛，咳嗽、胸闷稍减，气短仍然，睡眠不实。少腹胀满大减，小便时阴茎已不痛，尿仍赤、量略增，大便未解，饮食稍增，口干不喜饮。检查：神清语明，表情仍苦闷，面色萎黄，口唇干裂色淡，舌质淡红、苔黄腻，脉仍弦细而数，呼吸 21 次/分。外伤情况良好，骨折处无不良变化，擦伤皮肤良好，左胸及腋下肿胀渐消，捻发音（+）。

按本病虽然渐趋好转，无恶化现象，但血气胸症状仍未完全消退，并数日大便未解，溲赤而涩，亦非佳兆。故其治仍应继用活血化瘀，理气化痰，疏通腑气为宜，遂于前方加火麻仁 20g，麦门冬 15g 再进 1 剂。

四诊　10月14日诊查：患者于昨天下午解大便 1 次，色黑而硬，小溲仍赤，量已增多，少腹略感轻松，胸闷气短减轻，咳嗽大减。睡眠仍不实，饮食增加，口干微渴，有时全身不适、发烧，呈轰热状。夜眠盗汗，头晕、耳鸣，伤处已不痛。检查：患者精神稍振，表情略显笑容，面黄稍透红润，唇干色淡，舌质淡红、苔薄而黄，脉细数无力，呼吸 20 次/分，血红蛋白 80g/L，红细胞 $3.74×10^{12}$/L、白细胞 $8.4×10^9$/L。局部所见良好，左胸及腋下肿胀已消大半，捻发音（+）。

本病经 3 天治疗，基本有所好转，病情基本稳定。虽患者素体较壮，但因伤势过重，气血津精损耗较大。故后步治疗理应补而行之，不致攻邪伤正，或补正而留邪。

内服方药：人参 15g　黄芪 25g　当归 30g　川芎 15g　赤白芍各 15g　生地 15g　丹皮 15g　石菖蒲 15g　远志 15g　茯神 15g　赤木 15g　枳壳 15g　瓜蒌 20g　桃仁 15g　竹叶 15g　大黄 15g（后下）

接骨丹 10g 分 2 次冲服，水煎 300ml 分 2 次早晚服之。该方服至 11 月 5 日（在此间略有加减）。

五诊　11月6日诊查：经过 3 周多的治疗调养，精神状态良好，食欲增加，二便调和，呼吸均匀，睡眠安适，全身无不适感。检查：局部大面积擦伤已痊愈，骨折处无压痛和骨擦感，左胸及腋下肿胀消失，捻发音（-）。左上肢已能抬举和外展，自动或被动活动无疼痛和障碍。化验：血红蛋白 115g/L、红细胞 $4.1×10^{12}$/L、白细胞 $8.6×10^9$/L（11 月 2 日检验）。经过细致检查，认为患者病情恢复良好，本着"动静结合"的治疗原则，协助患者于本日开始坐起练功活动及深呼吸（约 15~30 分钟），每日有规律地进行 2 次。患者除稍感气短外，无其他不良反应。

治疗效果：继续按上方治疗（略事加减），至 11 月 11 日离床活动。除稍感心跳、气短和胁部板硬不适外，余无不良反应。11 月 23 日经 X 线摄片检查：骨折愈合良好，血气胸现象已消失。此后仍遵前法调治，于 12 月 1 日始，患者主动作些轻微劳动，如打水、擦地板等。亦无不适感觉。于 12 月 8 日（共住院治疗 57 天）痊愈出院。

按语：11 条肋骨完全骨折，同时发生肩胛骨粉碎骨折合并严重血气胸的危重患者，我们过去不仅没有治过，而且在文献上也很少发现此类报道。遵照祖国传统医学"瘀在上部者，当清上瘀血"之意，以防败血蕴肺、凌心，而危笃难医。遂立"清上瘀血，理气化痰法"拟以当归之补血、活血、和血、养血，血分之要药为君；辅以瓜蒌、茯苓、陈皮之宽胸利膈，理气化痰；五灵脂、生蒲黄（失笑散）善活血行瘀，除瘀血内阻、散结止痛为臣药；配桃仁、红花、赤芍、牡丹皮、刘寄奴等寓于活血化瘀药中之力益著，尤以刘寄奴善解胸腹胀闷、破血逐瘀，柴、苓、生地、血竭、三七之凉血止血，且理胸胁之瘀滞不舒，为佐使药。于此，诸药相伍则清上瘀血、理气化痰、和血止血之功收矣。在治疗过程中，二便不通、腑气郁滞、腋下瘀肿难消、捻发音明显存在、少腹拒按，故而加重理气化瘀、疏通腑气，遂投厚朴、贝母、车前子、锦纹大黄等药而取效。历3日后，诸症渐趋好转，继治当补而行之，壮气血、益津精，在缓补的前提下，不致补而留邪，攻而伤正之虞。故以参、芪为君药；归、芎、芍、地为臣药。益以茯神、远志、菖蒲之安心神开心窍，醒脑镇静；配瓜蒌、枳壳以宽胸利膈，苏木、桃仁活血化瘀，竹叶淡渗利尿，锦纹大黄通腑利便，均为佐使药。同时给接骨丹以利断骨之愈合。如此，药证相合，共奏机体从速恢复之能也。

第二章 脱　位

第一节　上肢脱位

肩关节脱位

李某，男，32岁，警务人员。 2013年9月2日，抓捕犯罪分子滑倒，右手触地，肩关节听到"咔"的一声，肩部疼痛剧烈，辗转不利1小时来我院就诊。

症状及体格检查： 患者以左手扶持右肢前臂，头倾转向右侧。右侧上臂处轻度外展、前屈位，呈"方肩"畸形。触诊右侧肩部肩峰下空虚，软组织肿胀，压痛明显。搭肩试验（Duga's征）阳性。直尺试验（又称 Hamilton 氏征）阳性。患者大多有明显的外伤史，或习惯性脱位者受外力作用，肩部疼痛、肿胀、前脱位则肩关节弹性固定于肩外展20°~30°位置，功能障碍。

影像学及理化检查： 肩部正位和穿胸侧位X线照片，显示肱骨头位于喙突下，未见骨折线。

诊断： 右侧肩关节脱位

治则治法： 治以活血化瘀，理气止痛。

运用手法复位和胸壁绷带固定法配合中药治疗：

患者仰卧，用棉花或软布垫于患侧腋下，保护腋下血管、神经等软组织，医者立于患侧，脱鞋，用右足抵于右腋窝内，两手握病人腕部沿伤肢纵轴方向徐徐牵引，逐渐外旋、内收患肢，利用足跟为支点的杠杆作用，将肱骨头离开喙突或锁骨下部，外移到肩胛盂前外方，经关节囊破口挤入关节盂内，当有回纳感觉时，复位即告完成。复位后用胸壁绷带固定法，将患侧上臂保持在内收内旋位，用绷带包扎固定于胸壁，肘关节屈曲60°~90°，前臂用颈腕带或三角巾悬托于胸前，用纱布棉垫放于腋下和肘内侧，防止胸壁与上臂内侧皮肤长期接触发生糜烂。固定时间约2周。妥善的固定，可使受伤的软组织得以修复，以防日后形成习惯性脱位。

内服方药： 生地黄12g　当归12g　桃仁12g　红花15g　赤芍12g　枳实12g　川芎12g　柴胡15g　桔梗12g　地榆12g　甘草12g。14剂水煎，1剂日2次，口服。

治疗效果： 2周后，患者疼痛症状消失，肩关节活动自如。

按语： 肩关节脱位，亦称肩肱关节脱位，古称"肩胛骨出"、"肩膊骨出向"或"肩骨脱臼"。肩关节是全身关节脱位中最常见的部位之一。有关资料报告占全身关节脱位的50%。肩关节易于发生脱位是受其解剖结构及生理功能所决定的。肩关节由肱骨头及肩盂构成。肩盂小且浅，只占肱骨头关节面的1/3~1/4，因此该关节的骨性结合很不牢固。此外肩关节囊松大薄弱，前方尤为明显，这种结构为增大肩关节的活动度提供了良好的条件，但对关节的稳定则是不利因素。维持关节稳定的另一因素是肌肉的作用，而肩关节的稳定正是主要依赖于肌肉（静止状态或运动状态）的协调平衡作用来维持的。一旦肩部的主要肌肉麻痹或部分肌肉受损伤，肌力下降，肩部的肌肉就失去了平衡，协调和稳定肩关节的作用，从而可使本不稳定的关节更不稳定。在肩关节广泛的活动范围内，任何一个活动角度或部位，或活动的任一瞬时，如某一结构遭受破坏，或肌肉的协调作用失去平衡，都可破坏关节的相对稳定性而致关节脱位。肩关节脱位，好发于20～50岁之间的男性成年。根据脱位的时间长短和脱位次数的多少，可分为新鲜性、陈旧性和习惯性脱位三种。根据脱位后肱骨头所在的部位，又可分为前脱位、后脱位两种；而前脱位又可分为喙突下、盂下、锁骨下及胸腔内脱位。其中以喙突下脱位最多见。由于肌肉的收缩、牵拉作用，盂下脱位多转变为喙突下脱位。新鲜脱位处理不及时或不妥，往往转变为陈旧性脱位，脱位通常可伴有肱骨外科颈或大结节骨折。

新鲜肩关节脱位经诊断后选择不同手法进行闭合复位经一段时间的修复，关节功能基本恢复正常。肩关节后脱位是极少见的损伤，很容易造成误诊，拖延诊治时间，致使新鲜脱位变成陈旧脱位，治疗上增加了困难。造成肩关节功能障碍。年轻患者肩关节脱位后复发率较高，因此对于青少年患者，如第一次脱位复位后，应严格制动3～4周，并按一定康复要求进行功能锻炼。不要过早地参加剧烈活动。

肘关节脱位

王某，男，68岁，农民。2012年2月20日，走路不慎滑倒，左手触地，左侧肘部疼痛剧烈，辗转不利3小时，来我院就诊。

症状及体格检查：左肘关节肿胀、疼痛、压痛。肘关节呈靴样畸形，尺骨鹰嘴向后突出，肘后关系失常，鹰嘴上方凹陷或有空虚感。肘窝可能触及扁圆形光滑的肱骨下端，肘关节后外侧可触及脱出的桡骨小头。肘关节呈屈曲位弹性固定，肘关节功能障碍。

影像学及理化检查：左肘部正位和侧位X线照片，正位见尺桡骨近端与肱骨远端相重叠，侧位见尺桡骨近端脱出于肱骨远端后侧，未见骨折。

诊断：左侧肘关节后脱位。

治则治法：活血化瘀，消肿止痛。

手法整复配合药物治疗：助手用双手握患肢上臂，医者用一手握住患肢腕部，另一手握持肘关节，在对抗牵引的同时，握持肘关节前方的拇指，扣住肱骨下端，向后上方用力推按，置于肘后鹰嘴部位的其余手指，向前下方用力端托，在持续加大牵引力量后，当听到或触诊到关节复位弹响感觉时，使肘关节逐渐屈曲90°～135°，复位即告成功。肘关节恢复无阻力的被动屈伸活动，其后用三角巾悬吊前臂或长臂石膏托在功能位制动2～3周。

内服方药：当归15g　赤芍15g　川芎15g　生地10g　杜仲15g　川续断10g　骨碎补10g　五加皮10g　红花15g　牛膝15g　陈皮10g　独活20g。14剂水煎，1剂日2次，口服。

治疗效果：2周后，患者疼痛症状消失，肩关节活动自如。

按语：肘关节脱位占全身大关节脱位的第一位，其发生率约占全身四大关节脱位总数的一半。《伤科补要·曲月秋骱》说："肘骨者，胳臂中节上下支阑交接处也，俗名鹅鼻骨，上接腰骨，其骱名曲月秋。"肘关节是屈戍关节，由肱桡关节、肱尺关节及尺桡上关节组成，构成这三个关节的肱骨滑车，尺骨上端的半月形切迹、肱骨小头、桡骨小头共包在一个关节囊内，有一个共同的关节腔。肘关节囊的前后壁薄弱而松弛，但两侧的纤维层则增厚形成桡侧副韧带和尺侧副韧带，关节囊纤维层的环行纤维形成一坚强的桡骨环状韧带，包绕桡骨小头。从整体来说，肘关节沿额状轴作屈伸活动，是以肱尺关节为主，肱桡关节和上尺桡关节的协调配合完成的。肘部的三点骨突标志是肱骨内、外上髁及尺骨鹰嘴突。伸肘时，这三点成一直线，屈肘时，这三点形成一等边三角形，故又称"肘后三角"。此三角关系可作判断肘关节脱位和肱骨髁上骨折的标志。肘关节脱位多发生于青壮年，儿童与老年人少见。由于构成肘关节的肱骨下端呈内外宽厚，前后扁薄状。侧方有坚强的韧带保护，关节囊之前后都相对薄弱。尺骨冠状突较鹰嘴突小，因此，对抗尺骨向后移位的能力要比对抗向前移位的能力差。所以肘关节后脱位远比其他方向的脱位多见。肘关节脱位根据尺桡上关节与肱骨远端所处的位置可分为后脱位，前脱位，侧方脱位，分裂型脱位及骨折脱位等。按发病时间至整复时间分，可分为新鲜及陈旧脱位。

处理新鲜肘关节脱位时，应仔细了解分析受伤的机制，采用不同的手法进行整复。复位后无论采用小夹板或石膏托固定，时间均不应过长，2~3周后即应鼓励患者进行关节的功能锻炼。

小儿桡骨头半脱位

王某，男，3岁。2014年5月20日，与父母玩耍时，被父母用手拎起后，听见左侧肘部有"弹响"，顿时感觉左侧肘部疼痛剧烈，活动受限2小时，来我院就诊。

症状及体格检查：检查见患儿前臂常处于旋前位，肘关节呈半屈曲位，桡骨头部位有压痛。

影像学及理化检查：肘关节正侧位X线：未见骨皮质连续，参考临床。

诊断：左侧桡骨头半脱位。

治则治法：手法整复：一手握住患儿前臂及腕部并轻轻屈肘，另一手握住其肱骨下端及肘关节，拇指压住桡骨头，将前臂快速旋转至完全旋后位。当桡骨头复位时可感觉其至听到弹响。

复位后无需特殊固定，悬吊屈肘功能位1周即可。

治疗效果：实施手法后，患者疼痛立即消失，肘部活动自如。

按语：小儿桡骨头半脱位又称"牵拉肘"，俗称"肘错环"、"肘脱环"。多发生于5岁以下幼儿，1~3岁发病率最高，是临床中颇常见的肘部损伤。男孩比女孩多，左侧比右侧多。常为大人领患儿走路或是上台阶的时候，在突然跌倒的瞬间猛然拉住患儿手臂而导致脱位。目前对发病机制有以下几种认识：其一，认为5岁以下的儿童桡骨小头和其颈部的直径几乎相等，环状韧带松弛。在肘部被牵拉时，有部分环状韧带被夹在肱桡关节的间隙中所致。其二，认为小儿肘关节囊前部及环状韧带松弛，突然牵拉前臂时，肱桡关节间隙加大，关节内负压骤增，肘前关节囊及环状韧带被吸入关节内而发生嵌顿所致。其三，认为是当肘关节于伸直位受牵拉时，桡骨小头从围绕其周围的环状韧带中向下滑脱，由于肱二头肌的收缩，将桡骨小头拉向前方，形成典型的桡骨小头向前内方半脱位。各种认识均有道理，只是从不同角度论述而已，骨的解剖特点，关节囊松弛，受伤时关节的负压增大，外力作用等都是引起桡骨头半脱位病理改变的原因。本手法可将嵌顿的韧带解脱出来，从而消除症状。

第二节 下肢脱位

髋关节脱位

赵某，男，33岁，公司职工。2013年5月20日，开车时肇事，左侧膝盖撞击内挡板，左侧髋部疼痛剧烈，辗转不利3小时，来我院就诊。

症状及体格检查：患者被平板车推入疗区，左侧髋部疼痛、瘀肿、功能障碍、畸形，弹性固定。左侧髋呈屈曲、内收、内旋、短缩畸形；左侧膝关节屈曲并靠于右侧大腿中1/3处，即"粘膝征"阳性；患者臀部膨隆，股骨大转子上移凸出，在髂前上棘与坐骨结节连线（Nelaton线），上可扪及股骨头。

影像学及理化检查：髋关节正位X线片、髂骨斜位X线片：左侧股骨头位于髋臼后侧，未见骨折。

诊断：左侧髋关节脱位。

治则治法：行气活血，消肿止痛。

手法复位、中药配合功能锻炼：患仰卧位，助手固定骨盆，使患肢屈髋屈膝，医者面向病人弯腰站立，跨骑于患肢上，用双前臂、肘窝扣在患肢腘窝部，沿股骨轴线方向提拉并外旋患肢，使股骨头滑入髋臼。持髋关节轻度外展皮肤牵引3~4周，避免行髋关节屈曲、内收、内旋活动。复位后应维持骨牵引8~12周。

内服方药：桃仁15g 红花15g 赤芍20g 大黄10g 三七9g 当归15g 乳香10g 没药10g 丹参10g 延胡索20g 生地黄10g 木通6g。14剂水煎，1剂日2次，口服。

用双柏散敷患侧髋部。

治疗效果：手法复位后，听到髋关节"弹响声"，拍摄髋关节正位X线片、髂骨斜位X线片：股骨头位于髋臼之中，未见骨折。3个月后，患者髋部未见疼痛，活动自如。

按语：髋关节脱位是指股骨头与髋臼间的关节面构成关系发生分离。髋关节脱位约占全身各关节脱位的5%，占全身四大关节（肘、肩、髋、膝）脱位的第三位，仅次于肩、肘关节脱位。由于髋关节周围有坚强的韧带和丰厚的肌群，其结构十分稳固，一般不易发生脱位，只有在强大暴力作用下才可能发生髋关节脱位。髋关节脱位以活动力强的青壮年多见，多为高能量损伤如车祸、塌方、高处堕坠等所致，复位越早治疗效果越好。如脱位时间过长，可能会增加股骨头缺血性坏死和创伤性关节炎的发生。髋关节脱位，中医学曾称为"胯骨出"、"大腿根出臼"、"枢机错努"、"臀骭出"等。《灵枢·骨度十四》称髋关节为"髀枢"，而《伤科补要·臀骭骨》则称之为"臀骭"。《仙授理伤续断方》："凡胯骨从臀上出者，可用三两人，挺定腿拔伸，乃用脚捺入。如胯骨从裆内出，不可整矣。"《伤科汇纂》："大腿骨出髎，法莫妙于吊，将脚高悬起，用手温按调，骨响髎已入，腿平患即消，贴膏与服药，行动休过。牮法如休牮，两人抵足眠，足踏臀尻上，手捧胫跗边，手仗身势捷，足趁腿力便，静听骨内响，其患即安然。"刘老认为：髋关节脱位的病机为骨错筋伤，气滞血瘀。病理性质为实证。早期，由于髋关节骨错筋伤，筋膜断裂，络脉受损，血离经脉，气机凝滞，瘀积不散，经络受阻，故髋部疼痛、肿胀、关节活动受限；瘀血泛溢肌肤，则局部皮肤瘀紫；中期，骨位虽正，但筋络尚未修复，瘀血内滞未尽去，故肿痛减轻，瘀斑渐散；后期，瘀血已尽，肿痛消退，虽筋络连续，但尚未坚韧，故关节活动不利，患肢乏力。

膝关节脱位

赵某，男，33岁，公司职员。1993年5月14日，被车从后面撞击，撞后左侧膝盖疼痛剧烈，髌骨部位向前移位2小时，来我院就诊。

症状及体格检查：有严重的外伤史。伤后左膝关节剧烈疼痛、肿胀，局部青紫、瘀斑，压痛明显，关节活动受限，功能障碍。呈弹性固定异常活动。

左膝关节前后径增大，髌骨下陷，在腘窝部可触及突起于后侧的股骨髁后缘，髌腱两侧可触及向前移位的胫骨平台前缘。

影像学及理化检查：左膝关节正侧位X线检查：胫骨平台向前移位。

诊断：左侧膝关节前脱位

治则治法：行气活血，消肿止痛。

手法复位：患者仰卧，一助手环抱患肢大腿上段，另一助手握住患肢踝部或小腿作对抗牵引，医者站于患侧，一手把持大腿下段后侧向前提，另一手置于小腿上端前方向后压，同时用力即可复位；当脱位整复后，畸形消失，助手放松牵引，医者一手持膝，一手握足踝部，将膝关节轻柔屈伸（将膝关节屈曲，再伸直至15°左右）数次，检查膝关节关节缝是否完全吻合，同时检查胫前、胫后动脉搏动情况，检查足踝运动和感觉情况。

药物治疗：内服方药：初期肿痛明显，宜活血化瘀、通经消肿，药用接骨七厘片、活血止痛胶囊或活血疏肝汤加川断、牛膝等；肿消痛减后继续服用通经活络舒筋之中药，方用丹栀逍遥散加独活、川断、牛膝、木瓜、桑寄生等。若有神经损伤症状加全虫、白芷。后期补肝肾壮筋骨，方选补肾壮筋汤加川断、五加皮等；神经损伤后期宜祛风壮筋、益气通络，方选黄芪桂枝汤加川断、桑寄生、全虫、姜黄、制马钱子等。外用方药：脱位整复后，早期可外敷活血止痛膏以消肿止痛；中期用消肿活血汤外洗，以活血舒筋；后期用苏木牛膝煎水熏洗以利关节。中、后期或用海桐皮汤熏洗。

治疗效果：三个月后，左侧侧膝关节活动自如，无关节不稳。

按语：膝关节脱位比较少见，其发生率占全身关节脱位的0.6%，多见于青壮年人。膝关节是人体最大、结构最复杂的关节。它为屈戌关节，由股骨下端、胫骨上端和髌骨的关节面构成。其借助关节囊、内外侧副韧带、前后十字韧带、半月板等相连接的加固，周围有坚强韧带的肌肉保护而保持稳定。膝关节有向外约15°的外翻角。膝关节的主要功能是负重与屈伸运动，在屈曲位时，有轻度的内、外旋及内收、外展活动。膝关节由于结构复杂、坚强的韧带的关节囊维持、关节面接触较宽，因此在一般外力下很难使其脱位，只有在遭受强大暴力时，周围软组织大部分被破坏时，其稳定性丧失，才可导致脱位。一旦发生脱位，即伴有广泛的关节囊及韧带撕裂带合并骨折如胫骨结节、胫骨棘、胫骨髁、股骨髁等的撕脱或挤压性骨折及侧副韧带、十字韧带、关节囊等软组织和腘动脉、腘静脉和腓总神经等损伤。膝关节脱位罕见，但其并发症常见且严重，是骨科急症之一。在大多数病例中，动脉损伤的发生率为40%，如果不修复动脉，截肢率可达72.5%，对血管损伤的治疗外科意见是一致的。腘动脉穿过腘窝时发出5个膝动脉分支，分别是膝上内侧动脉、膝上外侧动脉、膝下内侧动脉、膝下外侧动脉、膝中动脉，这些动脉由后向前而左右攀附于膝关节后部，这样腘动脉就被上、下、左、右固定于膝关节的后部，而又紧贴于股骨、胫骨，在膝关节脱位时极易发生腘动脉损伤，其吻合支也同时受损。后脱位合并腘动脉损伤者为44.3%，前脱位中为38.7%，内侧脱位中为25%，外侧脱位中为6%，旋转脱位中则为0。膝关节前、后脱位合并腘动脉损伤发生率高于后者，一方面由于前、后脱位相对多见，另一方面与其发生机理有关。对韧带的治疗存在着一定的分歧，但无论如何，静力稳定对于保持膝关节多年承受压力非常重要，应避免短期的优良，结果发生退行性变。因此要对膝关节静力稳定、弯曲性、本体感觉和动力保护在治疗前后及恢复期做出一个完善的处理计划。一旦发生脱位，应尽快进行闭合复位，解除神经、血管结构牵拉引起的张力增高，促进血运恢复。前脱位采用纵向牵引，然后在股骨后面加压并提拉使其复位。而不应在过伸位后推胫骨，这样会加重腘血管和神经结构的损伤。后脱位纵向牵引，伸直膝关节并上提胫骨复位。复位后如果足部无脉或出现膝关节以下血液循环障碍，则必须在6小时以内进行手术探查和动脉修补或移植，此时如合并前、后交叉韧带损伤应在伤后2~3周局部软组织愈合后再进行。如果无血管损伤应立即修复所有的韧带损伤以保证膝关节韧带的稳定性，防止后期膝关节不稳的发生。

髌骨脱位

赵某，女，38岁，公司职员。1999年5月20日，走路不慎滑倒，左侧膝部感觉疼痛剧烈，活动不利1小时，来我院就诊。

症状及体格检查：患者被人搀扶入院，右侧小腿不敢触地。右侧膝部疼痛、肿胀、功能障碍、畸形，弹性固定。膝关节呈屈曲，小腿外展、外旋畸形。局部压痛。浮髌试验阳性。

影像学及理化检查：膝关节正位X线片：右侧髌骨向左侧移位。

诊断：右侧髌骨脱位

治则治法：行气活络，消肿止痛。

手法复位：患者取仰卧位。医者站于患侧，一手握患肢踝部，一手拇指按于髌骨外方，嘱患膝在微曲状态下逐渐伸直的同时，用拇指将髌骨向内压迫，使其越过股骨外髁而复位。复位后轻柔屈伸膝关节数次，并用手按摩肿胀的股内侧肌上点，理顺撕裂的肌肉及韧带。以长腿伸直夹板固定膝关节屈曲20°~30°中立位2~3周。

固定后可作股四头肌收缩、舒张活动。解除外固定后，加强股内侧肌锻炼，逐步锻炼膝关节屈伸活动。早期避免负重下蹲，以免再发生脱位。

药物治疗：早期宜活血消肿止痛，方选活血舒肝汤加牛膝；中期养血通经活络，服养血止痛丸；晚期补肝肾、强筋骨，可服健步虎潜丸。外用药，早期可用定痛膏以消肿止痛，后期以海桐皮汤熏洗患肢，以舒利关节。

治疗效果：5周后，患者膝部疼痛肿胀消失，活动自如，无关节不稳。

按语：髌骨古称"连骸"，又称"膝盖骨"。髌骨是人体最大的籽骨，略呈扁平三角形，底上，尖朝下，覆盖于股骨两骨端构成的膝关节前面。髌骨上缘与股四头肌腱相连，下缘通过髌韧带止于胫骨结节；两侧为止于胫骨髁的股四头肌扩张部包绕；其后面的两个斜形关节面，在中央部呈纵嵴隆起，该嵴于股骨下端凹形的滑车关节面相对应，可阻止其向左右滑动。股四头肌中的股直肌、股中间肌及骨外侧肌的作用方向是向外上方，于髌韧带不在一条直线上用力；股内侧肌止于髌骨内上缘，其下部肌纤维呈横位。因此，股内收肌下部纤维的走向及附着点；在屈膝时，并不向内、外侧滑动。由于解剖、生理上的不甚稳定，若出现解剖、生理缺陷时，易引起向外侧脱位；向内侧脱位，是由于特殊暴力作用下的结果；当股四头肌腱或髌韧带断裂，可向下或上脱位。髌骨的名称我国古代就早已有之，有"膝头骨、膝盖骨、连骸、髌骨、油盖骨、槌膝骨、冰骨"等多种称谓。明代王肯堂在《证治准绳》阐述了髌骨脱位的复位方法，即"若膝头骨失出臼，牵合不可太直，不可太曲，直则不见骨棱，曲则亦然，见可半直半曲"。清代吴谦在《医宗金鉴》中指出髌骨的名称及脱位时的症状与体征并阐述了手法，即"膝盖骨即连骸，亦名髌骨，形圆而扁，覆于楗胻上下两骨之端，内面有筋联属……若膝盖骨离位向外侧者，则内筋肿大，向内侧者，则筋直腘肿。宜祥视其骨如何斜错，按法推拿，以复其位"。清代赵濂在《伤科大成》、不退和尚在《少林伤科治法集要》中提出了髌骨脱位的手法复位方法与治疗方药"膝骱处油盖骨，在西盖之处，其骱膑出于上者，使患者（仰卧）一人抬起足踝，随左而下；出于右，随右而下。医者从受夹搐，上手拿住其膝，……服补膝药"。"槌膝骨又名冰骨，旧名油盖骨，上盖之骱每迭出于上。治法必用棉箍，令患人仰卧，一人抬起脚踝，若骨出于右，随右而下，出于左，随左而下。医者双手缓缓扶操棉箍至于膝下，上手挽住其膝，下手挽住其脚，跨出于右，下手偏右，跨出于左，下手偏左。使其对膝上，手指抬起则必上矣。……次用壮筋续骨丹自愈。"

治疗髌骨脱位主要是预防再脱位的发生，为此，复位固定后，积极指导患者做股四头肌收缩练习。解除固定后，有计划指导加强股内侧肌锻炼，逐步锻炼膝关节屈伸。早期避免负重下蹲，以免再发生脱位。

第三章　筋　伤

第一节　上肢伤筋

肩部扭挫伤

活血化瘀行气止痛法治疗右肩部扭挫伤（血瘀气滞）

李某，男，20 岁，工人。1999 年 6 月 8 日来诊。
主诉：右肩肿胀、疼痛二天。
现病史：二天前不慎扭伤右肩部，即觉右肩肿胀、疼痛，活动时尤甚，故来就诊。
症状及体格检查：右肩部肿胀、疼痛，活动时尤感疼痛，局部有瘀斑。右肩部 X 线片显示：骨质无改变。舌质略暗，苔白，脉涩。
诊断：右肩部扭挫伤（血瘀气滞）。
辨证：因外力作用于肩部，肩部气血瘀阻，致筋络伤痛，关节挛急。
治则治法：活血化瘀，行气止痛。
内服方药：当归 15g　川芎 10g　乳香 6g　没药 6g　枳壳 10g　桃仁 12g　大黄 10g　陈皮 15g　土鳖虫 10g　木通 6g　申姜 15g　7 剂水煎，1 剂日 2 次，口服。
辅以局部手法按摩，15 分钟，日一次。
二诊　1999 年 6 月 13 日，患者自述服药后肩部疼痛基本消除，惟遇风寒时稍有肩部挛急感，查肩部瘀斑亦已消除，舌淡苔薄腻，脉浮紧。辨证：患者瘀血已除，气机通畅，但复感寒湿之邪。故原方加独活 15g 继续服用 5 剂。
随诊经治疗症状基本消失，嘱其适当进行颈部肌肉功能锻炼。追诊二个月后，肩部活动自如。
按语：治疗肩部伤筋必须掌握分期，根据"热者寒之"、"寒者热之"、"坚则削之"、"留则攻之"、"结则散之"、"劳则温之"等原则，进行辨证施护。伤筋早期慎用温热药物，切忌热敷，中后期注意保暖，防止寒冷潮湿刺激。在治疗伤筋的过程中，必须贯彻动静结合的原则，配合适当的功能锻炼。
本案例患者气滞血瘀，以川芎，乳香，没药等行气活血化瘀药物对症治疗，后感受寒湿之邪，加独活散寒化湿。采用手法按摩，能达活血舒筋通络之效，松解局部肌肉痉挛。

肱二头肌长头肌腱炎

王某，男，48 岁，建筑工人。
病史：2014 年 9 月 20 日，患者 20 天前搬运货物，搬起重物时听到"咔"的一声，右侧肩部疼痛，活动不利 20 天，来我院就诊。
症状及体格检查：患者用左手托住右侧上肢，右侧上肢屈曲位。右肱骨结节间沟部疼痛

(+)，肩关节活动受限。双上肢皮肤感觉正常，右上肢肱二头肌肌力减弱、肱三头肌肌力Ⅴ级。霍夫曼征（-）舌质淡红，苔薄白，脉弦。

影像学及理化检查：未见异常。

诊断：右肱二头肌长头腱鞘炎。

治则治法：活血化瘀，消肿止痛。以手法治疗为主，配合药物、固定、练功等治疗。

理筋手法：手法可起到活血化瘀、消肿止痛、疏通经络、理顺筋结的作用，急性期以轻柔的手法为主，慢性期手法宜稍重。以滚动、拿捏、弹拨、叩击几种方法联合应用，并配合使肩关节前屈、外展、后伸、上举等各方向活动的放松手法，松解肱二头肌长头肌腱与周围组织的粘连，改善关节活动度。

药物治疗：内服方药：损伤初、中期以散瘀消肿、生新止痛为主，内服舒筋活血汤，亦可补气血、益肝肾、温经络、祛风湿为主，内服独活寄生汤或三痹汤等。体弱血亏较重者，可用当归鸡血藤汤加减。外敷药：急性期疼痛，肩关节活动有障碍者，可选用海桐皮汤热敷熏洗或寒痛乐热熨，外贴伤湿止痛膏等。

固定方法：急性期肿痛难忍者可用三角巾将患肢悬吊于胸前，作短期制动。

练功活动：在不加剧疼痛情况下，注意练习肩部活动，可进行肩外展、前屈、外旋、上举等活动，以舒筋和络，使粘连机化逐步松解，恢复正常肩关节活动功能。如做被动屈伸活动，必须是轻柔的，不引起明显疼痛的活动。

治疗效果：经过3次治疗，患者右肩部疼痛症状消失，活动自如，余无明显症状。

按语：肱二头肌长头腱鞘炎是由于肌腱在鞘内长期遭受摩擦劳损而发生退变、粘连，使肌腱滑动功能发生障碍的病变。本病好发于40岁以上的病人。主要临床特征是肱骨结节间沟部疼痛，肩关节活动受限。若不及时治疗，可发展成肩关节周围炎。本病属中医"筋痹"、"筋伤"的范畴。肱二头肌长头肌腱起于肩胛盂上结节，为一长圆形腱，行经肩关节囊内，随后穿出关节，沿肱骨结节间沟与横韧带形成的纤维管道中通过。当肩关节运动时，肌腱在肱骨结节间沟内被动滑动，即在肩关节内收、内旋及后伸时肌腱滑向上方，而外展、外旋、屈曲时肌腱滑向下方。由于肱二头肌长头腱与结节间沟的特有解剖关系，故为肱二头肌长头腱鞘炎的好发部位。本病可因肩部外伤或劳损后发病，亦可由投掷运动所引起。但大多数是由于肌腱长期遭受磨损而发生退行性变的结果。其主要的发病原因是由于肱二头肌长头肌腱经肱骨结节间沟，沟嵴上有横韧带将肌腱限制在沟内。由于日常生活和工作的需要，肱二头肌反复的活动，肌腱在肱骨结节间沟内容易遭受磨损而发生退变。又因肱二头肌长头有一部分在肩关节囊内，肩关节的慢性炎症，也可引起此肌腱腱鞘充血、水肿、增厚，至粘连形成，使肌腱滑动功能发生障碍。疼痛主要位于肩关节前面，可指向三角肌附着处或肱二头肌肌腹，夜间加剧，影响睡眠。急性发病者，常有外伤史，症状重，有时可有不同程度肌痉挛。病人常用手托住患侧上肢于屈曲位，避免上臂旋转活动而加剧疼痛。慢性发病者，病程较长，疼痛较轻。疼痛常常能忍受，但过多活动患肢或在遭受轻微外伤后症状可加剧。严重者可有肩关节活动受限。

肩关节周围炎

1. 按摩理筋法肩关节周围炎（轻型）

李某，男，52岁，退休员工。

病史：2011年9月20日，左肩部疼痛，活动不利15天来我院就诊。

症状及体格检查：检查患者左肩部肿胀不明显，肩前、后、外侧均可有压痛，初时肩周微有疼痛，常不引起注意。1~2周后，疼痛逐渐加重，肩部酸痛，夜间尤甚，肩关节外展、外旋活动开始受限。肩外展试验阳性。

影像学及理化检查：未见异常。

诊断：左侧肩关节周围炎。

治则治法：舒筋活络，理气止痛。以手法治疗为主，配合药物、理疗及练功等治疗。

理筋手法：患者端坐位、侧卧位或仰卧位，医者主要是先运用滚法、揉法、拿捏法作用于肩前、肩后和肩外侧，用右手的拇、食、中三指对握三角肌束，作垂直于肌纤维走行方向的拨法，再拨动痛点附近的冈上肌、胸肌以充分放松肌肉；然后医者左手扶住肩部，右手握患手，作牵拉、抖动和旋转活动；最后帮助患肢作外展、内收、前屈、后伸等动作，解除肌腱粘连，帮助功能恢复。手法治疗时，会引起不同程度的疼痛，要注意用力适度，以患者能忍受为度，隔日治疗一次，10次为一疗程。

练功活动：练功疗法是治疗过程中不可缺少的重要步骤，早期患者肩关节的活动减少，主要是由于疼痛和肌肉痉挛所引起，此时可加强患肢的外展、上举、内旋、外旋等功能活动；粘连僵硬期，患者可在早晚反复作外展、上举、内旋、外旋、前屈、后伸、环转等功能活动，如"内外运旋"、"叉手托上"、"手拉滑车"、"手指爬墙"等动作。锻炼必须酌情而行，循序渐进，持之以恒，久之可见效果。否则，操之过急，有损无益。

治疗效果：经过5次治疗，患者肩部痛疼痛症状消失，活动自如，余无明显症状。

2. 推拿松解法肩关节周围炎（重型）

李某，男，64岁，农民。

病史：2011年11月20日，右肩部活动不利6月余，疼痛加重3天来我院就诊。

体格检查：检查右肩部肿胀不明显，肩前、后、外侧均可有压痛，外展、外旋、后伸等各方向功能活动均受到严重限制，见肩臂肌肉萎缩，尤以三角肌为明显。肩外展试验阳性。

影像学检查：未见异常。

诊断：右肩关节周围炎。

治则治法：舒筋活络，理气止痛。以手法治疗为主，配合药物、理疗及练功等治疗。

处置：推拿松解手法：患者端坐位、侧卧位或仰卧位，医者主要是先运用滚法、揉法、拿捏法作用于肩前、肩后和肩外侧，用右手的拇、食、中三指对握三角肌束，作垂直于肌纤维走行方向的拨法，再拨动痛点附近的冈上肌、胸肌以充分放松肌肉；然后医者左手扶住肩部，右手握患手，作牵拉、抖动和旋转活动；最后帮助患肢作外展、内收、前屈、后伸等动作，解除肌腱粘连，帮助功能恢复。手法治疗时，会引起不同程度的疼痛，要注意用力适度，以患者能忍受为度，隔日治疗1次，10次为1疗程。

药物治疗：治宜补气血、益肝肾、温经络、祛风湿为主，内服独活寄生汤加减。

练功活动：练功疗法是治疗过程中不可缺少的重要步骤，早期患者肩关节的活动减少，主要是由于疼痛和肌肉痉挛所引起，此时可加强患肢的外展、上举、内旋、外旋等功能活动；粘连僵硬期，患者可在早晚反复作外展、上举、内旋、外旋、前屈、后伸、环转等功能活动，如"内外运旋"、"叉手托上"、"手拉滑车"、"手指爬墙"等动作。锻炼必须酌情而行，循序渐进，持之以恒，久之可见效果。否则，操之过急，有损无益。

治疗效果：经过6周治疗，患者肩部痛疼痛症状消失，活动自如，余无明显症状。

按语：肩关节周围炎是一种以肩痛、肩关节活动障碍为主要特征的筋伤，简称"肩周炎"。其病名较多，因睡眠时肩部受凉引起的称"漏肩风"或"露肩风"；因肩部活动明显受限，形同冻结而称"冻结肩"；因该病多发于50岁左右，故又称"五十肩"。此外，还称"肩凝风"、"肩凝症"等。五旬之人，肝肾渐衰、肾气不足、气血虚亏、筋肉失于濡养，加之外伤劳损、风寒湿邪侵袭肩部而引起本症。外伤劳损为其外因，气血虚弱、血不荣筋为其内因。肩关节的关节囊与关节周围软组织发生了范围较广的慢性无菌性炎症反应，而引起软组织的广泛性粘连，致使肩关节活动发生障碍。肩部的骨折、脱位，臂部或前臂的骨折，因固定时间太长或在固定期间不注意肩关节的功能锻炼亦可诱发肩周炎。此病病程较长，一般在一年以内，长者可达两年左右。根据不同病理过程和病情状况，可将本病分为急性疼痛期、粘连僵硬期和缓解恢复期。X线检查多属阴性，但对鉴别诊断有意义。有时可见骨质疏松、冈上肌腱钙化或大结节处有密度增高的阴影。中老年人平时肩部要注意保暖，勿受风寒湿邪侵袭，并经常进行肩关节的自我锻炼活动。急性期以疼痛为主，肩关节被动活动尚有较大范围，应减轻持重，减少肩关节活动；慢性期关节已粘连，关节被动活动功能严重障碍，肩部肌肉萎缩，要加强功能锻炼。肩周炎病程长、疗效慢，部分病人虽可自行痊愈，但时间长，痛苦大，功能恢复不全。因此要鼓励患者树立信心，配合治疗，加强自主练功活动，以增进疗效，缩短病程，加速痊愈。

3. 温通行散活血化瘀法治疗肩关节周围炎

张某，女，52岁，职员。
初诊： 2010年2月4日。
主诉： 右肩痛2月余。
病史： 右肩痛症状逐渐加重，畏风怕凉，日轻夜重，既往右肩有挟伤史和受凉史。曾做过肩部制动三周。
症状及体格检查： 右肩关节活动受限，肩部压痛较广泛。X线片显示：右肩关节间隙正常，肱骨大结节显高密度影。脉象沉涩，舌淡无苔。
诊断： 右肩关节周围炎。
辨证： 本病起因于肩部损伤，并制动时间较长，局部组织挛缩粘连，复感风寒侵袭，致肩部筋脉拘急而发病。
治则治法： 温通行散、活血化瘀。
内服方药： 生山楂30g 桑椹子30g 鸡血藤20g 嫩桂枝15g 伸筋草15g 五加皮15g 络石藤15g 片姜黄15g 紫丹参15g 蓬莪术10g 嫩桑枝15g 生甘草5g 7剂水煎，1剂日2次，口服。

二诊 2月10日。右肩部疼痛减轻，自觉松快些，但活动仍受限，稍用力活动则疼痛加剧。治按前方加麻黄10g，炙川乌5g，连服6剂（9天），局部用热熨药（每日二次，每次一小时），熨后加强肩关节功能练习。

三诊 2月20日。患者右肩疼痛大减，活动进步。嘱按上方继服药10天，并配合手法按摩，每日1次。

四诊 3月2日。症状基本消退，功能基本恢复。停服汤药及手法，嘱服舒筋片（自拟方）2周痊愈。

按语： 肩关节周围炎，又称"漏（露）肩风"、"肩凝症"、"冻结肩"等。是肩关节的关节囊与关节周围软组织发生的一种范围较广的慢性无菌性炎症反应，引起软组织广泛粘连，而限制肩关节活动。本病好发于50岁左右，故又称"五十肩"，女性多于男性。

本病的治疗，首当用中药内服外熨及功能练习。一、二周后，其肩疼痛缓解，再进行推拿按摩而收功。按摩手法的施行：先在肩部进行拿捏推按、滚揉手法，以理顺筋络，并以叉开的虎口对患臂自肩髃穴附近起，向下揉捏，使痉挛的肌肉缓解后，将上臂极度外展、内旋及后伸，然后将肩关节再作一环行运动，先低摇，后逐步提高，前摇一周，后摇一周（360°）相向而行，可由5~7遍开始逐步增加，使三角肌各部的纤维都受到牵拉，再将患臂提起作抖动运展活动。如此运动，使肩关节的每一个肌肉都照顾到。往往手法后，患者常感到症状减轻。这种先药后手法的治疗方法，效果较理想。

本病例系一50岁以上的妇女。其人身体羸瘦，面青暗无华色，脉象沉涩，属肝肾不足，气血瘀滞之象，故用自拟"肩痹汤"方治之。药用山楂之入肝、脾血分，善温通行散而活血逐瘀、驱寒，配桑椹、鸡血藤之益肝肾以滋阴养血，用桂枝以和营，伸筋草之通经络、利关节，五加皮、络石藤以舒筋展痹，丹参、莪术于此以增强活血通经散结之力，益以桑枝、姜黄行气血主臂痛，合甘草以缓急住痛，诸药相伍，有益肝肾，活气血，祛风寒，祛痹痛之功。

4. 活血化瘀法治疗肩关节周围炎（气滞血瘀）

张某，男，51岁

初诊： 2000年1月2日。

主诉： 右肩部扭伤两个月，右肩活动受限、疼痛加重一个月余。

病史： 两个月前右肩部扭伤，未经特殊治疗。一个月前始感右肩关节活动受限，手臂无力，欲举不能，疼痛加重。现症：右肩部刺痛，痛有定处，夜间痛甚，活动不利，纳可，寐差，二便调。

症状及体格检查： 右肩部压痛明显，可见瘀斑，关节多方向活动受限：外展70°、外旋10°、后伸5°。X线片：未见骨质明显改变。舌质紫暗，脉弦涩。

诊断： 中医：痹症（气滞血瘀）；西医：慢性右肩关节周围炎。

辨证： 由于外伤后致气血瘀滞，日久筋骨肌肉失养，关节活动不利，不通则痛。

治则治法： 活血化瘀，通络止痛。

内服方药： 桃仁10g　川芎10g　红花10g　没药6g　当归15g　五灵脂6g　香附6g　牛膝15g　地龙10g　续断10g　苏木15g　大黄10g　柴胡10g　甘草6g。6剂水煎，1剂日2次，口服。

嘱患者环绕摇肩、爬墙等功能锻炼。

二诊 2000年1月8日。患者症状好转，查：瘀斑渐消，右肩关节外旋20°、后伸30°，舌紫，脉缓。辨证：患者气滞之证基本消除，但仍有淤血未祛。嘱继续服用原方6剂。

随诊经治疗症状基本消失，嘱其继续做环绕摇肩、爬墙等功能锻炼。追诊二个月患者右肩部无不适感，活动自如。

按语： 肩关节周围炎简称肩周炎，亦称粘连性关节囊炎，俗称凝肩、冻结肩、漏肩风、五十肩等。它是肩周围肌肉、肌腱、滑囊和关节等软组织的慢性炎症，形成关节囊内外粘连，阻碍肩的活动。属中医"肩痹"、"肩凝"等范畴。是由于肩关节周围软组织病变而引起肩关节疼痛和活动功能障碍。中医学认为此病内因肝肾亏虚，筋骨衰退。肾藏精、主骨，肝藏血、主筋，《素问·上古天真论》言："五八肾气衰""七八肝气衰，筋不能动"随着年龄的增长，脏气衰退，精血亏损，筋肌失养，从而引起各种症状。外因风寒湿邪，慢性劳损。年老体弱，气血衰少，筋骨失于濡养，风寒湿邪易侵袭机体，痹阻经络，气滞血瘀，引起酸痛不止，麻木不仁。具体地说主要为肩部相关软组织退行性变化、外伤、劳损和外感风寒等因素，临床特征为肩痛、肩关节活动受限和病程较长。故本病治疗以活血化瘀药为主，辅以补肝肾药，以治病求本，标本兼治之功。

5. 疏风散寒，益肾养肝法治疗肩关节周围炎

李建明，男，59岁，干部。

初诊： 1996年5月6日。

主诉： 右肩关节活动受限半年

病史： 半年前无诱因，出现右肩关节活动受限，活动幅度稍大即感疼痛，一直未治疗。

症状及体格检查：右肩关节上举外展和后旋均因疼痛而受限，不能持重，脉沉略弦，舌苔薄白。

诊断：右肩关节周围炎（漏肩风）。

辨证：患者时常外感风寒，风寒之邪停于肌肤筋骨之间，致气血不畅，日久损耗肝肾，筋骨失养，关节活动不利。

治则治法：疏风散寒，益肾养肝。

内服方药：葛根12g　麻黄3g　桂枝6g　连翘15g　白芍12g　生姜6g　大枣6g　杜仲15g　川断15g　防风12g　甘草6g。5剂水煎，1剂日2次，口服。

二诊　5月10日。患者自诉服药3剂后，自觉症状明显减轻，其患肢上举外展动能明显好转。辨证：患者风寒得祛，肝肾不足渐复。嘱原方加白术10g，继服药7剂。

三诊　5月17日。患者自诉其右肩关节的诸症均消失，右手可提50斤的水桶，仍服原方10剂，隔日一剂。经随访，该患者至今肩周围炎未复发，一直参加体力劳动。

按语：本案例患者因外感风寒，风寒之邪停于肌肤筋骨之间，致气血不畅，筋骨失养，关节活动不利。方用葛根、麻黄、桂枝、连翘、防风祛风散寒，白芍、生姜、大枣、杜仲、川断调补肝肾，后加白术与白芍共奏柔筋止痛之效，并可补气健脾，以利运化，巩固补肝肾之效。

6. 舒筋活络补益肝肾法治疗肩关节周围炎（肝肾不足）

梁某，男，56岁。

初诊：1998年11月27日。

主诉：左肩疼痛活动受限一年余。

病史：一年前左肩部扭伤而致疼痛，逐渐加重，左臂上举受限，左肩关节活动度则越来越小，时常两目干涩，头晕耳鸣。

症状及体格检查：左肩肌肉萎缩，肩关节周围明显压痛，肩关节诸方向运动受限尤著，前屈、外展均在5°范围内，旋转及内收在3°范围内。X线片：左肩关节周围诸骨稍有疏松，关节间隙及骨质无其他病变。舌红淡苔白，脉细弱。

诊断：左肩关节周围炎（肝肾不足）。

辨证：年老体弱、肝肾不足、气血虚衰，风寒湿邪乘虚而入，滞留于肩胛筋骨之间，壅塞经络着而不去，从而使气血循行受阻，产生"不通则痛"。

治则治法：舒筋活络，补益肝肾。

内服方药：熟地50g　鸡血藤25g　鹿角霜20g　杜仲15g　补骨脂15g　龙骨25g　牡蛎50g　乳香15g　没药15g　甘草10g　女贞子10g　菟丝子15g　山药15g　黄精15g　肉桂15g　黄芪30g　白术20g　茯苓15g　10剂，水煎，1剂日2次，口服。

配合手法"治肩八法"进行治疗。

具体操作：患者仰卧于治疗台上（一般检查床即可），先以硫喷妥钠0.5g加注射用水20ml稀释后，缓慢注入肘窝静脉内，等其肌肉完全松弛时，先用拿捏滚揉等轻手法在局部按摩，为施行具体操作手法做好准备。然后施以手法：

拔伸、内旋、外旋。此3法主要松解冈下肌，肩胛下肌，大圆肌，小圆肌和三角肌之挛缩与粘连。内收、外展。此2法主要松解三角肌、冈上肌、胸大肌、背阔肌和大圆肌之挛缩与粘连。前屈、后伸、上举。此三法主要松解三角肌、胸大肌、喙肱肌和肱二头肌等肌挛缩与粘连。从而彻底达到完全松解之目的。手法松解后被动活动患肢，肩关节各方向运动无限制，且有一种松快感，证明挛缩和粘连已全部松解，将病人用平台车送到病床上，仰卧位并将患肢置于前屈过顶位24小时，每日可用轻柔手法按摩患肩，3天后逐步做肩部各种功能锻炼，如上举或作爬墙、屈肘后伸、外展、内收等锻炼方法。

二诊 12月10日。经治疗后症状明显缓解，左肩关节活动范围略增大，辨证：本病仍系肝肾不足之症。继服前方10剂，嘱患者进行肩关节功能练习。

治疗效果：症状完全消失，肩关节活动恢复正常。随访1年未见复发。

按语：肩关节周围炎，又称"老年肩"，"漏肩风"，"肩凝症"等，多发于50岁左右老年人，故临床上义称"五十肩"。本病是痹症之一，由于年老体弱，气血虚衰、风寒湿邪乘虚而入，滞留于肩胛筋骨之间，壅塞经络着而不去，从而使气血循行受阻，产生"不通则痛"而致本病。

本案例患者年老体弱、肝肾不足、气血虚衰，风寒湿邪乘虚而入而发病。故治疗以补益肝肾，舒筋活络药物为主。一旦患此病症，病人肩部活动受限，上肢不能抬举持物等，只用药物治疗多难收效。刘老自创治疗本病手法"治肩八法"，疗效显著。注意施术前必须做好充分准备，首先需拍摄肩部X线片，以除外结核，肿瘤等骨疾病，如有严重骨质疏松症，高血压病，心脏病，妇女妊娠期等应慎用或禁用本法，手法要求轻柔稳健，切忌粗暴行事，以防造成骨折。

7. 温阳散寒滋阴化瘀法治疗肩关节周围炎

夏某，女，54岁，工人。

初诊：1999年6月1日。

主诉：右肩关节疼痛半年。

病史：半年前无诱因，即觉右肩关节疼痛，疼痛不断加重，曾两多次去医院求治，给予口服药治疗（具体应用药物不详）后，疼痛减轻，停药后，疼痛又起，日轻夜重，影响睡眠，畏寒肢冷，纳差。故来我处诊治。

症状及体格检查：右肩关节周围广泛压痛，活动障碍，肩关节外展60°，上举60°，内旋30°，搭肩试验（+），右手握力下降。X线片示：关节间隙及无骨质改变。舌淡紫，苔薄白，脉沉紧。

诊断：右肩关节周围炎。

辨证：本病由于年老体弱，外感寒湿之邪，邪留筋脉之间，致阳虚寒凝，血瘀经络。耗伤日久，伤及阴津，阴虚体弱。

治则治法：温阳散寒，滋阴化瘀。

内服方药：桂枝15g　白芍15g　知母16g　白术15g　防风12g　麻黄10g　附子12g　羌活10g　红花10g　川芎10g　鸡血藤10g　熟地20g　生姜5片　甘草6g。10剂水煎，1剂日2次，口服。

嘱患者环绕摇肩、爬墙等功能锻炼。

二诊 6月12日。患者自述疼痛明显减轻，右肩关节活动基本恢复正常，上举70°。辨证：寒湿之邪渐除，故继原方加山茱萸15g续服用6剂，以加强温阳滋阴之功。

随诊疼痛症状基本消失，右肩关节活动基本恢复正常，嘱其继续肩关节肌肉功能锻炼。追诊两个月，肩关节活动自如。

按语：本案例系阴阳不足，复外感风寒湿之邪。处方以桂枝，麻黄，羌活，防风祛风寒湿，白术，白芍药，知母，附子，熟地补阴阳，红花，川芎，鸡血藤行气血，后期加山茱萸增阴阳并补之效。

8. 温经散寒法治疗肩关节周围炎

李某，女，50岁，教师。

初诊：2001年8月3日。

主诉：左肩部疼痛3个月，加重2天。

病史：3个月前因着凉后出现左肩部疼痛，活动明显受限，痛处定处，遇凉或雨天痛增，活动后疼痛较重，前屈后伸明显受限，夜间痛甚，影响睡眠。2天明显加重，曾在个体医院针灸按摩治疗，效果不佳，故来我门诊治疗。

症状及体格检查：左肩部疼痛和功能障碍，肩痛为阵发性或持续性冷痛、掣痛或刺痛、酸痛。肩周有多处压痛点，以肩前内侧为甚。功能障碍以上举、后伸、收展、旋转等单一活动，以及梳头、穿衣等复合活动受限，内旋障碍，被动加大活动范围均引起疼痛加剧。病程久者多有三角肌萎缩。X线检查：患者左肩关节正位片多提示其组成骨正常，病程久者可见骨质疏松。脉象弦滑，舌苔薄白。

辨证：此病例系劳损后致脉络瘀滞，经络受阻而现之此症。

诊断：肩关节周围炎（寒邪阻络）。

治则治法：温经散寒。

内服方药：温经散寒汤（自拟）

生麻黄15g　肉桂6g　细辛15g　花椒30g　荜拨15g　木瓜20g　生川乌15g　乳香15g　蓖麻子20g。7剂水煎，1日剂2次，口服。

二诊　9月10日，肩部疼痛明显减轻，仍然活动受限。嘱服二周，后继服壮骨伸筋胶囊调理三周明显好转。

按语：肩周炎属慢性难治之症。它是肩周肌肉、肌腱、滑囊和关节囊等软组织慢性炎症，与肩周组织的退行性变、劳损、外伤及感受风寒湿邪有关，属中医痹症的范畴，又称"五十肩"、"漏肩风"、"冻结肩"等。肩为手三阳经脉所过之所，中老年人阳气虚馁，易感受风寒湿邪，使气血凝滞，阳气不布，脉络不通，故该方运用麻黄、肉桂、生川乌、川椒、细辛、荜拨温阳散寒。正如《本草正》所言："麻黄以轻扬之味，而兼辛温之性，故善达肌表走经络，大能表散风邪，祛除寒毒。若寒邪深入少阴、厥阴筋骨之间，非用麻黄、官桂不能逐也。"木瓜舒筋通络化湿；乳香活血止痛消肿；蓖麻子，临床中虽然不太常用，但其通窍活络止痛之效优良。如《本草纲目》云："开通关窍经络，能止诸痛，消肿追脓拔毒。"现代研究表明，蓖麻油本身刺激性小，可作为皮肤滑润剂，用于皮炎及其他皮肤病；做成油膏用于烫伤及溃疡；种子的糊剂用于皮肤溃疡及眼睑炎。在该方中，蓖麻子调和了川乌、荜拨等药的刺激性。该方只要正确使用，则安全、有效。

冈上肌肌腱炎

1. 冈上肌肌腱炎手法治疗

李某，男，35岁，长春一汽职员。

病史：2010年10月20日，右肩外侧渐进性疼痛，用力肩外展时疼痛较明显，辗转不利3天来我院就诊。

症状及体格检查：右肩外侧渐进性疼痛，用力肩外展时疼痛较明显，肱骨大结节处和肩峰下压痛（+），疼痛弧试验（+），霍夫曼征（-）。舌质紫暗，苔薄，脉弦涩。

影像学及理化检查：胸部正侧位X线片：右冈上肌腱局部有钙化影。

诊断：中医：右冈上肌肌腱炎（气滞血瘀）；西医：右冈上肌肌腱炎。

治则治法：治以活血化瘀，通络止痛。

处置：理筋手法：患者正坐，医者先用拿法，拿捏冈上部、肩部、上臂部，自上而下，以疏通经络；然后医者用拇指在冈上肌部位作局部弹拨、按揉、分筋法，以舒筋活络；最后医者一手按肩部，一手拿腕部，相对用力拔伸肩关节，拿腕之手作肩摇法，以两手扣住患侧手大、小鱼际部，在向下牵引的同时作上肢的牵抖法，以滑利关节。

固定方法：急性期肿痛难忍者可用三角巾悬吊，作短期制动。

练功活动：肿痛缓解后进行功能锻炼，如肩外展、前屈、外旋、甩手、上举等活动，以舒筋和络，恢复肩臂活动功能。

治疗效果：经过2次治疗，患者肩部外侧疼痛症状消失，活动自如，余无明显症状。

按语：冈上肌起于肩胛冈上窝，其肌腱在喙突肩峰韧带和肩峰下滑囊的下面、肩关节囊的上面通过，止于肱骨大结节的上方。冈上肌有协同肩关节外展的作用，肩峰下滑囊将冈上肌腱与肩峰相隔，以减轻两者之间的摩擦。当肩关节外展至90°时，肩峰下滑囊完全缩进肩峰下面，冈上肌腱必然受到喙突肩峰韧带和肩峰的挤压和摩擦，日久而形成劳损。中年以后冈上肌发生退行性变，更易发生劳损，冈上肌腱呈慢性炎症改变，即冈上肌腱炎，临床比较多见。少数患者的冈上肌腱因劳损而渐趋粗糙，甚至钙化，或有冈上肌腱的部分断裂。肩部急性筋伤，或感受风寒湿邪，局部气血瘀滞，筋膜粘连，冈上肌腱更易受到挤压和摩擦，而转变为冈上肌腱炎。中老年人，尤其是平时缺乏锻炼者，在肩部活动时要避免突然、强力的动作，特别是在大角度的外展、后伸、上举等动作时更要注意，以防止本病的发生。发病后肩部疼痛明显时，应避免上肢外展外旋等用力动作，肩部注意避风寒。中后期肩痛缓解后，逐步开始功能锻炼。

2. 补肝肾化瘀通络法治疗右冈上肌肌腱炎（肝肾亏损）

姜某，男，59岁，工人。

初诊：1999年4月28日。

主诉：右肩酸胀疼痛一个月。

现病史：一个月前无明显诱因，出现右肩酸胀疼痛，右上肢活动时尤感疼痛。劳役过度疼痛尤甚，捶打或活动肩部后疼痛能缓解。现症：右肩酸胀疼痛，偶有头晕耳鸣目涩，腰膝酸软，纳可，寐差，二便可。

症状及体格检查：右肩峰外下方有明显压痛，外展60°～120°时，疼痛加重，肩被动活动不受限。X线检查：关节间隙及骨质未见异常。舌质红、苔薄，脉细数。

诊断：右冈上肌肌腱炎（肝肾亏损）。

辨证：本病系患者劳役过度，损及肝肾，精血亏虚，虚风内动，筋骨失于濡养，而见头晕耳鸣目涩，腰膝酸软，血瘀阻滞经络，脉络不通则肩部疼痛。

治则治法：补肝肾，化瘀通络。

内服方药：山药12g　熟地24g　山萸肉12g　枸杞12g　川牛膝9g　菟丝子12g　鹿角胶12g　龟板胶12g　当归8g　炙甘草5g　川芎15g　红花10g　鸡血藤15g。7剂水煎，1剂日2次，口服。

二诊　5月8日。患者自述服药后右肩部疼痛明显减轻，原有腰膝酸软之症亦得以消除。查右肩峰外下方微有压痛。舌淡苔薄，脉细。辨证：患者病之根本在于肝肾亏虚，肝肾得以濡养，则治其本，血瘀渐散则痛减。故继服原方7剂，以巩固治疗。

治疗结果：症状基本消失而愈。随访1年未复发。

按语：冈上肌腱炎是由各种原因引起的冈上肌腱损伤而出现的临床证候，是由于慢性创伤及肌腱退行性改变而产生的无菌性炎症。本病好发于中老年。一般起病缓慢，常有轻微的外伤史或受凉史，症状一般不明显，但唯有每次肩外展60°～120°时，出现明显疼痛。这正是冈上肌肌腱抵触肩峰的阶段，即通过肩峰与肱骨头所构成的狭小的间隙，遭压挤的缘故。但超过这个范围后，疼痛消失。该肌外旋离开了肩峰摩擦的关系，因此60°～120°亦称为"疼痛弧"这是岗上肌肌腱炎的特征。单纯的冈上肌肌腱炎时，并没有肌力丧失现象，轻者仅上臂外展受限，但被动外展不受限制，重者肩部疼痛不能活动，肌肉萎缩。

现代医学认为，因冈上肌在解剖上的位置处于腱袖中央，利于四方的力量，故极易引起冈上肌腱的疲劳损伤；反射性、机械性创伤，使血液淤滞出现炎性或退变性变化，同时累及腱袖的其他组织，久而导致局部气血不活、筋络不通，肩外展困难，从而导致本病的发生。

冈上肌肌腱炎属中医"痹症"范畴，内由气血不足，肝肾亏虚，外由寒湿、劳损、外力作用所致，引起气血凝滞，脉络瘀阻，不通则痛。中医学认为，气为血之帅，气行则血行，通则不痛，痛则不通。本案例患者肝肾亏虚，给予补肝肾药物治疗后，气血充足，筋脉得以濡润，治其本，化瘀通络，治其标，故其病自除。

肱骨外上髁炎

张某，女，50岁，农民。

病史： 2014年8月12日，连日劳作时感觉右肘外侧疼痛，劳累后日渐加重，来我院就诊。

症状及体格检查： 患者步入诊室，呈持续渐进性发展，作拧衣服、扫地、端茶倒水等动作时疼痛加重，常因疼痛而致前臂无力，握力减弱，甚至持物落地，休息时疼痛明显减轻或消失，右肱骨外上髁附近或肱桡关节后方及桡骨小头附近可触及压痛点，压痛以肱骨外上髁处最明显。前臂伸肌牵拉试验（Mills征）阳性，舌质淡红，苔薄，脉弦涩。

影像学及理化检查： X线检查无病理改变。

诊断： 右肱骨外上髁炎。

治则治法： 治以舒筋活络、祛风散寒、止痛、行气活血、滑利关节。

处置： 放松手法：用拿法疏通肘关节周围经络3～5遍，拇指按揉法、一指禅、拿法放松肘关节、前臂及上臂的肌肉8～10 min。

活肘舒筋手法：活肘：患者取坐位，医者站在患者后侧，以与患者患肢同侧之手握住患肢手腕，以与患者患肢对侧之手固定患者，医者持与患肢同侧手腕向患者后面进行伸拉，连续使肘关节伸直、再使肘关节屈曲、伸直各3～5次。舒筋：患者坐位，医者站在患者前外侧，医者以与患者患肢同侧之手握住患者患肢拇指大鱼际或腕部，医者另一手握住患肢肘外侧，使其肩肘关节约呈90°前屈位，伸直瞬间医者双手同时相对用闪动力，使患者前臂处旋前，接着平举用力牵拉。重复2～3次，第1次常可以听见"咔嚓"响声。

治疗效果： 经过4次治疗，患者疼痛症状明显减轻，活动基本自如。

按语： 肱骨外上髁炎（网球肘）是肘部中最常见的疾病，发病率为4‰，以40～50岁的人群发生率最高。该病属中医学中伤筋、肘痛等范畴。系由肘部外伤或劳损，或外感风寒湿邪致使局部气血凝滞、脉络瘀阻而发为本病。对该病的治疗常用针灸、针刀、封闭等治疗方法，然而手法对该病的治疗具有无创、安全、起效时间快、疗效好、治愈后不易复发等优势。活肘舒筋手法具有舒筋活络、祛风散寒、止痛、行气活血、滑利关节的作用。对肱骨外上髁炎的治疗在临床上取得良好的效果。尤其在手法末的牵伸瞬间的闪动力，可使肱骨外上髁局部的粘连得以松解，明显改善临床症状。

腕关节扭挫伤

赵某，男，22岁，在校大学生。

病史： 2014年9月26日，与同学打篮球时不慎摔倒右手掌撑地，右侧腕关节活动受限1小时来我院就诊。

症状及体格检查： 患者步入诊室，面容痛苦，腕部疼痛、肿胀、活动受限、无力，舌质淡红，苔薄，脉弦紧。

影像学及理化检查： 右腕关节正侧位X线片：腕关节各组成骨无异常。

诊断：右腕关节扭挫伤。

治则治法：治以活血化淤、消肿止痛。

处置：在伤处附近选相应经络上适当穴位，如尺侧掌面可选手少阴心经的少海、通里、神门等穴，桡侧掌面可选手太阴肺经的尺泽、列缺、太渊等穴，桡侧背面可选手阳明大肠经的合谷、阳溪、曲池等穴，先行穴位按摩、揉捏1 min，用点按法使之得气（即有较强的酸胀感），持续约1 min；再在伤处周围上、下、左、右用揉法，约3～5min，同时配合拿法弹筋；接着用摇腕手法，在拔伸（先使腕关节屈曲到最大限度后，再用力使腕关节背伸）状态下，使腕部被动地作绕环、背屈、掌屈、侧偏等动作，以恢复正常的活动功能；最后再用擦法，以透热为度。

治疗效果：告知患者治疗期间勿用力，注意保暖，勿用冷水洗手。经5次治疗后患者屈伸功能基本正常。

按语：由于拇指经常性的屈伸活动，使肌腱或腱鞘与骨性纤维管反复摩擦，或肌腱之间的相互摩擦，长期机械性刺激，使鞘壁局部受到微细损伤。初期以渗出为主，后期以增生为主，形成以增生为主的慢性炎症反应。久之腱鞘壁纤维化、软骨变性、钙化，致使腱鞘管腔狭窄，影响肌腱的滑动。由于鞘壁的增生，又影响了滑液的分泌，使两层间摩擦增大，促使炎症的进一步发展。严重者，受压的肌腱变细，两端膨大呈葫芦状，当指关节屈伸时，膨大的局部不能通过狭窄的腱鞘而发病。本病与劳损有关，反复增加手及腕部的劳动强度或偏尺动作可诱发。中年人劳动量要适当，避免劳动量及劳动强度的突然增加。推拿治疗本病应根据患者体质、疾病性质、病程长短，根据中医气血、经脉、筋骨等理论施以不同的手法进行治疗，可以疏通局部阻滞的经络、肌肉、筋膜的粘连，逐渐恢复患者关节的功能活动，使其尽可能取得满意的疗效，并嘱其做好预防。

第二节 下肢伤筋

外伤性内收肌损伤

舒筋活血法治疗外伤性内收肌损伤（经络瘀阻）

崔某，男，16岁。

初诊：1998年9月10日。

主诉：右大腿疼痛两天。

现病史：两天前因运动时不慎伤及右腿，即出现右大腿疼痛，以内侧显著，并有轻微肿胀，行走时跛行，经休息后未缓解，症状逐渐加重，故今日来我院诊治。现症：右大腿疼痛，行走时跛行，纳可，寐佳，二便调。

症状及体格检查：表情痛苦，被动体位，查体合作，右侧耻骨部内收肌起点处压痛明显，略肿，内收肌群紧张，大腿内侧有突起条索状物，拒按，髋关节外展、外旋受限，髋关节内收抗阻试验（+），"4"字试验（+）。

影像学及理化检查：X线拍片：骨质及关节未异常。

辨证：本病系因外伤致筋肉、脉络受损，血离经脉，瘀血阻于经脉，气血不通则痛，而见本病。

诊断：右侧外伤性内收肌损伤（经络瘀阻）。

治则治法：活血通经，化瘀止痛。

内服方药：伸筋草 20g　芍药 15g　络石藤 10g　炙马钱子 0.5g　香附 10g　红花 15g　桃仁 10g　牛膝 10g　地龙 15g　当归 20g　生地黄 15g　川芎 15g　白芷 10g。4剂水煎，1剂日 2次，口服。

嘱患卧床休息。

二诊　1998年9月16日。患者自诉疼痛明显减轻，肿胀已消，辨证：瘀去则肿自消，筋脉受损，故继服前方4剂以巩固疗效，一周后停服。配以手法治疗。

手法：患者仰卧，采用揉法、擦法放松股内侧肌及股直肌、股外侧肌、股中间肌，续而点按痛点、血海、梁丘、阴市、伏兔等穴位，再用弹拨分筋法，弹拨痛点、拿股内侧肌，最后用推、擦、揉法松弛受伤部位。间日一次。

治疗效果：随诊经治疗症状基本消失，恢复正常功能。半年后追诊无复发，可正常工作。

按语：股内收肌位于大腿内侧部，由耻骨肌、股薄肌、内收长肌、内收短肌和内收大肌组成。该肌群分别起于耻骨梳、耻骨上支、耻骨下支和闭孔下缘及坐骨结节，止于股骨小转子后下方、胫骨粗隆内下方及股骨粗线。根据其解剖学特点，该肌急性损伤多由跌倒时下肢固定而身体扭向一侧，或者大腿过度外展外旋而造成；损伤后肌纤维痉挛，严重者可有部分肌纤维束撕裂，而导致局部肿胀，肌束隆起等病理变化。

本病系由外伤引起局部组织撕裂发生出血、渗出而出现气滞血瘀、脉络受阻所致的筋脉挛急、脉络失养，屈曲挛缩症。治疗应采用舒筋活血的方法，使其脉络疏通，气血溶于肌腠，筋脉得以濡养，关节功能才能达于正常。故方中用即活血又养血舒筋之当归为主，辅以活血散瘀，镇痛解痉的药物。配以手法治疗，可疏通经络，解除痉挛，肌肉损伤后经络气血凝滞或循行不畅，应用理筋手法，可使经络通畅，气血调和，解除肌肉痉挛与挛缩，有利于无菌性炎症的消退，达到通则不痛的目的。

股四头肌损伤

1. 舒筋通络汤治疗股四头肌损伤（瘀阻筋脉）

梁某，男 39岁。

初诊：2002年6月12日。

主诉：左大腿疼痛一天。

现病史：一天前因运动时伤及左下肢，出现左侧大腿前部疼痛，续而肿胀，活动不利，经休息后未缓解，且症状逐渐加重，遂到我医院门诊就治。现症：左侧大腿前部疼痛，肿胀，活动不利，纳可，寐差，二便调。

症状及体格检查：痛苦面容，被动体位，查体合作，左侧大腿局部红肿，触之无热性波动感，压痛明显，屈膝、屈髋活动受限，抗阻力伸膝试验阳性。

影像学及理化检查：拍片X线示：未见骨质异常及骨折线。

诊断：左股四头肌损伤（瘀阻筋脉）。

辨证：本病系外伤引起，筋脉损伤，血溢脉外，瘀血阻于经络，而致此病。

治则治法：活血祛瘀，舒筋通络。

内服方药：舒筋通络汤

当归 20g　生地黄 15g　白芍 15g　续断 15g　川芎 15g　白芷 10g　元胡 10g　血竭 5g　红花 10g　五加皮 5g　杜仲 20g　丹皮 10g　牛膝 15g。10剂水煎，1剂日2次，口服。嘱患卧床休息，用夹板外固定左下肢。

二诊　2002年6月21日。经服药后，患者自诉左侧大腿前部疼痛减轻，肿胀消退，略有压痛,可作小范围活动的屈膝、屈髋。辨证:血瘀减去,肿胀已消,但脉络仍有阻涩不通,故效方不变,继服7剂,1剂日2次,口服。行神灯理疗,每次15分钟,日一次。

治疗效果: 随诊症状基本消失,屈膝、屈髋活动不受限。嘱患者适当作股四头肌肉锻炼。追诊1年未复发,可正常工作。

按语: 股四头肌损伤是指股四头肌遭受直接暴力打击而致的挫伤,以及因扭挫所致的肌纤维损伤。严重的撕裂伤有时可致肌肉断裂。《素问·长刺节论》记载:"病在筋,筋挛节痛,不可以行,名曰筋痹"。筋病多引起疼痛、瘀肿,影响肢体功能。

本病系外伤而致,筋损血瘀而致,故治疗以舒筋活血为主,方中用即活血又养血舒筋之当归为主,辅以活血散瘀,镇痛解痉的药物。正如《医宗金鉴·正骨心法要旨》记载:"若素受风寒湿气,再遇跌打损伤,瘀血凝结,肿硬筋翻,足不能行。"说明了损伤后再遇外邪侵袭,则会加重损伤的症状。故诸药共用祛邪而不伤正,标本兼治之功。后期辅以理疗,以促进局部软组织损伤的修复。

2. 通络活血汤治疗股四头肌损伤(瘀阻疼痛)

谭某,男36岁。
初诊: 1999年6月12日。
主诉: 右侧大腿疼痛两天。
现病史: 两天前因跑步时牵拉伤及右下肢,即觉右侧大腿前部疼痛,续而肿胀,活动不利,经休息后未缓解,并且症状逐渐加重,遂到我医院门诊就治。现症:右侧大腿前部疼痛,肿胀,活动不利,纳可,寐差,二便调。
症状及体格检查: 痛苦面容,被动体位,查体合作,右侧大腿局部红肿,触之无热性波动感,压痛明显,屈膝、屈髋活动受限,抗阻力伸膝试验阳性,拍片X线示:未见骨质异常及骨折线。
诊断: 右股四头肌损伤(瘀阻疼痛)。
辨证: 本病系外伤引起,筋脉损伤,血溢脉外,瘀血阻络,气机不畅,脉络不通,不通则痛,故而发病。
治则治法: 活血祛瘀,通络消肿。
内服方药: 通络活血汤

当归20g 生地黄15g 白芍15g 续断15g 川芎15g 白芷10g 五加皮5g 杜仲20g 丹皮10g 红花10g 牛膝15g。7剂水煎,1剂日2次,口服。嘱患卧床休息,抬高右下肢。

二诊 1999年6月19日。经服药后,患者自诉右侧大腿前部略有疼痛,肿胀消退,稍有压痛,可作小范围的屈膝、屈髋活动,辨证:血瘀减去,肿胀已消,但脉络未完全畅通,仍有阻滞,故效方不变,继服7剂,1剂日2次。一周后行神灯理疗,每次15分钟,日一次。

治疗效果: 随诊症状基本消失,屈膝、屈髋活动不受限。嘱患者适当作股四头肌肉锻炼。追诊1年未复发,可正常工作。

按语: 股四头肌损伤是指股四头肌遭受直接暴力打击而致挫伤,以及因扭挫所至的肌纤维的撕裂伤,严重的撕裂伤有时可致肌肉完全断裂。如《素问·痿论》记载:"宗筋主束骨而利关节也。"《素问·长刺结论》记载:"病在筋,筋挛节痛,不可以行,名曰筋痹。"筋病多引起疼痛、瘀肿,影响肢体功能。

本病例系损伤后引起的筋络损伤,血瘀阻滞。故治疗以舒筋络、活血养血为主。方中采用当归活血养血之品为主,以达祛瘀养筋之效,红花、川芎加强活血祛瘀之功,丹皮、生地黄滋阴养血活血,白芍养血柔肝、舒筋止痛,杜仲、续断补肝肾续筋骨,白芷消肿止痛,五加皮祛风湿、强筋骨,正如《医宗金鉴·正骨心法要旨》记载:"若素受风寒湿气,再遇跌打损伤,瘀血凝结,肿硬筋翻，足不能行。"说明了损伤后再遇外邪侵袭，则会加重损伤的症状，牛膝活血强筋，引药下行。诸药共奏祛邪而不伤正，标本兼治之功。后期辅以理疗，以促进局部软组织损伤的修复。

膝关节损伤

1. 膝关节创伤性滑膜炎手法治疗

张某，女，50岁，2014年5月20日，来我院就诊。

主诉：双膝关节疼痛、肿胀3个月，加重5天。

症状及体格检查：患者双膝关节轻度按痛、肿胀，皮温正常，皮肤色淡，双膝眼饱满，浮髌试验阳性。舌质红，苔白腻，脉滑。

理化检查：
双膝关节MRI显示：关节腔内大量积液。

诊断：双膝关节创伤性滑膜炎。

治则治法：治以温化痰湿，消肿止痛。

处置：先伸直膝关节，然后充分屈曲，再自然伸直，可使局限的肿胀消散，疼痛减轻，在肿胀处及其周围作按压、揉摩、拿捏等手法，以温煦筋膜、消散肿胀。并主动练习膝关节屈伸活动，直腿抬高运动。

治疗效果：经过2周治疗，患者疼痛肿胀症状消失，关节活动自如，浮髌试验阴性。

按语：本病中医称之为"痹证挟湿"或"湿气下注"，多由风寒湿三气杂合而成，一般夹湿者为多，或肥胖之人，湿气下注于关节而发病，其酸性代谢产物则可使碱性关节液变成酸性，如不及时治疗，关节滑膜就可在长期慢性刺激和炎性的反应下逐渐增厚，出现纤维化，引起关节粘连，影响正常活动。

2. 活血消肿止痛治疗右膝关节创伤性滑膜炎（血瘀气滞）

何某，女，35岁，职员。

初诊：2000年6月5日。

主诉：右膝部肿痛一个月，加重三天。

现病史：一个月前因走路不慎致右膝部扭伤，即出现右膝部肿胀、疼痛，活动不利，近三天因劳累后症状逐渐加重，故来本院就诊，现症：右膝部肿胀、疼痛，活动不利，纳可，寐佳，二便调。

影像学及理化检查：右膝关节周围肿胀，并在膝眼处有明显压痛，膝伸屈限制，右浮髌试验（+），关节内抽出液体呈黄色。X线片示：膝关节间隙略增宽，未见骨质异常。舌淡红，苔白根略腻，脉弦滑。

诊断：右膝关节创伤性滑膜炎（血瘀气滞）。

辨证：由于外伤使气血运行不畅，经络受阻，气为血之帅，气行则血行，故使膝关节肿胀、疼痛，屈伸不利。

治则治法：活血祛瘀，消肿止痛。

内服方药：活血消肿止痛汤

当归尾15g　骨碎补15g　土鳖虫10g　赤芍15g　红花20g　桃仁10g　泽兰10g　薏苡仁30g　苏赤木10g　川牛膝15g　炙乳香5g　炙没药5g　广陈皮15g　王不留行（包煎）20g　穿山甲（炮）15g　元胡10g。7剂水煎，1剂日2次，嘱服一周。

外用：熏洗Ⅱ号熏洗右膝部，日2~3次，每次1小时以上。嘱患者避风寒，注意休息。

二诊 2000年6月12日。患者自诉右膝关节肿胀渐退，压痛减轻，屈伸活动轻度受限，浮髌试验（+）。辨证：本病仍系血瘀气滞之症，故效方不更，续服一周，熏洗Ⅱ号熏洗右膝部二周。嘱患者食辛辣、油腻食物，适当进行膝关节功能锻炼。

三诊 2000年6月30日，经治疗后右膝关节肿胀基本消失，无明显压痛，屈伸活动良好，辨证：瘀血已散，气机得以行，故继用熏洗Ⅱ号熏洗右膝部一周，以巩固疗效，嘱患者加强膝关节功能锻炼，避风寒，注意保暖。

随诊治疗后症状基本消失，膝关节屈伸自如。追诊1年未见明显症状。

按语：创伤性膝关节滑膜炎的产生，主要是瘀血、水湿滞留筋肌，遏阻气血周流所致。本病因瘀而造成气血运行不畅，则见筋膜瘀滞、水肿、增厚。由于外伤引起，以邪实主，故在治疗上应辨证施治，祛邪兼以扶正。在内服中药的同时，要积极加强股四头肌的舒缩活动，以促进残留的肿胀消退，这对维持膝关节的稳定性，巩固疗效具有积极意义。

本病例系一膝部扭伤后为病，局部出血与渗液积滞，不得流行，故为肿为痛。其治以活血化瘀，消肿止痛为主。配以除湿化瘀，理气调中和胃药，共奏活血化瘀，消肿止痛之功。选用具有活血化瘀，舒经活络，祛风除湿，逐水消肿的中药外洗患肢，有利于改善局部的血液循环，减少渗出，降低炎性反应，消肿止痛，加速病理产物的吸收排泄；中药外洗的热效应和药物反应使瘀阻凝滞得以温通，从而加快了滑膜损伤的愈合和关节功能的恢复，对增强膝周肌力，防止肌肉萎缩起到了积极的作用。

3. 清热解毒法治疗膝关节滑膜炎

王某，男，60岁，退休。

初诊：2002年3月13日。

主诉：双膝部疼痛、肿胀3年，加重15天。

病史：3年前因劳累后出现双膝部疼痛、肿胀，腿软无力，上下楼梯及下蹲时疼痛加重，重压时疼痛明显，疼痛难以忍受，夜间疼痛。曾在个体理疗后，效果不佳，故来我门诊治疗。

症状及体格检查：双膝关节周围压痛（+），双膝关节局部皮温较高，活动受限，双侧半月板挤压试验（-），双侧浮髌试验（+），双膝腱反射未见异常。双小腿部分肌肉略有萎缩。X线显示：双侧股骨远段、胫骨近段不同程度增生，髌骨前后缘不同程度增生，局部骨密度减低，髌骨上下极骨赘形成，胫骨髁间棘变尖，膝关节间隙内侧变窄。膝关节MRI显示：膝关节间隙狭窄，胫骨髁间隆起变尖，内外侧半月板内可见条状高信号，髌上囊及关节腔内可见弧形T2信号影。脉象弦滑，舌苔薄白。

辨证：此病例系伤后致风、寒邪侵入膝部，气血不通，脉络瘀滞，经络受阻而现之此症。

诊断：双膝关节滑膜炎（湿热内盛）

治则治法：清热解毒。

内服方药：通利关节汤（自拟）

黄芪120g　远志60g　牛膝60g　石斛90g　金银花15g。7剂水煎，1剂日2次，口服。

二诊 2002年4月10日，疼痛减轻，行走时疼痛仍然。辨证：加减：寒重者，加制川乌草乌各6g，桂枝15g血瘀者，加当归15g丹参30g，有热者，加金银花100g。嘱服二周，后继服腰腿痛宁胶囊调理三周，症状明显好转。

按语：中医学认为，膝关节滑膜炎属"痹证"范畴，由外伤瘀血内停，经脉受阻；或年老肝肾亏虚，脾失健运，湿浊内生；或风、寒、湿三气杂合，凝滞膝部，内、外湿邪日久生瘀化热，而成湿热之证。原方出自清代鲍相璈《验方新编》，方由生黄芪半斤，远志肉、牛膝各三两，石斛四两，金银花一两组成，功能扶正养阴祛邪，清热解毒，活血通利关节。本方主治因三阴亏损，风寒湿邪侵入而致膝肿粗大，形似鹤膝，步履维艰，日久则破溃之证。方中黄芪味甘性温，为补气圣药，又善祛大风，并可固表止汗，托疮排脓，重用黄芪，用来扶助正气以统领诸药直达病所，蠲痹除滞，祛邪外出；牛膝味苦、酸、性平，益阴壮阳，强健筋骨，祛瘀止痹，善治膝关节屈伸不利；石斛味甘淡，性偏寒，养阴生津清热；远志味辛、苦微温，补益心肾，以杜绝邪气内传之路，预安未受邪之地，又能祛痰消痈肿；金银花甘寒，清热解毒之功颇佳，此可消除因瘀而化热的关节肿痛，且可制约黄芪温热之性。总观诸药相伍，扶正之功甚强，祛邪之功亦具，真乃补而不滞，清而不寒，大汗而不虚。本病属本虚标实，本为肝脾肾功能失调，标为瘀血、郁热、湿邪凝滞经络，故在治疗上以扶正利湿祛邪、活血清热、通利关节为治疗原则，疗效确切，值得临床推广使用。

4. 化瘀除湿法治疗膝关节滑膜炎手法治疗

张某，女，50岁。
初诊：2014年5月20日。
病史：双膝关节疼痛、肿胀3个月，加重5天，来我院就诊。
症状及体格检查：患者双膝关节轻度按痛、肿胀，皮温正常，皮肤色淡，双膝眼饱满，浮髌试验阳性。舌质红，苔白腻，脉滑。
影像学及理化检查：左膝关节MRI显示：关节腔内大量积液。
诊断：双膝关节滑膜炎。
治则治法：治以温化痰湿，消肿止痛。
处置：先伸直膝关节，然后充分屈曲，再自然伸直，可使局限的肿胀消散，疼痛减轻，在肿胀处及其周围作按压、揉摩、拿捏等手法，以温煦筋膜、消散肿胀。并主动练习膝关节屈伸活动，直腿抬高运动。
治疗效果：经过2周治疗，患者疼痛肿胀症状消失，关节活动自如，浮髌试验阴性。
按语：本病中医称之为"痹症挟湿"或"湿气下注"，多由风寒湿三气杂合而成，一般夹湿者为多，或肥胖之人，湿气下注于关节而发病，其酸性代谢产物可使碱性关节液变成酸性，如不及时治疗，关节滑膜就可在长期慢性刺激和炎性的反应下逐渐增厚，出现纤维化，引起关节粘连，影响正常活动。手法治疗，可以改善局部循环，加速血液流通。

5. 活血祛瘀理伤舒筋法治疗膝关节半月板损伤

胡某，男，32岁，职员。
初诊：2006年3月12日。
主诉：右膝关节痛10多天。
病史：10多天前打篮球不慎跌伤，致右膝肿痛，行走困难，经某医院按挫伤治疗，服舒筋活血药，外敷药膏，症状稍缓解。诊查：右膝部肿胀，按痛（+），浮髌试验（+）；活动受限。MRI平扫显示：右膝外侧半月板后角撕裂伤。舌质淡，苔薄白，脉弦紧。
诊断：右膝半月板损伤。
辨证：右膝半月板急性损伤，患膝肿痛，活动困难，乃血瘀为患，滞而不散，气血俱伤，经云：气伤痛、形伤肿。故宜行气活血，祛瘀舒筋为治。
治则治法：患膝制动，局部敷消肿膏；内服行气活血化瘀中药。活血祛瘀汤加减。
内服方药：鸡血藤30g　骨碎补30g　当归15g　土鳖虫15g　红花15g　桃仁15g　乳香15g　没药15g　路路通15g　川牛膝15g　薏苡仁50g（包）香附15g　煅自然铜15g　陈皮15g。日1剂水煎，1剂日2次，口服。连服10剂。

二诊　3月23日。服药10剂加局部敷贴药，症状逐渐减轻，膝肿渐消，活动进步。按前方加乌贼骨50g（先煎30分钟）、续断20g、仙灵脾30g、丹参20g、无名以20g继服20剂，局部敷贴药更用熏洗Ⅱ号。

三诊　4月15日。患膝肿胀消退，按痛（-），活动自如，麦氏征与研磨试验阴性。前后历40天，服40剂中药加局部治疗，效果显著。嘱继服首方，将薏苡仁减至30g，乌贼骨加10g，骨碎补加20g，服15剂，以巩固疗效。

按语：半月板位于股骨髁与胫骨平台之间的纤维软骨附着于胫骨内、外髁的边缘。半月板可分为内侧半月板与外侧半月板两部分，内侧较大，呈"C"形，外侧半月板稍小，近似"D"形。外侧半月板常有先天性盘状畸形，称为先天性盘状半月板。半月板具有缓冲作用和稳定膝关节的功能。当膝关节屈曲135°位时，关节作强力外翻或内翻、旋转或外旋运动，半月板才能有轻微的移动，故在此体位易造成半月板的损伤。半月板血运较差，除边缘性损伤有部分可获愈合外，一般不易治愈。青年人发病多见。

本病的特有症状，是膝关节交锁，多发生在膝关节伸直至130°~140°时，此症状是诊断半月板损伤最可靠的证据之一。失力症状，是半月板损伤的常见症状，特别是陈旧性损伤，多发生在患者上下楼梯、跳跃或其他相似的运动时失力。关节肿胀、积液、骨四头肌萎缩等。麦氏征和研磨试验均为阳性；诊断有疑难时可进行影像学做进一步检查。

治疗本病，选用中药有一定优势。本方药采用乌贼骨，又名海螵蛸，经实验研究表明：有明显促进骨缺损修复作用；能促进纤维细胞和成骨细胞增生与骨化；而骨碎补对骨关节软骨有刺激细胞代偿性增生作用，并能部分改善由于力学应力线改变造成关节软骨的退行性病。上述二药为方中之主，为君药；配鸡血藤、土鳖虫、自然铜、当归、乳香、没药及薏苡仁等活血化瘀，祛湿药，为之臣；香附、陈皮理气和中，加川续断、仙灵脾以补肾壮骨，合川牛膝、陆路通引经直达病所，同为佐使药，诸药相伍，发挥其祛瘀和血，理伤壮骨舒筋的作用。

6. 活血消肿汤治疗膝关节内侧副韧带撕裂伤

高某，男，22，学生。

初诊： 2002年7月16日。

主诉： 右膝疼痛、肿胀三天。

现病史： 三天前因扭伤后，即觉右膝疼痛，续而肿胀，以内侧为著，经休息后未缓解，且逐渐加重，并伴有右膝活动不利，故今日来我院诊治，现症：右膝疼痛、肿胀，活动不利，纳可，寐差，二便调。

症状及体格检查： 右膝关节肿胀，局部压痛，以内侧明显，患肢不能负重，侧位运动试验阳性。X线片示：关节间隙及骨质未见明显变化。舌淡红，苔薄白，脉弦紧。

辨证： 因外伤导致筋肉损伤，络脉随之受伤，气血互阻，气机不利，血肿形成，故见"气伤痛，形伤肿"，而致本病。

诊断： 右膝关节内侧副韧带撕裂伤（血瘀气滞）

治疗： 治宜活血化瘀，消肿止痛。

内服方药： 活血消肿汤

当归20g　白芷10g　桑枝10g　白芍15g　续断15g　川芎15g　丹皮10g　五加皮5g　杜仲20g　生地黄15g　桃仁10g　红花10g　牛膝15g。10剂，1剂日2次，水煎，口服。嘱患卧床休息，应用石膏托外固定膝关节于功能位。

二诊　2002年8月2日。经服药后，患者自诉右膝部无明显疼痛，肿胀消退，辨证：血瘀减去，肿胀已消，但脉络受损，故停用汤药，解除石膏外固定。行神灯理疗，每次15分钟，日1

次。嘱患者适当进行膝关节功能锻炼。

治疗效果：随诊几个月后症状基本消失。嘱患者继续作膝关节功能锻炼。追诊1年未复发，可正常工作。

按语：膝关节侧副韧带损伤是属于中医学的"筋痹"范畴，指肢体关节间接遭受外力后，经脉、筋膜、肌肉等的一种外伤疾病。

本病例系损伤后引起的筋络损伤，血瘀气滞。根据"气伤痛，形伤肿，客于脉中则气不通的机理，痛则不通"的原理，故治疗以活血化瘀，消肿止痛为主。方中采用当归活血养血之品为主，以达祛瘀养筋之效，桃仁、红花、川芎加强活血祛瘀之功，丹皮、生地黄滋阴养血活血，白芍养血柔肝、舒筋止痛，杜仲、续断补肝肾续筋骨，白芷消肿止痛，桑枝祛风通络，消肿，五加皮祛风湿，强筋骨，正如《医宗金鉴·正骨心法要旨》记载："若素受风寒湿气，再遇跌打损伤，瘀血凝结，肿硬筋翻，足不能行。"说明了损伤后再遇外邪侵袭，则会加重损伤的症状，牛膝活血强筋，引药下行。后期辅并以加用神灯照射，促进药物渗透吸收，直达病所，两者合用使肌筋舒畅，活血通络，从而达到治疗目的。

腘窝囊肿

通经祛瘀散结法治疗膝腘窝囊肿

高某，女，42岁，工人。

初诊：2012年4月18日。

主诉：右膝关节肿痛、腿无力3月余。

病史：有轻度外伤史。曾在某医院穿刺治疗，不见效。自买滑膜炎冲剂和壮骨关节丸亦无好转。

症状及体格检查：右膝眼饱满，压痛轻度，在腘窝部可触及到张力性的波动性肿物，如鸡蛋大，表面光滑，质地较软，压痛轻度，且和皮下组织不粘连。关节活动轻受限 X线摄片检查：右膝关节间隙存在，基本正常，胫骨髁间隆起变尖，内髁部骨质增生。脉弦滑，舌苔薄白。

诊断：右腘窝囊肿、膝关节滑膜炎。

辨证：该患系右膝关节滑膜炎与腘窝囊肿并缘由关节挶伤后出血积瘀与渗出液稽留，阻滞经脉瘀结成囊肿。

治则治法：痛经祛瘀散结消肿。

内服方药：薏苡仁50g（包煎） 王不留行20g（包煎） 皂角刺20g 三棱15g 莪术15g 丹参15g 泽兰叶15g 泽泻15g 穿山甲15g（炮） 山慈菇15g 淮山药20g 炒白术20g 白茯苓20g 牛膝15g。7剂，水煎，1剂日2次，口服。

二诊 4月25日。患者膝眼饱满已逐渐消散，按痛轻度；膝腘窝部囊肿缩小，按痛（-）。膝活动略进步。患者自觉腿仍无力。前方加党参15g。再进10剂。

三诊 患者膝眼饱满，已完全消失，按痛（-）；腘部囊肿缩小大半，触痛（-），活动进步。患腿力量增加。舌、脉同前。按效不更方。继服10剂后，患膝腘窝囊肿基本消散，嘱按原方继服1周，以巩固疗效。

按语：膝腘窝囊肿，是腘窝内滑液囊肿胀的总称，腘窝内的滑液囊很多，尤其内侧的半膜肌滑囊腓肠半膜肌滑囊肿胀发炎者最多见。滑囊与关节腔相同者叫滑膜憩室，囊肿与关节腔通者叫滑膜炎。此病成年人较多见，可使膝部无力、疼痛，甚至功能障碍。治疗本病首选中药，以通经祛瘀散结消肿为治。方中以薏苡仁、王不留行之渗湿通经化瘀为君药，配皂角刺、穿山甲、山慈菇、三棱、莪术以攻坚、散结、化瘀为臣药；用丹参、泽兰、泽泻、牛膝以及淮山药、白术、茯苓、党参为佐使药，以期祛邪而不伤正，并促肢体功能的恢复。

踝关节损伤

王某，男，21 岁，运动员。

初诊：2014 年 8 月 5 日。

病史：2 小时前运动中不慎扭伤左踝关节。

症状及体格检查：左踝关节肿胀，皮肤呈青紫色，足不敢着地，跛行步态。

理化检查：X 线检查：左踝关节各组成骨无异常。

诊断：左踝关节扭挫伤。

治则治法：活血祛瘀，消肿止痛。

处置：先在损伤肢体周围用常规急性软组织损伤手法治疗 10 min，再用压力约为 0.5 kg、频率约为 100 次/min 的轻手法擦法操作在损伤局部擦 2～3 min，每日 1 次。手法具体操作方法如下：患者坐位，患肢伸直。医者立于患侧，用拇指或中指推拿太冲、中封、丘墟、商丘、解溪、内庭、申脉、照海等穴位，每穴 1～2 min，使穴位产生酸、胀、麻等感觉，达到解痉镇痛作用。如患者仍较疼痛，可在合谷、委中以针灸泻法操作 1 min；待患者疼痛感减轻后，沿损伤韧带的走向做纵向抹法操作 2 min；然后立于患者正面，用左手握住患者足跟，右手拇指在下，其余四指相对握住足背趾处，从外上方向内下方作轻度旋转手法，然后再作相反方向旋转，反复 3～5 遍；再沿患者小腿纵轴方向作相对均衡的拔伸、牵引，力量由轻到重，牵引 2～3 min。在旋转和牵引过程中，或可听到轻微挫动声，提示移位肌腱、韧带、关节均已复位。再用抹法在受伤关节周围轻柔操作 2～3 min，最后再轻拔伸踝关节。

按语：关节由胫骨、腓骨下端夹骑于距骨之上形成，其四周有韧带加强，是维持踝关节稳定的重要结构。武术运动员在训练或比赛过程中，踩踏在不平地面上，或失足踩空、突然摔倒，造成踝关节突然过度内翻或外翻，伤及局部关节和韧带从而产生踝部扭挫伤。踝关节扭挫伤属于中医学"筋伤"范畴。其病理特征为"骨错缝、筋出槽"，即指骨关节正常的间隙或相对位置以及筋的形态结构、空间位置发生异常改变，并引起相应关节活动范围受限的一种病理状态，其临床特征包括筋、骨、节等结构解剖位置关系异常（结构异常）和/或骨关节生理活动功能异常（功能异常）两方面的内容。《医宗金鉴·正骨心法要旨》指出："或因跌扑闪失，以致骨缝开错，气血瘀滞，为肿为痛。宜用按摩法，按其经络，以通郁闭之气，摩其壅聚，以散瘀结之肿，其患可愈。"又云："手法者，正骨之首务。"强调手法是治疗"骨错缝、筋出槽"的首选方法。在正常情况下，人体的骨骼和肌肉、韧带等软组织处于正常的生理位置，并通过软组织，即"筋"的"束骨"作用维持骨关节及其与周围组织的正常结构关系，完成生理范围内的各种功能活动。但如果此种平衡被打破，骨关节的间隙或相对位置发生异常改变，由解剖结构的改变影响到正常的生理功能，由"骨错缝、筋出槽"而引起筋伤、气损、血溢，从而导致"气血不通、筋骨失和"，临床上表现为患者患肢肿胀、疼痛、关节活动范围受限等临床症状。此为引起踝关节扭挫伤的关键病机。针对"骨错缝、筋出槽，气血不通、筋骨失和"这一关键病机，其一，采用松解类手法，针对损伤周围的软组织（筋）进行治疗，目的是消除筋粗、筋卷、筋挛、筋转、筋离等，纠正"筋出槽"，使筋复原位；同时点按诸穴行气活血，通络止痛。其二，采用调整关节类的手法，针对踝关节本身进行治疗，以调整踝关节的位置关系，纠正"骨节错缝"，解除关节间隙的软组织嵌顿；同时，通过较大的瞬间牵拉力，可使深部的"筋结"和"筋挛"得以松解。该手法可直接纠正"骨节错缝"，还可通过松解"筋结"和"筋挛"等而改善筋骨功能，使骨关节位置恢复正常，以疏通经络、引血归经、调和气血，最终使踝关节达到"骨正筋柔"的和谐状态。

跟腱周围炎

艾某，男，21岁，大学生。

初诊： 2014年9月22日。

病史： 2小时前打篮球后出现右足后跟疼痛及肿胀。

症状及体格检查： 右踝关节活动受限，跖屈抗阻力试验阳性。

理化检查： X线检查：右踝关节各组成骨无异常。

诊断： 右跟腱周围炎。

治则治法： 活血祛瘀，消肿止痛。

处置： 以滚法为主配合踝关节屈伸被动运动。患者俯卧，以滚法自小腿后部承山穴向下，至跟腱，手法由轻渐重，由浅及深，以有明显酸胀感为宜，反复3~5次。在此同时，另一手配合踝关节的屈伸活动，屈伸幅度在生理范围内尽量加大。以提拿法为主。患者侧卧，先以轻柔手法按揉小腿腓肠肌及跟腱，然后逐渐加重，再以提拿法拿跟腱3~5次，最后用擦法使跟腱温热。以推揉法为主。患者俯卧，先用揉搓法使小腿肌腹放松，然后用拇指推揉跟腱局部，手法易轻柔，主要作用于腱围。取穴：取肾俞、肝俞、阳陵泉、绝骨、承山、委中、涌泉等穴点揉1min。

按语： 跟腱是人体最强大的肌腱，是小腿三头肌的延伸组织，附着于跟骨结节。由于外伤或慢性劳损引起的炎性改变。疼痛是跟腱及腱周组织中的感觉神经被压迫牵拉所致。跟腱损伤的疼痛通常归咎于炎症但并不恰当，跟腱组织中的粘多糖增加是疼痛的原因。推拿可加快局部血液循环，使局部痛觉消失，起到镇痛作用，加速修复创伤组织，还可松解组织，推拿能缩短跟腱炎的炎症期，尽快进入增殖期和重建期。局部弹拨推拿方式能够激活干细胞，促进愈合反应，是一种治疗求其本、标本兼治的好方法。尤其对中老年患者推拿是最安全的治疗方式，相对而言也是目前最好的一种治疗方法。

跟 痛 症

1. 跟痛症手法治疗

王某，女，50岁，销售人员。

初诊： 2014年6月9日。

病史： 3个月前出现右足跟痛，2天前症状加重，足跟不敢着地，来我院门诊就诊。

症状及体格检查： 右足不能履地，足跟疼拒按，轻度肿胀。

理化检查： X线检查：右足跟骨结节骨质增生，骨刺形成。

诊断： 右跟痛症。

治则治法： 活血祛瘀，消肿止痛。

处置： 患者俯卧位，患肢屈曲，足底向上。医者于压痛点处进行揉按和刮压，继用木槌叩击，用力不可太猛，要适当。叩击后医生用拇指指腹在足跟部作轻揉按摩，从足跟部沿跖腱膜往返3~5次。弹拨压痛点，弹拨方向应与跖腱膜相垂直，手法用力要轻柔。按揉昆仑、太溪、承山、三阴交、金门、中封、太冲、照海、申脉等穴。擦足跟部及涌泉穴，以透热为度。急性期应多休息，减少承重，减少站立和步行时间。平时宜穿软底鞋，鞋内放置软垫，与足跟痛痛点接触处的软垫部分宜挖空，以减少局部刺激。

按语： 跟痛症又称"足跟痛"，即足跟底部局限性疼痛，临床上多发生于40~60岁的中年和老年人，体型肥胖妇女尤为多见，可由跟骨底面急性损伤或慢性劳损所引起。急性者如行走时足部突然踩着硬物，或下楼时足跟着地过猛，都可发生；慢性者可由于跟部筋骨失养，遭受长期牵拉刺激而引起足跟慢性疼痛，也有因足跟底部骨质退变、增生发生足跟痛者。跟痛症并非疾病名称，而是一种症状。引起足跟痛的病因有多种，跖腱膜劳损、跟骨骨刺、跟骨结节滑囊炎等均能引起本症。跟骨骨刺症多发生于跟骨底面结节部分的前缘。由于跖腱膜和足底肌在其附着处受到反复牵拉引起慢性损伤性炎症，炎症刺激进而诱发骨刺形成。有时跟骨骨刺并无症状，当骨刺方向与着力点成斜角时，才会出现足跟痛。

2. 补肾养血治疗跟痛症

李某，女，60岁，退休，2014年11月9日，来我院门诊就诊。
病史： 2年前出现右足跟痛，近4天症状加重，足跟不敢着地。
症状及体格检查： 右足不能履地，足跟痛拒按，足跟无肿胀。
理化检查： X线检查：右足跟骨结节骨质增生，骨刺形成。
诊断： 右跟痛症。
治则治法： 补肾益气，强筋壮骨。
处置： 患者术前用温水浸浴患足5min。然后俯卧于按摩床上，患足足背部垫一高度适中的按摩包，医者坐于患足床侧。一手固定其患足足跟，从足跟部沿跖筋膜揉按数遍；然后用拇指端或屈曲后的食指或中指第一指间关节突起部（或专用牛角点按手柄）点按承山、昆仑、太溪、照海、然谷、涌泉等穴，每穴点按0.5~1min，以有"得气感"或患者能耐受为度；继之在足跟部、内外踝关节下方、足底部涂抹护肤膏（如凡士林等）后，用屈曲后的食指或中指第一指间关节突起部（或专用牛角点按手柄）推跟腱两侧、足背踝下方、足底部，每部3~5遍；接着擦患足跟腱、足底部，以透热为度；患者改为仰卧位，医者接着一手托住患足跟部，一手握住患足足趾部，在拔伸下摇踝关节3~5遍。最后分别牵拉各趾、揉按足跟部数次即告结束。中药内服根据辨证，肾阴虚者，内服中药六味地黄丸加味；肾阳虚者，内服中药金匮肾气丸加味。

按语： 本病的发生机理有二：一是因劳累过度致使足跟部筋骨损伤而引起疼痛；二是肝肾亏损是造成足跟痛的重要因素。肝主筋，肾主骨，肾之经脉绕足跟而行，中年以后肝肾不足，肾虚无以生骨，肝虚无以养筋，筋骨随之退化而发生疼痛。采用局部与整体相结合，内外相结合的综合治疗方法，采用推拿手法治疗为主，配合中药内服取得较满意的治疗效果。推拿治疗的机理，因足跟部是脾、胃、肝、肾、膀胱、胆经的通路，通过推拿主要是加强局部血液循环，促进炎性水肿的吸收，促进损伤组织的修复，松解组织的粘连，同时刺激骨刺部位的软组织，促使其对疼痛逐渐适应，但不能使骨刺消失。另外对全身气血将起着整体调节作用。

3. 补肾肝、益气血治疗左足跟痛症（肝肾不足）

何丽华，女，63岁。
初诊： 1995年10月11日。
主诉： 左足跟痛四个月。
现病史： 四个月前无明显诱因而出现左足跟隐隐作痛，症状逐渐加重，近日行走、站立疼痛加重，不能正常生活。故来我院治疗。
症状及体格检查： 左足跟外形正常，足跟底部按痛显著。脉沉细弱，舌淡、苔薄白。化验检查：血象正常。
影像学及理化检查： X线摄片显示：左足跟骨质疏松，可见到有骨刺形成。
辨证： 该患年老体弱，肝肾不足，筋骨失养，又因全身重力下迫于足跟，过于承重而致足跟痛。

诊断：左足跟痛症（肝肾不足）。

治则治法：滋养肾阴，补虚定痛，养血荣筋。

内服方药：熟地黄30g　炙龟板20g　山萸肉15g　鸡血藤30g　生杭芍20g　全当归15g　紫丹参15g　生牡蛎30g　生黄精20g　肉苁蓉15g　骨碎补20g　莱菔子10g　生甘草10g。10剂水煎，1剂日2次，连服2周。

外用：熏洗Ⅱ号泡足，日2次，每次1小时以上。

二诊　1995年10月25日。足跟痛，症状减轻，站立或走路稍多时，左足跟明显减轻。辨证：本病仍为肝肾不足之症，故效不更方，按前方继服1周，改服骨质增生丸，每次2丸，每日3次。继用熏洗Ⅱ号泡足。

随诊经治疗后，左足跟已不痛，能行走自如。追诊半年后未见复发。

按语：本病起病比较缓慢，一般多为一侧发病，可有数月或数年的病史，足跟部疼痛，晨起后站立或行走时疼痛较重，行走片刻后减轻，但行走过久又加重症状。其特点是足部不红不肿，跟骨的跖面和侧面有压痛，若跟骨刺较大时，可触及骨性隆起。X线摄片多显示骨质增生，但与临床表现不成正比。

本病久病体虚，脉细无力显一派虚象。由此可以想见，本病的真正原因，乃肝肾俱虚，筋骨失养所致，虚是本病的本，痛乃本病的标，故此，治本才能达标。滋养肾阴，养血荣筋，补虚定痛而治愈。可见辨证、审因、施治的重要。

附：熏洗Ⅱ号

组成：透骨草250g　威灵仙250g　急性子25g　乌梅25g　生山楂500g　伸筋草15g　防风15g　三棱15g　莪术15g　骨碎补15g　红花15g　白芷15g　白芥子15g　皂角15g　麻黄15g　炙马钱子15g。

制法及用法：制成粗末装袋，每袋100g。用前将药袋放入水盆浸泡1小时，然后加热熬开，于患处先熏后洗，每次持续1小时以上，每日2~3次。每袋用2日。

4. 散寒除湿汤治疗跟骨痛（风湿束骨）

吴珂，男，32岁。

初诊：1998年6月12日。

主诉：双足跟痛一个月，近三天加重。

现病史：一个月前因劳累后而涉水致感冒，续而出现足跟痛伴有全身不适、乏力，不能行走，足跟后侧肿胀尤甚，曾自服止痛药，略有缓解，近日症状加重，故来本院治疗。

症状及体格检查：双足跟肿胀，压痛，皮色及温度正常。舌淡，苔腻，舌体胖大，脉紧数。化验：白细胞$14×10^9$/L，类风湿因子试验阳性；X线拍片：双跟骨骨质疏松，余正常。

诊断：①跟骨痛（风湿束骨）；②类风湿病。

辨证：本病因感受寒湿，寒气入肾沿经流足跟而发病，寒邪直侵入骨，寒阻经脉而不通则痛；湿遇寒则凝于经脉而不行，故见肿胀。

治则治法：温经化痰除湿。

内服方药：散寒除湿汤

薏苡仁30g　苍术20g　防己15g　茯苓15　鸡血藤20g　红花15g　桃仁15g　豨莶草15g　山慈菇10g　黄柏10g　泽泻15g　桂枝10g　茜草10g　延胡索15g。10剂水煎，1剂日2次，口服。

二诊　6月26日。患者自诉跟部略疼痛，足跟后侧肿胀已消，但仍有乏力感，辨证：寒湿之邪渐退，经络略有不畅，仍需继用前方，嘱其避风寒，注意保暖。

治疗效果：随诊半个月后诸症皆息，追诊半年复查未见复发。

按语：本病为常见病，其特点是发病急，患者多很快出现足跟疼痛，下肢沉重，行走困难，继之出现肿胀，甚或不能行走，筋脉挛急，肌腠酸痛以及乏力，自汗、全身酸痛等。化验：白细胞增高，类风湿因子阳性，抗链"O"偏高。张景岳曾说："阴寒之气滞客于肌肉筋骨之间，则凝结不散，阳气不行，故痛不可当。""寒则血凝，凝则脉不通，不通则痛矣。"

本病病人多有感受风寒外邪病史，复因夜露寒湿、或涉水、冰冷潮湿等，其表邪未解，邪毒深入侵及于骨而发病。笔者认为阴寒之邪深入使筋挛而骨束，同时寒邪凝结阻于脉络而不通，营卫之气不能循常道流通，阳气不振，寒邪难除。故治疗应以祛邪散寒为主，佐以疏通经络。方中以利湿除痹之薏苡仁为主，辅以防己、豨莶草加强祛风除湿，通络止痛之功，鸡血藤行血舒筋，红花、桃仁、茜草活血祛瘀，延胡索活血止痛，苍术健脾燥湿，泽泻、茯苓利湿健脾，山慈菇、黄柏清热解毒，桂枝温经通络，诸药共用以达祛邪扶正之功。

5. 补益肝肾养血舒筋法治疗跟痛症

（1）常某，男，52岁，教师。

初诊：2012年8月18日。

主诉：右足跟痛4个月。

现病史：4个月前，无明显诱因，右足跟疼痛，时轻时重，曾服过治风湿药不效，近日症状加重行走不便。脉象沉弦细，舌苔薄白。

影像学及理化检查：右足跟底部触痛明显。X线摄片显示：右足跟骨质疏松，足跟底部可见0.5cm×1.0cm骨刺。

诊断：右跟痛症（骨刺型）。

辨证：该患身体羸瘦，面无华色，乃肝肾虚损之象。故而髓虚不能养骨，血少不能荣筋，加之日常久立工作，积累劳损并骨刺为患，而致足跟痛症。

治则治法：补益肝肾，养血舒筋，通络止痛。

内服方药：熟地黄50g　鸡血藤30g　骨碎补30g　仙灵脾15g　山萸肉15g　当归15g　川萆解15g　生黄芪30g　紫丹参20g　白芍20g　延胡索15g　制香附15g　炙甘草7.5g。日1剂，连服2周。

外用：熏洗Ⅱ号泡足，足跟紧贴药袋，凉则加热，持续1小时以上，每日2~3次。

二诊　9月23日，服药和熏洗药2周，症状逐步减轻，嘱按前方继服2周，加用骨质增生丸（每次2丸，2次/天）。继用熏洗Ⅱ号泡足。

三诊　**治疗效果**：10月8日，患者自述：用药至9月末，足跟已不痛，行走自如。

（2）王某，男，65岁，退休工人。

初诊：2011年11月10日。

主诉：双足跟痛3月余。

病史：3个月前无明显诱因而出现双足跟隐隐作痛，右足跟疼痛较甚。症状逐渐加重，近日行走、站立疼痛愈烈，不能坚持正常工作。素患慢性肾炎。慢性病容，双足跟外形正常，足跟底部按痛显著，右侧为著。脉沉细弱，舌淡、苔薄白。

影像学及理化检查：血象正常，尿蛋白（++）。X线摄片显示：双足跟骨质疏松，未见到骨刺。

诊断：双侧跟痛症（虚损型）。

辨证：该患年老体弱，素患慢性肾炎，肾阴耗伤、久而不愈，水不涵木，肝肾俱虚，筋骨失养，又因全身重力下迫于足跟，过于承重而致足跟痛。

治则治法：滋养肾阴，养血荣筋，补虚定痛。

内服方药：熟地黄 30g　炙龟板 20g　山萸肉 15g　鸡血藤 30g　生杭芍 20g　全当归 15g　紫丹参 15g　生牡蛎 30g　生黄精 20g　肉苁蓉 15g　骨碎补 20g　莱菔子 10g　生甘草 10g。14 剂水煎，1 剂日 2 次，口服。

外用：熏洗 II 号泡足，日 2～3 次，每次 1 小时以上。

二诊　11 月 25 日。足跟痛，症状减轻，站立或走路稍多时，右足跟仍痛，但较轻。效不更方，按前方继服 1 周，改服骨质增生丸，每次 2 丸，每日 3 次。继用熏洗 II 号泡足，又经 2 周治疗，双足跟已不痛，能行走自如。

按语：跟痛症多为中、老年人肝肾不足，或久病体虚，气血衰少，筋骨失养；或久行久立，造成足底部皮肤、皮下脂肪、跖筋膜负担过重，引起劳损或退变所致。亦有因跟骨骨刺发生于跟骨底面结节前缘，使跖筋膜和足趾短肌在跟骨结节附着处受累，牵拉骨刺，发生慢性炎症反应而致疼痛。本病起病缓慢，多为一侧发病，可有数月或数年的病史，足跟部疼痛，晨起后站立或行走时疼痛较重，行走片刻后减轻，但行走过久又加重症状。其特点是足部不红不肿，跟骨的跖面和侧面有压痛，若跟骨刺较大时，可触及骨性隆起。X 线摄片多显示骨质增生，但与临床表现不成正比。

有人认为体态肥胖，体重增加与本病的发生有关。作者认为体态肥胖、体重增加，足部负担过重也可能是本病的一个诱因，或能加重本病的症状，但不一定是主要因素。仅就以上两个病例来看，病例（1）体质不健，形态羸瘦；病例（2）久病体虚，脉细无力。均显一派虚象。由此可以想见，本病的真正原因，乃肝肾俱虚，筋骨失养所致，虚是本病的本，痛乃本病的标，故此，治本才能达标。所以病例（1）补益肝肾，养血舒筋，通络止痛而收功；病例（2）滋养肾阴，养血荣筋，补虚定痛而治愈。可见辨证、审因、施治的重要。

第三节　颈部伤筋

落　枕

1. 落枕手法治疗

耿某，女，26 岁，职员。

初诊：2014 年 7 月 5 日。

病史：1 天前晨起时颈部僵硬、酸胀、疼痛。

症状及体格检查：颈部僵硬，活动受限，颈部右侧肌群紧张，按痛阳性。

理化检查：X 线检查：颈椎生理曲度略变直，各椎体韧带无异常。

诊断：落枕。

治则治法：舒筋通络止痛。

处置：医者用左右对比触诊法对患者颈部及肩背部进行检查，通过触诊确定患侧主要疼痛处、颈部活动受限的方向以及痉挛肌肉的分布范围和走向，为下一步手法操作定位。患者取坐位或俯卧位，医者立于患者一侧，先用拇指揉法自上而下沿患侧痉挛的肌肉分布方向操作，反复 3～5 遍；再用一指禅推法施术于主要疼痛处，每一处操作约 2 min。

按语：落枕在临床上较常见，以颈项部疼痛、活动功能障碍为主要临床表现，其受累的肌肉以胸锁乳突肌、肩胛提肌和斜方肌多见，压痛部位多位于颈肩连接处和肩胛骨内侧缘，压痛区域可呈点状或线片状。该病属中医学"伤筋"范畴，多因睡眠姿势不良，加上素体气血不足，复感外邪侵袭，致使气血凝滞，脉络痹阻而发病。《医宗金鉴·正骨心法要旨》云："盖一身之骨体，既非一致，而十二经筋之罗列序属，又各不同，故必素知其体相，识其部位，一旦临证，机触于外，巧生于内，手随心转，法从手出。"舒筋通络手法有利于缓解肌肉痉挛和减轻疼痛；渐进拔伸法通过逐步递增手法刺激量的方式，降低患者对手法刺激不自主的抵抗力，更进一步地松解痉挛的肌群。

2. 活血化瘀法治疗落枕（瘀血阻滞）

罗某，女，39岁。

初诊：2000年4月11日。

主诉：颈部疼痛，活动受限两小时。

现病史：两小时前无诱因，晨起颈项疼痛，活动不利，不能旋转，自行按摩后疼痛加重，故来就诊。

症状及体格检查：颈项不能自由旋转后顾，旋头时常与上身同时转动，以腰部代偿颈部的旋转活动。疼痛可向肩背部放散。颈后部皮肤可见瘀血斑，部肌肉痉挛压痛，可触之如条状或块状。斜方肌、大小菱形肌等处亦有压痛。微发热，舌紫暗，苔薄白，脉弦紧。

诊断：落枕（瘀血阻滞）。

辨证：由于筋脉肌肉受压，复感风寒，气血运行不畅，瘀滞不通，阻于脉络故而发病。

治则治法：活血化瘀，行气止痛。

内服方药：葛根15g　桃仁15g　红花10g　川芎10g　当归20g　熟地15g　赤芍10g　白芍15g　炙甘草6g　元胡10g　没药6g。7剂水煎，1剂日2次，口服。

二诊　2000年4月18日。服药后疼痛症状明显减轻，辨证：患者气滞不甚，血瘀明显，由于诊治及时，疼痛速除，瘀血亦很快消散。继服一周巩固疗效。

治疗效果：随诊经治疗症状基本消失而愈，嘱其适当进行颈部肌肉功能锻炼。追诊两个月未见复发。

按语：落枕多是睡眠时枕头过高、过低、过硬或睡姿不良，头枕过度偏转，使颈部肌肉长时间受到牵拉，处于过度紧张状态而发生静力性损伤。损伤多累及一侧软组织为主，如发生于胸锁乳突肌、斜方肌或肩胛提肌。祖国医学认为，人体的皮肉筋骨，气血津液，脏腑经络是互相联系的，落枕是颈部肌肉的扭伤、劳损，同时受风寒侵袭致使某些肌肉痉挛及相应神经受牵累所产生的。清·胡廷光《伤科汇纂·旋台骨》载有："有因挫闪及失枕而项强痛者。"多见于青壮年，男多于女。春冬两季发病较高。如筋骨萎弱无力，则易受外力作用而引起皮肉筋骨损伤。是因为平时缺乏筋肉锻炼，身体衰弱，气血不足，循行不畅，舒缩活动失调，复受风寒侵袭，致经络不舒，肌肉气血凝滞而痹阻不通，僵凝疼痛而发病。

本案例患者因睡眠姿势不正，筋脉肌肉受压，复感风寒，致气血运行不畅而发病。用药以行气活血药物为主，药到病除。

3. 祛风散寒通经活络法治疗落枕（风寒痹阻）

李某，男，40岁。

初诊：2000年5月12日。

主诉：颈部疼痛，活动受限一小时。

现病史：今晨起后，即觉颈部酸痛，活动时加重，自行按摩颈部亦不能缓解。故来我院诊治。

症状及体格检查：头部偏向健侧，颈椎活动受限，颈部肌肉痉挛压痛，触之如条状或块状。斜方肌、大小菱形肌等处亦有压痛。舌淡，苔薄白，脉浮紧。

诊断：落枕（风寒痹阻）。

辨证：本病系风寒外袭，留于经络，筋脉拘急发为本病。

治则治法：祛风散寒，通经活络。

内服方药：葛根20g 桂枝10g 白芍20g 羌活10g 防风10g 黄芪15g 桃仁10g 红花10g 炙甘草6g。5剂 水煎，1剂日2次，口服。

二诊 2000年5月15日。患者自述颈部不适症状消失，颈部活动恢复正常。舌淡苔薄，脉缓。辨证：风寒已散，筋脉通利。

治疗结果：症状消失而愈，颈部活动自如。

按语：落枕主要是由于颈部肌肉的扭伤、劳损，同时受风寒侵袭致使某些肌肉痉挛及相应神经受牵累所产生的。头枕过度偏转，使颈部肌肉长时间受到牵拉，处于过度紧张状态而发生静力性损伤。损伤多累及一侧软组织为主，如发生于胸锁乳突肌、斜方肌或肩胛提肌。

中医学称为"颈项伤筋"、"项筋急"又称"失枕"，清·胡廷光《伤科汇纂·旋台骨》载有："有因挫闪及失枕而项强痛者。"祖国医学认为，人体的皮肉筋骨，气血津液，脏腑经络是互相联系的。如筋骨萎弱无力，则易受外力作用而引起皮肉筋骨损伤。是因为平时缺乏筋肉锻炼，身体衰弱，气血不足，循行不畅，舒缩活动失调，复受风寒侵袭，致经络不舒，肌肉气血凝滞而痹阻不通，僵凝疼痛而发病。本案例处方以葛根，桂枝，白芍，羌活，防风，桃仁，红花祛风散寒，通经活络，辅以黄芪，炙甘草补气活血。

治疗落枕应注意嘱患者睡眠时枕头不要过高、过低、过硬或睡姿不良。

颈 椎 病

1. 温阳散寒益气通络法治疗神经根型颈椎病

薛某，女，29岁，打字员。

初诊：2009年6月28日。

主诉：颈僵、肩臂痛，手麻木一月余。

现病史：无明显诱因，起初颈僵、肩痛，继之臂痛、手麻，右侧为著，每遇阴雨天则症状加重。曾在某医院牵引，按摩，服颈复康等不效。

症状及体格检查：颈活动不受限，颈胸段轻度压痛，压头试验（+），臂丛神经牵拉试验（+）。脉象沉迟而涩，舌淡苔薄白。

影像学检查：颈椎生理曲度消失变直，斜位片示：C4～5、C5～6钩椎关节增生改变。

诊断：颈椎病（神经根型）。

辨证：此系素体虚弱，肝肾不足，气血虚损，腠理不固，寒湿之邪，乘虚而入，邪留经络，络道闭阻，气血运行不畅而致。

治则治法：温阳散寒，益气通络。

内服方药：黄芪30g 当归15g 川芎15g 鸡血藤20g 赤芍15g 羌活15g 桂枝15g 片姜黄15g 防风10g 葛根10g 陈皮10g 熟附片（先煎）7.5g 炙甘草5g。7剂水煎，1剂日2次，口服。

二诊 7月5日。患者自述：服药一周，颈僵痛缓解，肩臂痛、手麻略减轻，发作的间歇时间较长。效不更方，嘱再服药二周。

三诊 7月20日，颈僵显著好转，肩臂痛、手麻大减。惟近日胃不适，纳呆。治按首方加鸡内金、砂仁理脾和胃，继服二周，后服壮骨伸筋胶囊二周调理而愈。

按语：神经根型颈椎病在颈椎病各型中发病率较高，约占60%，多见于25～65岁之间的青年、老年人，近年来青年人发生本病，不为少见。男多于女，重体力劳动者，多于非体力劳动者，多有颈部损伤或慢性劳损的病史。

本病在临床中可有：①年老体弱，肝肾不足，颈部筋脉失于温煦濡养，此为"不荣则痛"；②气滞血瘀，长期低头伏案或颈部慢性劳损，以致颈部经络阻滞，血流不畅，此乃"不通则痛"；③素体虚弱，气血不足，腠理不固，风寒湿邪滞留经脉，气血运行不畅，痹阻不通，所谓"风寒湿三气杂至，合而为痹"。

本病例系一长期低头伏案的工作者，察其体质羸瘦，面无华容，脉象沉迟而涩，一派正虚邪实之象，故其治以温阳散寒，益气通络为法。自拟"颈肩臂痛饮"方，药用黄芪、当归、鸡血藤以补气和血活血，尤以重用黄芪之气分要药，盖气为血帅，以其先行为动力，配川芎、赤芍、姜黄活血化瘀通络之力益著。合附子、羌活、防风、桂枝之温经散寒。葛根虽凉，与羌活、防风、桂枝同用，其升阳解肌、止痉、住痛、理项背强痛之功甚笃。用橘皮理气调中，甘草以缓急、解痛。上述诸药配伍共奏温阳散寒，益气通络，理气和中，解痉止痛之功效。

"颈肩臂痛饮"是治疗神经根型颈椎病的主方，除本病例外，若兼气滞血瘀或湿痰瘀滞者，可酌加仙灵脾、巴戟天、肉苁蓉等。化热减熟附子。阴虚加山茱萸。

2. 清眩舒颈治疗椎动脉型颈椎病

李某，女，44 岁，绘图员。

初诊： 1999 年 2 月 4 日。

主诉： 颈肩痛、头晕头胀、胸闷、恶心呕吐 3 月余。

现病史： 无明显诱因，除上述症状外，有时右臂酸痛、手麻。曾在某医院服用过颈复康、颈痛灵等药，无明显效果。

症状及体格检查： 颈活动不受限，颈胸段压痛（+），压头试验（+）。脉象弦滑，舌红，苔薄白根稍腻。

影像学及理化检查： X 线片显示：颈椎生理曲度变直，项韧带钙化；斜位片示：颈 4~5、5~6 钩椎关节增生，相应椎间孔变窄。

诊断： 颈椎病（椎动脉型）。

辨证： 本病系痰凝血瘀，经脉受阻，髓海失充，肝风内动，风火上扰所致。

治则治法： 通脉化痰，平肝息风，清眩舒颈。

内服方药： 天麻 15g 钩藤 20g 石决明 25g 半夏 15g 茯苓 20g 葛根 20g 陈皮 15g 旋覆花（包煎）15g 竹茹 15g 黄芩 15g 丹参 15g 白僵蚕 15g 泽兰 15g 全蝎 5g 白芍 20g 甘草 10g。7 剂水煎，1 剂日 2 次，口服。

二诊 2 月 10 日。患者自述：服药 1 周头晕减轻，已不恶心，惟头胀、胸闷仍然。治按前方减旋覆花、竹茹。加菊花 20g，紫苏梗 15g。嘱再服一周。

三诊 2 月 18 日，胸闷减，头胀轻。惟颈僵、肩酸时作。嘱按 2 月 10 日方连服 2 周。患者诸症悉退。后服颈痛胶丸 2 周，以巩固疗效。

按语： 椎动脉型颈椎病，临床症状较为复杂，易与内科、神经科、五官科等多种疾病相混淆，其误诊率在颈椎病各型中占首位。本型多合并神经根型或交感神经型，临床诊治要分清主次轻重。

本病以"眩晕"为主要症状，又常合并颈肩部疼痛，而具有痹症的特点。因此，本病的眩晕与其他各科之眩晕的病理机制有着很大区别。

历代医家对眩晕病理机制的认识较多，如《灵枢·口问》"上气不足"，《灵枢·海论》"髓海不足，则脑转耳鸣"，《景岳全书·眩晕》"无虚不作眩"，《丹溪心法·头眩》"无痰不作眩"，《素问·至真要大论》"诸风掉眩，皆属于肝"等等。以上所论大体分为虚实两大类。椎动脉型颈椎病，为本虚标实之证，本虚乃脏腑功能衰弱，标实为经脉阻滞，影响气血津液的正常代谢，则产生痰浊、血瘀等病理产物，阻滞于经脉则影响精血上荣于脑，在脏腑功能衰退、精血亏虚的基础上，进一步加重了脑部失养（供血不足）状态，从而产生"眩晕"症状，这是本病的基本病机所在。

现代医学认为椎动脉型颈椎病是中老年人的一种常见病与多发病，多见于长期低头伏案工作者，其主要由于颈椎的钩椎关节增生，椎间盘突出、横突孔狭窄等改变，使椎动脉受到挤压而痉挛、狭窄、迂曲、管腔闭塞、椎基底动脉系统的供血不足等原因所致。出现脑、脑干、前庭系、颅神经等症状、体征，临床主要表现为眩晕、头痛、视物不清、耳鸣、听力下降，甚至恶心呕吐等症状。

根据上述病因病机，辨证与辨病相结合。因任何疾病皆有其特定的防病规律及病情演变的大致轮廓，同时，在疾病发展的各个阶段又有不同，故此在病症结合总则的基础上，又遵循一定的治疗原则，通过临床四诊所收集的资料，结合西医检查结果，透过现象，审查疾病的本质，从而抓住疾病的主要矛盾，进行针对性的治疗，做到有的放矢，同时，在某些情况下，亦要权衡标本缓急，急则治标，缓则治本，不可盲从。

本病系一绘图员，缘其颈部长期处于强迫姿势之疲劳状态，故局部经脉瘀滞，郁久生痰，影响精血上荣，髓海失充，肝风内动，风火上扰，而出现椎动脉型颈椎病之诸多见症。自拟"清眩舒颈汤"治之。方用天麻、钩藤、石决明、平肝息风为主药，配以丹参、泽兰以通经活血，葛根、半夏、茯苓、僵蚕、全蝎化痰解痉，合陈皮、旋覆花、竹茹以和胃降逆止呕，用黄芩以清热，芍药、甘草之滋阴制亢，解痛。更因其头胀不解，胸闷仍然。是以增菊花之清头目消胀，紫苏梗之宽胸利膈。所以诸药互相配伍，有增有减，则肝风息、髓海充、阴阳和、晕止、头清、胸宽、胃亦安矣。

3. 祛痰化瘀益气通络治疗脊髓型颈椎病

盖某，男，46岁，工人。

初诊： 2003年8月1日。

主诉： 颈僵痛，两下肢无力，足底感觉迟钝，走路不稳1年余。

现病史： 1年前颈部外伤后，逐渐出现颈部僵痛，手麻，两下肢酸痛，发紧、沉重，走路不稳，近日胸腰部有束带感，纳呆，尿急、便秘，脚落地似踩棉花感。曾在多家医院治疗未见明显疗效，故来我院治疗。

症状及体格检查： 颈部僵硬，活动受限，颈胸段压痛（+），压头试验（+），双侧霍夫曼征（+），双膝、跟腱反射亢进，脉沉弦，舌红苔薄白。

影像学及理化检查： X线片显示：颈椎生理曲度减小，颈4~5、5~6钩椎关节增生，相应椎间孔变窄。CT扫描显示：颈4~5、5~6椎间盘突出。

诊断： 脊髓型颈椎病（正气不足，痰瘀互阻）。

辨证： 该患者面色㿠白，体瘦，纳呆，颈痛，两下肢无力，沉重，步履艰难，一派虚像，系久病、血气虚、滞而不宣，痰瘀互阻之证。

治则治法： 祛痰化瘀，益气通络。

内服方药： 补阳还五汤加减

黄芪30g　鸡血藤30g　当归20g　丹参20g　川芎15g　萆薢15g　穿山甲15g（炮）　白芥子15g　胆南星15g　地龙20g　葛根20g　川牛膝15g　桃仁15g　红花15g　肉苁蓉20g　莱菔子15g。水煎，1剂日2次，口服。

嘱患者经常做温水浴，以加强活血通络之功效。注意休息，勿长时间低头工作。

该方连进2周，下肢酸痛减轻，走路稍有力，二便基本恢复正常。按效不更方，嘱服原方，黄芪加30g，地龙加10g，加淫羊藿20g，嘱再服用三周，两下肢行走有力，步态较稳，但仍有麻木感，上方加白茯苓30g，继续服用3周，三周后服壮骨伸筋胶囊，前后历时80多天治疗，病情稳定，活动基本自如。

按语： 脊髓型颈椎病虽较为少见但症状严重，且多以隐性侵袭的形式发展，易误诊为其他疾患而延误治疗时机，因此其在诸型颈椎病中处于重要地位。由于脊髓型颈椎病起病隐匿，不同个体间差异较大，脊髓受损表现多种多样，其发展速度、趋势个转归各有差异。

脊髓型颈椎病在中医学中虽然没有此提法，但其相关症状，多体现在痹症之中，痹之为病多为人体气血虚弱，复感风寒湿邪。《素问·痹论》"风寒湿三气杂至，合而为痹也。"可因外邪之不同，而有偏胜，也可以因节气不同，而中人体之部位不同部位。颈椎病是运动系统疾病之一，多由颈椎间盘等结构发生病变，如颈椎变直或反弓，椎体骨质增生，颈椎间盘变性突出等。使颈椎椎管狭窄或椎间孔变小、变形，直接压迫或刺激脊神经根、脊髓、椎动脉或交感神经，引起一系列临床症状与颈椎运动功能障碍。

此外，人体脊柱中以颈椎活动范围大、活动频率高，且颈椎周围能起保护作用的组织比胸腰椎相对较少。因此，在日常生活和工作中，颈椎最容易受到各种外因的影响导致劳损及病变而引发颈椎病。从现代医学角度看，颈椎病是由于脊柱内源性、外源性和神经性稳定失衡，导致颈椎间盘、颈椎体及其附件的退变，由此继发引起颈椎骨质增生、软组织变性、劳损等，压迫刺激颈部肌肉、神经、血管、脊髓，引起的一组症候群，其根本病变在于颈椎及椎间盘的改变。中医认为，颈项部乃髓海联络躯体通路，筋络丰富，筋络受阻且失于濡养则病不容故而发病。

本病例的发生和发展是因颈部外伤后，导致椎体不稳，椎间盘突出压迫脊髓所致。笔者认为属于颈背部"督脉"和"足太阳膀胱经"两经气血运行失调，日久瘀痰互阻，正气不足，故其治以祛痰化瘀，益气通络为法。以补气养血，改善局部血运，缓解肌肉痉挛，增加肌力，稳定椎体，恢复肢体功能。

4. 补气养血活血通络法治疗脊髓型颈椎病

丰某，女，43岁，工人。

初诊： 2003年7月2日。

主诉： 颈部疼痛，左手麻木一年，加重一个月。

现病史： 一年前因外伤后，出现颈部疼痛，左手麻木，活动中度受限，步态不稳，遂到当地医院经治疗，略有缓解，具体治疗不详，近一个月逐渐症状加重，并伴有脚落地似踩棉感，左手握力差、持物易坠落，故来本院治疗，现症：颈部疼痛，左手麻木，活动中度受限，步态不稳，不能快步，左手握力差、持物易坠落，纳可，寐差，二便调。

症状及体格检查： 颈部僵硬，功能活动障碍，左侧霍夫曼征（+），胸腰部有束带感，左侧上下肢腱反射亢进，舌红苔薄白，脉沉弦。

影像学及理化检查： 颈椎CT示：C4、C5椎间盘突出。

辨证： 因外伤后引起，筋骨损伤，气血筋脉受阻，气机不畅，血肿形成，以气滞血瘀症状明显。

诊断： 脊髓型颈椎病（气滞血瘀）。

治法： 补气养血，活血通络。

内服方药： 补阳还五汤加减

黄芪30g　当归20g　川芎15g　赤白芍各15g　葛根20g　地龙20g　红花15g　刘寄奴15g　桃仁15g　姜黄15g　泽泻15g　蜈蚣2条。7剂，日1剂，口服，水煎。

辅以颈椎牵引，日1次，每次15分钟。

嘱患者适当进行局部热敷，以加强活血通络之效。注意休息，勿长时间工作。

二诊 2003年7月9日。患者自诉：颈部疼痛及左手麻木明显减轻，活动轻度受限，步态不稳，左手握力渐强，睡眠尚可。辨证：本病现以气滞血瘀症状为主，经治疗虽好转，但仍须补气养血，活血通络治疗，前方续服不变，加行神灯理疗，每次15分钟，日1次，促进通筋活络之效。嘱患者低枕睡眠，两周后复查。

三诊 2003年7月25日。病人自诉症状明显减轻，颈部略有疼痛，麻木明显缓解，活动增大，走路慢行尚可，久行仍出现步态不稳，左手握力渐恢复。辨证：经治疗气滞血瘀症状明显改善，停服中药，行神灯理疗，以巩固疗效，嘱两周后复查。

治疗效果： 二周后患者颈部无明显疼痛，左手麻木减轻，活动稍受限，走路久行仍出现步态不稳，左手握力尚可。三周后随诊患者颈部无明显疼痛，左手仍略有麻木感，活动可，但快行及久行时还可现步态不稳，嘱患者适当进行颈部肌肉功能锻炼。

按语： 脊髓型颈椎病在中医学中虽然没有此提法，但其相关症状，多体现在"痹症"中，痹之为病多体内气血虚弱，复外感风寒湿邪。《素问·痹论篇第四十三》云："风寒湿三气杂至合而为痹也。"可因外邪之不同，而有偏胜，也可以因节气的不同，而中人体以不同之部位。颈椎病是运动系统疾病之一，主要是颈椎、颈椎间盘等结构发生病变，如颈椎强直或反弓，椎体骨质增生，颈椎间盘突出等，使颈椎椎管狭窄或椎间孔变小、变形，直接压迫或刺激脊神经根、脊髓、椎动脉或交感神经，引起一系列临床症状与颈椎运动功能障碍。

本病的发生和发展是因由外伤后，导致椎体不稳，椎间突出后压迫脊髓所致。笔者认为属于颈背部"督脉"和"足太阳膀胱经"两经气血运行失调所致。然本病有外伤史，故治宜补气养血，活血通络，方中以活血通络药为主，根据气行则血行理论，佐以补气养血，以达治疗之效，加之牵引和理疗，可改善局部血运，缓解肌肉痉挛，增强肌力，稳定椎体。

5. 益气安神交通心肾治疗交感神经型颈椎病

李某，女，43岁，职员。

初诊： 1993年3月11日。

主诉： 颈僵、头晕、头痛、多汗，心慌，半年余。

现病史： 无明显诱因，半年前偶感颈部僵硬，手麻，继之头晕、头痛，目胀，视物模糊，近来全身乏力，并有心慌、胸闷，眼睑无力，遇冷两手麻胀，且刺痒不适，平时多汗，失眠多梦。虽经多方治疗，但效果不显。

症状及体格检查： 颈活动不受限，无明显压痛，双侧霍夫曼征（+），双膝、跟腱反射亢进，划跖试验（-）。眼睑下垂。脉沉细无力，舌质淡，苔薄白。

影像学及理化检查： X线片显示：颈椎生理曲度减小，颈4~5、5~6椎体后缘增生，颈4~5椎体不稳；斜位片示：颈4~5、5~6钩椎关节增生，相应椎间孔变窄。心率62次/分，心电图示心肌劳损。

诊断： 交感神经型颈椎病（气血两虚、心肾不交）。

治则治法： 补益气血，交通心肾，镇静安神。

内服方药： 人参15g 当归15g 黄芪20g 茯神15g 白术15g 龙眼肉15g 炒枣仁15g 远志15g 石菖蒲15g 枸杞子15g 菟丝子15g 葛根20g 全蝎5g。10剂水煎，1剂日2次，口服。

二诊 3月21日。10剂药后，头晕、手麻减轻，乏力、心悸亦轻。查舌、脉同前。效不更方，原方不变，嘱继续服16剂。

三诊 4月7日。手麻、胀消失，多汗、怕冷亦好转。原方黄芪加10g，茯神、白术各加5g，再服 10 剂后嘱服人参归脾丸加颈痛胶丸，前后历时 2 月余，诸症悉退。

按语： 交感神经型颈椎病，属"眩晕""心悸"以及部分五官科疾病的范畴。多为素体不健、气血不足，筋骨失养，发生退变，或肝肾两虚，精血亏损。盖脑为髓海，精血亏则脑府空虚，发为眩晕，血虚不荣于心则心悸、怔忡；抑或肝郁气滞，情志不遂，不得宣泄，证见纳呆、嗳气、吞咽不适，目胀痛，眼睑下垂；若郁久化火，常见为肝阳上亢之证，或肝木旺，脾土受克，不能运化水湿，内聚为痰，上蒙清窍，则发眩晕，痰阻中焦则脘闷不舒。

现代医学认为，交感神经型颈椎病因颈脊神经根、脊膜、小关节囊上的交感神经纤维受到刺激所致。症状有头晕、游走性头痛、视物模糊、听力改变，吞咽困难、心律失常及出汗障碍等。也有由于椎动脉壁上的神经受刺激所致，亦可以是椎动脉的间歇性血流改变，刺激了动脉周围的神经所致。人体交感神经分布广泛，交感神经型颈椎病多累及人体多个系统，且 40 岁以上的中老年人多发，随着年龄的增大，机体抗病能力日益减退，颈部劳损、外伤或局部感受风寒湿气，均可使颈椎间盘退行性改变，或颈椎骨关节退变，引起旋转移位，或颈部软组织劳损，炎症刺激或压迫交感神经纤维，引起一系列反射性症状。其发病率约占颈椎病的 5%，临床误诊率较高。因此，临床诊断交感神经型颈椎病较为困难，诊治过程中需仔细辨别。

本病病例系心脾气虚型颈椎病，用归脾汤为主方随症加减，以其能健脾养心，益气补血，盖气旺则血生，故使眩晕、乏力、多汗、失眠、心悸等症受诸药调理而自愈矣。

6. 化痰散结治疗食管压迫型颈椎病

胡某，男，48 岁，工人。

初诊： 1986 年 4 月 10 日。

主诉： 颈部不适，吞咽困难 1 年余。

现病史： 患者自觉颈僵，继之咽喉干燥疼痛，胸骨后发胀、干涩刺痛，吞咽困难。近两个月症状加重，并有饥饿亦不愿进食，且有恐惧感，每餐只能进流食，如牛奶豆浆等。经常头晕、恶心；手足发热、腰膝酸软、全身乏力，小便短黄。

症状及体格检查： 形体消瘦，面色无华，忧郁苦闷，无欲懒言，舌质红，苔白微腻，脉细数，剑突下压痛（+）。

影像学及理化检查： 颈椎侧位片可见颈 6 椎体前缘有一较大鸟嘴样骨赘，钡餐透视显示：颈 5～6 间隙处食管受压变窄。

诊断： 食管压迫型颈椎病（阴虚火旺、痰凝梗阻）。

辨证： 患者面色无华，体瘦懒言，手足心发热，舌红苔微白腻，脉细数，一派阴虚象。

治则治法： 养阴清热，解凝散结。

内服方药： 生地 30g　北沙参 20g　麦冬 15g　玄参 15g　郁金 15g　瓜蒌 20g　川厚朴 20g　姜半夏 15g　威灵仙 20g　白僵蚕 15g　枯黄芩 15g　广橘红 15g　生牡蛎 30g（先煎）。10 剂水煎，1 剂日 2 次，口服。

治疗效果： 上药连进 10 剂。咽喉干燥，食管发胀，干涩均有好感，吞咽疼痛减轻，但进食稀粥仍有痛感。舌质淡，苔薄白不腻，脉细数，前方减苦寒之黄芩，加山豆根 15g，木蝴蝶 15g，山慈姑 15g，炮穿山甲 15g，再进 10 剂。咽喉干燥、食管发胀，干涩均感减轻，进食稀粥略有疼痛，头晕、恶心，减轻。近日睡眠欠佳、多梦，于前方（复诊方）加夜交藤 30g，进 10 剂后来诊，上述症状明显好转，吞咽困难基本消失，嘱按前方再进 20 剂后来诊，诸症悉退。后服用颈痛胶丸 4 周，以巩固疗效。

按语： 食管型颈椎病，临床上很少见，上述患者经过运用我国传统医学的辨证施治法则，获得痊愈。《临证拾遗》：因感受外邪致气血运行障碍，从而导致营卫不和，故治宜以祛邪扶正并用。颈椎病亦有虚实之异，邪正之进退，病邪之偏盛，或瘀滞，或风寒，或虚损，种种不一。

现代医学认为其病因主要由于椎间盘退变继发前纵韧带及骨膜下撕裂、出血、机化、钙化及骨刺形成所致。如因外伤等因素致使椎体前缘骨刺迅速形成，与此同时该处软组织来不及适应与代偿，则使局部平衡失调而出现症状。亦可因食管周围刺激产生炎症而表现出一系列临床症状。西医检查常表现出颈椎体前缘有较大鸟嘴样骨赘，钡餐透视显示：颈间隙处食管受压变窄。轻度表现为吞咽困难及食后胸骨后的烧灼、刺痛感，仰头时症状明显，低头症状消失，重者低头症状明显，且饮食多以流食，甚者仅能进水、汤。

笔者体会，从中药的辨证论治、经方治疗、特色运用与其他联合治疗、中医的诊疗经验等方面进行整理研究观察可知，本病多因素体不健，肝肾不足，精血亏虚，筋骨失养，以至退变、增生，压迫局部；亦可因喜怒忧思，气结生痰，凝结于上焦，致食管狭窄，饮或可下，食则碍入。本病近似中医学"噎嗝"或"梅核气"，但此二证绝非食管狭窄型颈椎病。食管狭窄型颈椎病的体征较明显，是颈僵、头胀、手麻；临床检查椎间孔挤压试验、臂丛牵拉试验、头后伸旋转试验皆为阳性；X线射片检查：颈椎生理曲度改变，多数有椎体失稳，钩椎关节增生、颈椎前方可见鸟嘴样骨赘形成。上述这些，"噎嗝""梅核气"都不具备。骨临证理当细辨。

7. 补肝益肾活血通络法治疗颈椎病（肝肾阴亏）

石某，男，62岁。
初诊：1997年9月2日。
主诉：颈项部疼痛，双下肢麻木无力一年，近一个月加重。
现病史：一年前无明显诱因，出现颈项部疼痛，双下肢麻木无力，走路不稳，胸部如束带感，近一个月症状逐渐加重，故今来我院就诊。现症：颈项部疼痛，双下肢麻木无力，步履不稳，腰膝酸软，头晕眼花，口干便燥。
症状及体格检查：颈曲变直，C3~6棘旁广泛压痛，颈椎活动受限，椎间孔挤压试验（−）、臂丛神经牵拉试验（−），双下肢肌张力较高，肌力减退，膝、跟腱反射亢进，无髌、踝阵挛，霍夫曼氏征（−）。舌红，苔薄白，脉沉细。
影像学及理化检查：韧带钙化，椎管狭窄，脊髓明显受压。
诊断：颈椎病（肝肾阴亏）（脊髓型颈椎病）。
辨证：本病系年老体弱，肝肾亏虚，腠理空虚，气血衰少，筋骨失于濡养，风寒湿邪侵袭，痹阻经络，气滞血瘀，引起酸痛不仁。
治则治法：补肝益肾，活血通络。
内服方药：当归10g　白芍10g　牛膝12g　熟地12g　龟板胶10g（先煎）　丹参10g　菟丝子10g　鸡血藤10g　补骨脂10g　黄柏10g　鹿衔草10g。20剂水煎，1剂日2次，口服。

配合颈椎机械牵引，15分钟，日1次。

二诊　1997年9月22日。连服20剂后，患者精神可，胃纳佳，颈项部疼痛明显缓解，双下肢麻木无力症状有所减轻。舌淡，苔薄，脉沉细。辨证：患者肝肾之气得以恢复，脾肺随之强健，继而腠理充实，气血饱满，筋骨得以濡养，外邪不侵。故续服原方1个月。停止颈椎机械牵引。

治疗效果：随诊经治疗后，症状基本缓解，生活自理。追诊1年，病症未复发。
按语：颈椎病是指颈椎间盘退行性变，是颈椎骨质增生以及颈部损伤等引起脊柱内外平衡失调，刺激或压迫颈部血管、神经、脊髓而产生的一系列症状。中医关于本病的论述，散见于"痹证"、"痿症"、"头痛"、"眩晕"、"项强"、"项筋急"、"项肩痛"等。本病多见于中老年人，男性发病略高于女性。

中医学认识内因肝肾亏虚，筋骨衰退；年老体弱。外因风寒湿邪，慢性劳损。另外，长期的低头工作，如刺绣、刻写等而引起颈部的肌肉、韧带与关节的劳损。姿势不良，不当的枕头和睡姿亦可造成颈部的劳损、使颈椎生理曲度改变，促进小关节的增生和退变，从而导致颈椎病的发生。

本案例患者年老体弱，肝肾亏虚，腠理空虚，气血衰少，筋骨失于濡养，风寒湿邪侵袭，痹阻经络，气滞血瘀，引起酸痛不仁。组方以虎潜丸去知母、陈皮，加当归、鸡血藤，共同起补肝肾，壮筋骨，活血补血的作用，加牛膝，治下肢不利。

8. 活血化瘀行气止痛法治疗颈椎病（气滞血瘀）

候某，女，47岁。
初诊：1996年5月7日。
主诉：颈项部疼痛十余年，近二个月加重。
现病史：十年前颈部扭伤后，颈项部疼痛反复发作，伴双手麻木，以右手为甚，近二月症状加重。故来我院就诊。现症：颈项部疼痛，双手麻木刺痛，以夜间为甚，烦躁便结。
症状及体格检查：颈4、5、6棘突压痛，压头试验阳性，双侧臂丛牵拉试验阳性。舌质偏暗，脉弦。
影像学及理化检查：颈椎MRI检查提示：C4、5，C5、6椎间盘突出，X线片提示：颈椎曲度反张，C4~7椎体前后缘唇样骨质增生，C4、5向后成角，椎间隙变窄，C4、5，C5、6椎间孔变窄。
诊断：颈椎病（气滞血瘀）（神经根型颈椎病、颈椎退行性变）。
辨证：此病系外伤致气滞血瘀，筋脉不利，瘀血不祛，病势缠绵，疼痛反复发作。
治则治法：活血化瘀，行气止痛。
内服方药：桃仁10g　红花10g　川芎10g　当归10g　威灵仙10g　枳实10g　元胡10g　五灵脂10g　木瓜10g　桑枝10g　甘草6g。14剂水煎，1剂日2次，口服。

行颈部做揉、按及捏拿阿是穴位等手法按摩，15分钟，每日1次。

二诊　1996年5月21日。患者自述症状缓解，查舌质偏暗，脉弦。辨证：患者气血得行，但仍有瘀血未尽。故加活血化瘀，以瘀血消散之鹿衔草10g、骨碎补10g继续治疗2周。

治疗效果：随诊病人自述症状基本消失，嘱其进行颈部肌肉功能锻炼。追诊一年余，未见复发。

按语：颈椎病是指颈椎间盘退行性变，是颈椎骨质增生以及颈部损伤等引起脊柱内外平衡失调，刺激或压迫颈部血管、神经、脊髓而产生的一系列症状。中医学关于本病的论述，散见于"痹证"、"痿症"、"头痛"、"眩晕"、"项强"、"项筋急"、"项肩痛"等。内因肝肾亏虚，筋骨衰退。肾藏精、主骨，肝藏血、主筋，《素问·上古天真论》"五八肾气衰"，"七八肝气衰，筋不能动"，"身体重、行步不正"随着年龄增长，脏气衰退，精血亏损，筋骨失养，从而引起各种症状。外因风寒湿邪，慢性劳损。年老体弱，腠理空虚，气血衰少，筋骨失于濡养，风寒湿邪易于侵袭，痹阻经络，气滞血瘀，引起酸痛不仁。另外，长期的低头工作，如刺绣、刻写等而引起颈部的肌肉、韧带与关节的劳损。姿势不良，不当的枕头和睡姿亦可造成颈部的劳损、使颈椎生理曲度改变，促进小关节的增生和退变，从而导致颈椎病的发生。

本案例患者外伤致气滞血瘀，瘀血与气滞并行，故组方用药以行气活血药物为主，因瘀血较重，后期加破血之药，以增活血化瘀之功效。按摩手法可增强周围的血液循环，而消除瘀积及挛缩的现象。此外，推拿手法能够引起神经传导阻滞，可一时性减缓疼痛感觉，加强神经系统自我调整修复机能。

9. 祛风散寒宣痹通络法治疗颈椎病（风寒痹阻）

王某，女，46岁。

初诊：1996年11月9日。

主诉：头颈部疼痛二个月，近一周加重。

现病史：二个月前因劳累后，颈部酸痛，休息后缓解，一周前无明显诱因突然出现头痛、颈项部酸痛连及背部。并出现左上肢麻木疼痛，畏寒肢冷。故来我院就诊。

症状及体格检查：颈椎活动受限，C5、6左侧压痛明显，左臂丛神经牵拉试验（+），椎间孔挤压试验（+）。舌质淡，苔薄白，脉浮紧。

影像学及理化检查：X线检查提示：颈椎生理曲度消失，C5棘突左侧偏歪，C4、6椎体唇样骨质增生，C5、6椎间隙变窄。

诊断：颈椎病（风寒痹阻）（神经根型颈椎病）。

辨证：此病系外感风寒，痹阻经络，气血不行，故见头颈项部、背部疼痛，上肢麻木疼痛，颈僵直，寒邪为患则畏寒肢冷。

治则治法：祛风散寒，宣痹通络。

内服方药：白芍10g　桂枝10g　细辛20g　当归10g　川芎10g　木瓜10g　田七粉3g（冲）鸡血藤10g　威灵仙10g　甘草6g。10剂水煎，1剂日2次口服。

二诊　1996年11月25日。经治疗后，症状有较明显的改善；查舌淡，苔薄，脉缓。辨证：风寒之邪得解，经络疏通，气血通畅，故疼痛缓解。故继按前方治疗一周，巩固疗效。

治疗效果：随访经治疗，患者除左手偶尔出现麻木外，无其他不适感。追诊半年未见症状加重。

按语：颈椎病是颈椎骨质增生以及颈部损伤等引起脊柱内外平衡失调，刺激或压迫颈部血管、神经、脊髓而产生的一系列症状。颈椎间盘在承重的情况下要做频繁的活动，容易受到过多的细微创伤和劳损而发病。其主要病理改变是：早期的颈椎间盘变性，髓核的含水量减少和纤维环的纤维肿胀、变粗，继而发生玻璃样变性，甚至断裂；颈椎间盘变性以后，耐压性能及耐牵拉性能减低。当受到头颅的重力和头胸间肌肉牵拉力的作用时，变性的颈椎间盘可以发生局限性成广泛性向四周隆突，使椎间盘间隙狭窄，关节突重叠、错位，以及椎间孔的上下径变小，由于椎间盘的耐牵拉力变差，当颈椎活动时，相邻椎骨之间的稳定性减小而出现椎骨间不稳、椎体间的活动度加大和轻度滑脱，继而出现后方小关节钩椎关节和椎板的骨质增生，以及黄韧带和项韧带变性、软骨化和骨化等改变。

对于颈椎病的治疗现代医学多采取手术治疗。中医通过辨证治疗，可以消除神经根水肿，较好缓解症状。本案例辨证患者外感风寒，痹阻经络，气血不行，故以桂枝，威灵仙，细辛发散风寒，白芍，木瓜，当归柔筋止痛，川芎，田七，鸡血藤行气活血，共奏祛风散寒，宣痹通络之功。

10. 祛湿化痰养血通络法治疗颈椎病（痰湿阻络）

张某，女，53岁。

初诊：1996年4月4日。

主诉：颈部疼痛二年，头晕二个月。

现病史：二年前无诱因，出现颈部疼痛，时轻时重，休息后略缓解，二月前颈部疼痛加重，头晕目眩，伴恶心呕吐，视物模糊、耳鸣，身重乏力。故来我处就诊。

症状及体格检查：颈4、5、6棘突压痛，颈部活动受限，压头试验阳性。舌质淡，苔白边有齿痕，脉弦滑。

影像学及理化检查：颈椎 MRI 检查提示：C4、5 椎间盘突出，X 线检查提示：颈椎生理弯曲变直，C4、5 椎间隙变窄，后纵韧带钙化。

诊断：颈椎病（痰湿阻络）（椎动脉型颈椎病）。

辨证：患者年老体弱，正气不足，痰湿内生，故身重乏力，阻于颈项，颈项经络气血不通而疼痛，宗气不能上荣，而见头晕、恶心、视物模糊、耳鸣。舌苔脉象均为痰湿之象。

治则治法：祛湿化痰，养血通络。

内服方药：半夏10g　陈皮10g　茯苓10g　竹茹10g　川芎10g　当归10g　天麻10g　威灵仙10g　三七粉15g（冲）　生龙、牡各10g　鹿衔草10g　党参12g。7剂水煎，1剂日2次，口服。

行颈椎机械牵引，15分钟，日1次。

二诊　1996年4月10日。患者连服七剂并配合颈椎牵引治疗后，头晕目眩，伴恶心呕吐，视物模糊、耳鸣等症状明显减轻，但颈项仍感不适。辨证：疏通经络，宗气得以上荣，然瘀于颈项之痰湿未尽，故颈项不适。嘱继续服用原方12剂，取消颈椎牵引。嘱患者适当作颈部肌肉功能锻炼。

治疗效果：随诊治疗后颈部疼痛症状基本消失，偶有眩晕。随访近一年，未见症状加重，可正常工作。

按语：中医关于本病的论述，散见于"痹证"、"痿症"、"头痛"、"眩晕"、"项强"、"项筋急"、"项肩痛"等。病因可分内因、外因两大方面。内因肝肾亏虚，筋骨衰退。肾藏精、主骨，肝藏血、主筋，《素问·上古天真论》"五八肾气衰"，"七八肝气衰，筋不能动"，"身体重、行步不正"随着年龄增长，脏气衰退，精血亏损，筋骨失养，从而引起各种症状。外因风寒湿邪，慢性劳损。年老体弱，腠理空虚，气血衰少，筋骨失于濡养，风寒湿邪易于侵袭，痹阻经络，气滞血瘀，引起酸痛不仁。另外，长期的低头工作，如刺绣、刻写等而引起颈部的肌肉、韧带与关节的劳损。姿势不良，不当的枕头和睡姿亦可造成颈部的劳损、使颈椎生理曲度改变，促进小关节的增生和退变，从而导致颈椎病的发生。

本案例患者痰湿内生，瘀于颈项阻滞气机而发病。方中半夏，陈皮，竹茹，茯苓祛痰化湿，川芎，天麻，威灵仙疏通气机、祛风湿，三七，龙骨，牡蛎，鹿衔草，当归，党参活血补血。口服药配合牵引，疏通经络，其病渐消。

胸廓出口综合征

辛某，女，40岁，工人。

初诊：2005年4月16日。

主诉：右侧颈肩臂痛8个月。

现病史：无明显诱因，自觉右侧颈肩痛，手摄取无力，且麻木，经某医院按颈椎病治疗无效。

症状及体格检查：颈活动不受限，无明显压痛，压头试验阴性。将患侧手上举时抵抗，且颜色苍白，诉疼痛加剧，压迫锁骨上窝则向上肢尺侧放射痛；斜角肌试验与挺胸试验均为阳性。

影像学及理化检查：X线片显示：右侧颈肋。脉沉细无力，舌淡、苔薄白。

诊断：胸廓出口综合征。

辨证：该患体瘦弱，面色苍白，脉沉细弱，舌质淡。乃气血亏虚象，筋脉失养，血不荣筋，故发痛、麻木。

治则治法：益气养血，通经舒筋。

内服方药：黄芪30g　当归15g　川芎15g　白芍20g　熟地黄20g　党参20g　白术20g　茯苓20g　鸡血藤30g　丹参15g　红花15g　桑枝15g　桂枝15g　延胡索15g　姜黄10g　甘草10g。7

剂水煎，1剂日2次，口服。

二诊 4月23日。颈肩臂痛缓解，手麻亦轻。查舌、脉同前。按效不更方，嘱患者服10剂后再诊。

三诊 5月8日。颈肩部已经不痛，时有前臂不适，尺侧手指略有麻木。舌脉同前，嘱按原方在服10剂，诸症悉退。

按语： 胸廓出口综合征是臂丛神经和锁骨下动静脉在胸廓出口处和胸小肌喙突附着部受压所引起的综合症状。临床主要表现在神经分布区域疼痛，麻木，或疼痛感觉异常，上肢静脉扩张，肤色瘀紫，桡动脉搏动减弱或消失。它包括以前的颈肋综合征、前斜角肌综合征、过度外展综合征、胸小肌综合征。

本病属于中医学"筋痹"范畴。《素问·长刺节论》指出筋痹的主要症状为"筋挛节痛"。《素问·经脉》描述的三焦和少阳之脉所致的痹痛症状为：肩、臑、肘、臂处皆痛，均类似于本病的临床表现。《诸病源候论》认为筋痹的病因是由于体虚，腠理疏松，风邪侵入筋脉所致。《医宗金鉴》则认为筋痹与肝的脏腑功能有密切关系。西医学将胸廓伤口区域臂丛神经、锁骨下动、静脉压迫所产生的症状群称为本病。

本病应与下列疾病相鉴别：
（1）腕管综合征：夜间痛甚，知觉减退区在桡侧3个指头的末节，腕的掌侧正中部压痛。
（2）颈椎病：有明显的颈部症状及神经根或脊髓症状。X线片则显示：颈椎多有退行性变。
（3）脊髓空洞症：手部肌肉萎缩，冷热分辨不清，触觉存在，痛温觉消失。
（4）肌萎缩性侧索硬化症：有明显的肌肉萎缩，但无感觉改变，无锁骨下动脉受压症状。
（5）冈上肌腱疾患：常有上肢反射性疼痛，但以肩部疼痛、压痛及活动受限为突出。

本病的治疗，根据四诊辨证施治。本病例系气血亏虚型，血不荣筋，而致患侧肢体疼痛、麻木。故拟益气养血、通络舒筋方。药用八珍汤加黄芪以益气养血，配鸡血藤、丹参、红花、延胡索等活血通痹，桑枝、桂枝、姜黄专行肩痹，引诸药直达病所而镇痛，甘草与芍药合以解痉祛痛。

第四节 腰部伤筋

急性腰部扭伤

1. 点刺揉扳法治疗急性腰扭伤

李某，男，32岁，公司职员。

初诊： 2010年9月20日。

病史： 搬起重物时听到"咔"的一声，腰部疼痛剧烈，辗转不利2天来我院就诊。

症状及体格检查： 患者平车推入诊室，腰部生理曲度变直，并向右侧弯，腰骶部棘突右侧压痛（+），无明显放射痛，腰部活动度因疼痛剧烈，未予检查，双下肢皮肤感觉正常，双下肢股四头肌、胫前肌、腓肠肌肌力V级，右侧直腿抬高试验（+），加强试验（−），双侧膝腱、跟腱反射正常，双侧巴宾斯基征（−）。舌质紫暗，苔薄，脉弦涩。

影像学及理化检查： 腰椎正侧位X线片：腰椎生理曲度变直，并向右侧弯。

诊断： 急性腰扭伤。

治则治法： 治以活血化瘀，理气止痛。运用点刺揉扳法治疗配合中药治疗。

处置：

（1）点刺法：先用三棱针将唇系带之粟粒大小的硬结刺破，然后将上唇捏起，用毫针刺人中穴（针尖斜向上；重刺激，留针15分钟，每5分钟捻转1次；针刺后嘱患者深呼吸，活动腰部。）往往针后立见功效。

（2）揉法：单手张开虎口，拇指与中指分别置于患者两侧肾俞穴，轻轻颤动，逐渐用力，重复3次。

（3）扳法：

一扳：俯卧位。①扳肩压腰法：医者一手以掌根按压患者第4、5腰椎，一手将肩扳起，与压腰的手交错用力，对侧再做一次。②扳腿压腰法：医者一手以掌根按压患者第3、4腰椎，一手将一侧大腿外展抬起，与压腰的手上下交错用力，对侧再做一次。③双髋引伸压腰法：医者一手以掌根按压患者第3、4腰椎，一手与前臂同时将双腿抬高，先左右摇摆数圈，然后上抬双腿，下压腰部，双手交错用力。

二扳：侧卧位。①腰部推扳法：患肢在上屈曲，健肢在下伸直，医者立其背后，助手立其胸前，双手扶持胸背部，二人协同向相反方向推和扳，使患者腰部获得充分的旋转活动。此法重复3次。②单髋引伸压腰法：医者一手用力按压腰部，一手握持患者大腿下端，并外展40°；后方拉，使腰髋过伸30度；后再做屈膝，屈髋动作，如此交替进行，重复3次。

治疗效果： 经过2次治疗，患者腰痛疼痛症状消失，活动自如，余无明显症状。

按语： 中医认为此病多由急性损伤造成局部气血阻滞，经络不通所致，许多经脉都循行于腰部，《素问·刺腰痛论》就有足太阳、足少阳、足阳明、足少阴、足厥阴等经脉病变导致腰痛的记载。不同经脉损伤，疼痛部位不一，治疗时亦应采用不同腧穴。督脉循行于后正中线，后溪穴借手太阳小肠经与督脉脉气相通，故可取人中、龈交、龈交异点、头部腰痛区、后溪等穴治疗督脉性腰扭伤效好；足太阳膀胱经循行于腰部督脉两侧，手、足太阳膀胱经相交结，两经同气相求，故取足太阳膀胱经首穴睛明穴与手太阳小肠经之后溪、养老穴治疗足太阳膀胱经性腰扭伤效好；足少阳胆经循行于季胁部，足厥阴经别"合于少阳，与别俱行"，手、足少阳经相交结，两经同气相求，故取足少阳胆经之头临泣、跗阳穴，足厥阴肝经之行间穴及手少阳三焦经之外关穴治疗足少阳胆经性腰扭伤效好；手阳明经筋"绕肩胛，挟脊内"，位于督脉与足太阳膀胱经之间，故取手三里、合谷穴可治疗靠近督脉部的腰扭伤效好；局部取腰眼穴、扭伤穴治疗局部疼痛；耳针、鼻针、第二掌骨侧全息穴均为全息用穴，腰痛点为治疗腰痛奇穴，临床证明效果都很好。急性腰扭伤患者因疼痛可引起肌肉保护性痉挛，不对称的肌痉挛可引起脊柱生理曲线的改变。腰脊柱多向患侧倾斜。因此，临床上常用一些整复手法进行复位。在整复手法的选用上，各家有自己的惯用手法。

点刺揉扳法的作用机理：急性腰肌扭伤，缘由腰背部经络气血受创，致经脉瘀滞不得宣通，发为腰痛，病在督脉。《内经》云："督脉为病，脊强反折"、"腰痛似折，不可俯仰"。而"龈交"乃督脉之端，督伤经阻，结聚于该穴，遂现"经结"（即"报伤点"）于斯，针之以宣通经气，同时配刺"人中穴"，此穴亦督脉之络也，是治疗腰脊背痛项强之要穴。于是经气通，血脉和，"通则不痛"。复以手法牵伸理顺腰肌筋络，舒散筋结，宣通郁闭之气，再用扳、压法以解除骨节间微有错落（小关节紊乱），不合缝者之虞。

2. 行气止痛法治疗型急性腰扭伤（瘀阻疼痛）

冯某，男，42岁。

初诊：2000年5月8日。

主诉：腰痛四小时。

现病史：四小时前扭伤腰部，即感腰部疼痛，活动时疼痛明显。故来我处就诊。

症状及体格检查：腰部有广泛压痛，痛无定处，直腿抬高试验（+），加强试验（-）。舌淡，苔薄，脉弦数。

影像学及理化检查：腰椎X线片未见明显异常。

诊断：急性腰扭伤（瘀阻疼痛）。

辨证：此病系外伤引起，损及筋络，血离脉外，气机不畅，经络瘀阻不痛则痛，而发本病。

治则治法：理气通络，和营止痛。

内服方药：木香10g 青皮6g 陈皮10g 乌药10g 川楝子6g 元胡20g 穿山甲10g 当归15g 苏木20g 桃仁12g 柴胡6g 申姜15g。5剂，水煎，1剂日2次口服。

二诊 2000年5月15日。患者腰部无明显疼痛。舌淡苔薄，脉缓。辨证：气机通畅，筋骨疏利。故停服汤剂，嘱患者注意腰背肌加强锻炼。

治疗结果：症状消失而愈，腰部活动自如。

按语：急性腰扭伤是常见病，多发于青壮年和体力劳动者，平素缺少参加体力劳动锻炼的人，偶然参加劳动时，不慎亦发生损伤。其发病机理是腰部肌肉、筋膜、韧带、椎间小关节、腰骶关节的急性损伤，多系突然受间接外力所致。中医辨证本案例为气滞型。处方重用行气药，木香、青皮、陈皮、乌药、川楝子、元胡、穿山甲均为行气之品，辅以当归，苏木，桃仁，柴胡，申姜等活血柔筋止痛。

3. 宣发经气法治疗急性腰扭伤

李某，男，63岁，退休。

初诊：2003年8月13日。

主诉：腰痛3天。

现病史：3天前因劳累后出现腰部疼痛，活动受限，仰俯不能，转侧不利，卧床休息后症状略有减轻，故来我门诊治疗。

症状及体格检查：脊柱腰段生理曲度消失、平腰，且有侧弯，双侧骶棘肌明显紧张，活动受限，腰4~5棘间及棘旁压痛（+），压痛（+），放射痛（-），双侧直腿抬高试验：双70°（+）。脉象弦滑，舌苔薄白。

影像学及理化检查：X线显示：腰椎生理曲度变直，椎体前后缘不同程度增生，腰椎退行性变。

辨证：此病例系腰伤后致脉络瘀滞，经络受阻而现之此症。

诊断：急性腰扭伤。

治则治法：宣发经气，活血通经。

内服方药：腰痛宣发汤（自拟）

地龙15g 苏木10g 麻黄4g 黄柏12g 当归15g 桃仁10g 甘草8g 肉桂3g。7剂水煎，1剂日2次，口服。

二诊 2003年8月19日，腰痛减轻，仍然活动不利。辨证：辨证加减：若腰腿痛如针刺，难以转侧，日轻夜重，则为瘀血，加乳香6g，没药6g，活血通络止痛；腰腿冷痛，得热则舒，四肢畏寒逆、拘急，寒也，加附子（先煎）12g，肉桂6g（后下），麻黄12g，温经通络，散寒止痛；腰酸胀重痛，腿软无力，湿也，去甘草，加防己15g，苍术12g，薏苡仁30g，祛风除湿止痛；腰腿酸痛游走，属风湿，加乌梢蛇12g，僵蚕12g，祛风除湿，通络止痛；腰腿灼热疼痛，身热汗出，小便热涩，是湿热者，去细辛，加黄柏15g，银花藤30g，化湿清热，通络止痛；神疲乏力者，加黄芪30g。益气扶正。

按语：腰痛宣发汤自《医宗金鉴》，具有宣发经气、活血通络之功。主治跌打损伤留于太阳经引起的腰脊疼痛。急性腰扭伤之发，多因用力不当，腰部受力之肌肉筋膜应激不协调或腰椎后关节滑膜嵌顿而致。腰脊两侧乃太阳经之野，地龙散宣发经气，祛瘀通络。地龙散方中麻黄、桂枝具有发越太阳经气、通调经隧之功；当归、地龙、桃仁、苏木活血祛瘀通经络，治疗腰脊留瘀；黄柏功具反佐之力，牵制麻黄、桂枝之温燥；生甘草调和诸药。辅以火罐更能增加疗效。笔者以为，闪火罐不但具有活络通经之功，更有使离槽之筋、错缝之骨还纳之效，治疗后令患者用力咳嗽亦即利用腹压增高之际使错缝之小关节还纳，故能切中肯綮，达到治愈之效。临证兼气滞加木香、枳壳；兼血瘀加地鳖虫、红花；兼肾虚加骨碎补、杜仲。麻黄、桂枝之应用当视患者体质及气候斟酌用量，须当谨慎。

腰 肌 劳 损

刘氏理筋八法治疗腰肌劳损（血瘀腰痛）

李树恒，男，64岁。

初诊：1997年4月12日。

主诉：腰痛半年余，加重一周。

现病史：半年前由于过度劳累而出现腰痛，酸楚不适，时轻时重，反复发作，怕凉怕累，近一周腰痛持续，较以前加重。腿膝酸软无力，背恶寒。今来我院就诊。

症状及体格检查：脊柱腰段外观正常，俯仰活动不受限，腰椎棘间、棘旁轻度压痛，直腿抬高试验（-），脉沉迟无力，舌淡苔薄白。

影像学及理化检查：X线摄片检查：脊柱腰段各椎体及骨质未见异常。

辨证：本病系年老体弱，肾阳虚衰，致气血运行不畅，致血不荣筋骨，故腰痛加重。

诊断：腰肌劳损（血瘀腰痛）。

治则治法：首选刘氏理筋八法（按、揉、推、滚、劈、击、摇、晃法）合温肾壮腰，化瘀祛痛中药治之。

处置：理筋八法：①按法：患者俯卧位，医者站其身旁（俯卧位左侧），以右手掌根置于患者腰背部，沿脊柱即督脉及两旁之足太阳膀胱经经线，自上而下按压至腰骶部，反复作数次；②揉法：医者单手虎口张开，拇指与中指分别置于患者两侧肾俞穴，轻轻颤动，逐渐用力；③推法：医者以两手大鱼际，自脊柱中线（背及腰部）向两侧分推；④滚法：医者用手背或掌指关节的突出部，着于患者的皮肤上，沿背部足太阳膀胱经两条经线及督脉，自上而下的滚动，直至腰骶部；⑤劈法：医者双手小鱼际劈打患者背部；⑥击法：医者用双手十个指头指端叩击患者腰背部；⑦摇法：医者将双手掌置于患者腰臀部，推患者身躯，使之左右摇动；⑧晃法：患者取仰卧位，屈髋屈膝，医者双手握住其双膝，并屈膝贴近胸前，做环转摇晃。每日1次，连续治疗5日（5次）。口服壮骨伸筋胶囊，每次服6粒，每日3次。

二诊 1997年4月18日。患者自述，腰痛减轻，活动进步。遇累、遇冷腰仍酸楚不适。辨证：本病虽瘀血渐散，但仍见肾虚症候，故从即日起，隔日施行1次手法。继服壮骨伸筋胶囊。

三诊 1997年4月29日，经治疗腰酸痛基本消失，辨证：血瘀已散，正气得以补充，故为了巩固疗效，继做手法治疗10次（隔日1次），继服壮骨伸筋胶囊（服法同前）。

治疗效果：随诊前后经20次手法治疗（2个疗程）和口服中药（壮骨伸筋胶囊）腰痛症状完全消失。活动自如。追诊一个月未见复发。

按语：腰部劳损系指腰部积累性的肌肉、筋膜、韧带、骨与关节等组织的慢性损伤，是引起慢性腰痛的常见病。从症状上看，它与腰纤维织炎等病相似，但在发病机制方面，有所区别。因对生活和劳动生产影响较大，故应积极进行预防和治疗。能够引起本病的原因很多，如长期从事持续性弯腰劳动，以及长期的腰部姿势不良，引起腰背肌肉、筋膜、韧带劳损，或有慢性撕裂伤，以致瘀血凝滞，痹阻太阳经脉而腰痛；由于本病因多种因素所引起，故其治疗要分清主次。其方法包括对症治疗与病因治疗两个方面，力争清除病因，获得最佳疗效。而手法治疗，可为首选方法。然后针对病因选择适当药物，如本例病人乃肾阳虚衰，故此在手法治疗基础上，加上补肾阳、壮筋骨、理腰脊的中药——壮骨伸筋胶囊而收功。

第三腰椎横突综合征

推揉挑刺法第三腰椎横突综合征

张某，**女**，**36 岁**，职员。

初诊：2001 年 5 月 4 日。

主诉：腰腿痛 1 年余。

病史：腰腿痛时轻时重，近因劳动加重，致腰痛加重，右大腿放射痛，行走困难。经某医院按摩、理疗、服药不见好转。

症状及体格检查：腰活动受限，腰 2～3、3～4 棘旁（右）压痛（+），并向右下肢放射，右大腿外侧皮肤感觉迟钝；直腿抬高左 90°、右 50°，右跟腱反射减弱。

影像学及理化检查：X 线检查：脊柱腰段正常，第三腰椎横突先天发育较长。

诊断：第三腰椎横突综合征。

治则治法：通络化瘀，通络止痛。

处置：

(1) 推法：医者用两手大鱼际，自下腰部中线向左右两侧分推。

(2) 滚法：医者用手背掌指关节的突出部，沿患者足太阳膀胱经的经线自上而下地滚动，至腰部时稍加力，直至下肢（患侧）足跟部，反复 3 次。

(3) 挑刺：局部常规消毒，于第三腰椎横突纤维性硬结处，用三棱针挑刺，以挑破表皮、挑断部分肌纤维为度。每周 1 次，最多 3 次。

按语：第三腰椎横突综合征，又称"第三腰椎横突周围炎"、"腰三横突滑囊炎"、"第三腰椎横突痛"等。是以第三腰椎横突部位明显压痛为特征的腰部损伤性疾患。以前对本病的认识不足，多笼统归于"慢性腰痛"、"腰肌纤维组织炎"及"风湿病"等疾病。本病好发于从事体力劳动的青壮年，多有轻重不等的腰部外伤史。缘于第三腰椎是腰椎生理曲度前突的顶点，居于五个腰椎中间，是腰椎前屈后伸、左右旋转的活动枢纽。第三腰椎横突最长，是腰肌和腰方肌的起止点，并有腹横肌，背阔肌的深部筋膜附着，故腰腹部肌肉萎缩时，此时受力最大，易使附着点处撕裂损伤，且其所承受杠杆作用最大，附于其上的韧带、肌肉、筋膜所承受的应力最大，故最易损伤。

其临床表现多见于腰部及臀部弥散性疼痛，有时可向大腿及腘窝处扩散，但多不超过关节。腰部活动时或活动后疼痛加重。第三腰椎横突处有局部性压痛。腰部功能多无明显受限，直腿抬高试验可呈阳性，但多超过 50°以上，加强试验阳性。影像学检查可显示一侧或双侧第三腰椎横突过长，有时左右两侧横突不对称，或向后倾斜。

本病应与腰椎间盘突出，以及急慢性腰扭伤相鉴别。①第三腰椎横突综合征的特点是持续性的；②急性损伤者，疼痛可放射至臀、腿部，但一般不超过膝关节；③症状可不因复压增高而加重；④第三腰椎横突端有明显压痛点，有的可触及互动的肌肉痉挛结节；⑤X 线片检查：腰三横突过长，左右不对称。

对本病的治疗，首选手法，对其纤维硬结，可采用挑刺法，以舒筋散结，缓解痉挛，宣通经气，活血散瘀其患者可愈。配合推揉手法促进经络的气血运行，舒缓患者急性症状，改善腰部血液循环、解除痉挛、疏通气血、调整紊乱关节，以达到镇痛的目的，用以治疗第三腰椎横突综合征。

腰椎间盘突出症

1. 二步十法治疗腰椎间盘突出症

孙某，女，65岁。
初诊： 2010年5月17日。
主诉： 腰及右下肢疼痛6年，加重2个月。
现病史： 该患者于6年前因劳累而出现腰及右下肢疼痛症状，曾去多家医院就诊，但未予重视，症状未完全缓解。2个月前外出游玩归来后腰及右下肢疼痛症状加重。现患者腰及右下肢疼痛，活动受限，腰膝酸软，手脚发凉，小便无力，大便尚可，舌淡，苔白，脉沉细弱。
症状及体格检查： 腰椎生理曲度尚可，无左右侧弯、后凸畸形。腰3~骶1椎体棘突上及棘突旁2cm处压痛、叩击痛（+）。腰椎活动度受限：前屈：40°，后伸10°，左右侧弯15°。右下肢直腿抬高试验50°（+），加强试验（+）。
影像学及理化检查： 腰椎CT示：腰4~5、腰5~骶1间盘突出。
诊断： 腰椎间盘突出症。
治则治法： 治拟滋补肝肾阴阳，活血化瘀止痛。
处置： 第一步运用按、压、揉、推、滚5个轻手法。
（1）按法：医者以两手拇指掌侧面自患者上背部沿脊柱两旁足太阳膀胱经的第二条线，由上而下按摩至腰骶部，连续3次。
（2）压法：医者两手交叉，右手在上，左手在下，以手掌自患者第一胸椎开始沿棘突向下按压至腰骶部，左手与按压时稍向足侧用力，连续三次。
（3）揉法：患者单手张开虎口，拇指与中指分别置于两侧肾俞穴，轻轻颤动，逐渐用力，重复3次。
（4）推法：医者用两手大鱼际，自下腰部中线向左右两侧分推。
（5）滚法：医者用手背掌指关节的突出部，沿患者足太阳膀胱经的经线自上而下地滚动，至腰部时稍加力，直至下肢（患侧）足跟部，反复3次。
第二步运用摇、抖、扳、盘、运5种重手法。
（1）摇法：医者两手掌置于患者腰臀部，推摇患者身躯，使之左右摆动，连续数次。
（2）抖法：医者立于患者足侧，以双手握住其双踝，用力牵伸与上下抖动，使患者身体抖起呈波浪形活动，连续3次。
（3）扳法。分俯卧扳法和侧卧扳法两种，俯卧扳法又分扳腿法和扳肩法。
①俯卧扳法：俯卧扳腿法：医者一手按压患者第3、4腰椎，一手托对侧膝关节，使关节后伸至一定程度，双手同时相对交错用力。恰当时可听到弹响声，左右各做1次。
俯卧扳肩法：医者一手按压患者第4、5腰椎处，一手扳起对侧肩部，双手同时交错用力，左右各做1次。
②侧卧扳法：患者侧卧，健肢在下伸直，患肢在上屈曲。医者立于患者腹侧，屈双肘，一肘放于患者髂骨后外缘，一肘放于患者肩前（与肩平），相互交错用力。然后换体位，另侧再做一次。
（4）盘法：分仰卧盘腰与侧卧盘腿两种。

①仰卧盘腰法。患者仰卧屈膝、屈髋，医者双手握其双膝，使贴近胸前，先左右旋转摇动，然后推动双膝，使腰及髋、膝过度屈曲，反复做数次。继之以左手固定患者右肩，右手向对侧下压双膝扭转腰部。然后换右手压患者左肩，左手向相反方向下压双膝，重复1次。

②侧卧盘腿法：患者侧卧，健腿在下伸直，患肢在上屈曲。医者站于患者腹侧，一手从患腿下绕过按于臀部，前臂托拢患者小腿，以腹部贴靠于患者膝前方；一手握膝上方，前后移动躯干，使患者骨盆产生推拉动作带动腰椎的活动。然后嘱患者屈髋，使膝部贴胸。医者一手向下方推屈膝部，一手拢住臀部，以前臂托高小腿，在内旋的动作下，使患肢伸直。

（5）运法：医者以左手握患者膝部，右手握其踝部，运用徐缓加提手法，使患肢做屈曲伸直动作，徐缓地抬高并伸展。

治疗效果：经过2次治疗，患者腰痛疼痛症状明显改善，活动明显缓解，余无明显症状。

按语：手法治疗本病的理论基础，是建立在营卫气血、经络学说的基础上。中医学认为，人之生存，必须依赖于气血，举凡脏腑经络、骨肉皮毛，都必须有气血来温煦濡养，经络是人体气血循行的路线，他的分布领域，内敛脏腑，外达肌表，贯通而网络整个机体，在人体来讲，是无处不在的。所以《素问·血气形志篇》说"经络不通，病生不仁，治之以按摩疗药"。说明营卫不和，经络气血滞而不宣，故生麻木不仁，宜用推拿和药酒宣通经络，调和营为，使气血周流，其病可愈。

就腰椎间盘突出症的临床表现来看，属于腰背部"督脉"和"足太阳膀胱经"两经气血运行失调所致。然本病有多个外伤史。《诸病源候论》说："伤损于腰而致病也，此由损血搏于背脊所为。"基于上述理论基础，运用手法治疗，是经络气血得以宣统，则骨正筋柔，其痛自止。正如《医宗金鉴》所说"按其经络以通郁闭之气，摩其壅聚以散郁结之肿"，其患可愈。

本病乃椎间盘突出物压迫脊髓神经根，只行一推一拿之法，对本病之治恐有所不及，因而用摇、抖等重手法，可以改变病变椎间盘的位置，加宽椎间隙，利用纤维环外层及后纵韧带的张力，迫使突出的椎间盘还纳。再通过扳、盘等重手法，以分离粘连及受压的神经根，特别是侧扳手法，可使上下两椎体互相旋转、扭错，将突出物带回原位或变小，此乃治其根本之法。

2. 三步八法治疗腰椎间盘突出症

李某，男，46岁，工人。

初诊：2011年5月6日。

主诉：腰腿痛1年余。

病史：腰腿痛时轻时重，近因劳动不慎扭伤，致腰痛加重，右腿放射痛，行走困难。经某医院按摩、理疗、服药不见好转。

症状及体格检查：腰活动受限，腰4、5棘间及棘旁（右）压痛（+），并向右下肢放射，右小腿外侧皮肤感觉迟钝，右拇指背伸力减弱；直腿抬高左90°、右45°，右跟腱反射减弱。

理化检查：X线检查：脊柱腰段侧弯各椎体轻度唇样增生。

CT扫描提示：腰4~5；腰5~骶1间盘突出。

诊断：腰椎间盘突出症（血瘀气滞）。

治则治法：通络化瘀。

处置："三步八法"推拿治疗。

第一步：①对抗牵引法：助手一人固定患者两次腋部，另一助手与医者各握持踝关节上部，做对抗性逐渐用力牵引，此法需重复三次。②屈膝屈髋按压法：医者将患者髋、膝做强度屈曲，并用力向后外方做顿挫性按压。③屈髋牵张法：将患肢做直腿抬高试验高达90°左右，助手在抬高的足底前部做背曲动作3次。

第二步：①腰部扳推法：患肢在上，呈屈曲位，健肢在下，呈微屈位。医者在患者身后，双手扶持患者臀部，助手在患者身前，双手扶持肩胸部，二者协同向相反方向作推动和扳的动作，使患者腰部获得充分旋转活动。重复3次。②患侧腰髋引牵法：医者拇指用力按压于患者腰椎间盘压痛点。另一只手握患者大腿下端，将小腿置于医者肘关节上部，将患肢外展40°，拉向后方，使得腰髋过伸30°。此时配合拇指在腰椎旁压痛点做顿挫性按压，随之做屈膝屈髋活动，如此交替进行，重复3次。

第三步：①对抗牵伸法：同仰卧牵引法。当牵引时，医者在患者腰部压痛点上，做揉、按、压等手法，重复3次。②双侧腰髋引伸法：助手将患者两下肢抬高45°，做椭圆形晃动，医者双手拇指按压腰部压痛点，做弹性顿挫性按压。此法1次即可。③单侧腰髋引伸法：医者一手拇指按压于腰椎旁压痛点，另一手握持患肢，抬高到腰髋过伸状态，并作髋关节回旋动作，左右交替重复3次。

在进行"三步八法"推拿治疗，术后患者感觉良好，10日复查，腰腿痛症状基本消失。嘱戴腰围保护1个月，同时服壮骨伸筋胶囊。1个月后恢复正常工作。

按语：用本法治疗，须注意以下几点。①麻醉剂用量，可根据患者的体质情况，适当减小用量；②在麻醉下推拿，要审慎小心，由轻到重，刚柔结合；③拔伸两下肢时，宜握踝关节上方，不能牵拉足背，以免过度跖屈，而损伤踝关节及神经；④助手固定患者腋部时，双手要靠腋部内侧，以防止损伤臂丛神经及肩关节；⑤注意避开推拿手法的禁忌证。

治疗腰椎间盘突出症的"二步十法"和"三步八法"虽都治疗同样疾病，但在具体的应用上，却又各不相同。二步十法手法轻，不需麻醉，仅医者一人（或用一助手协助），多次手法完成治疗，可应用于各类腰椎间盘突出症，若能按手法要求，分步骤、依次循序进行，其疗效多能满意。而三步八法，手法重，在麻醉下，需助手多人协同操作，一次手法完成治疗。对病势急、病情重者，尤为适宜。但对病史长，经久治不愈，证明神经根已粘连者，疗效亦佳。不过中央型腰椎间盘突出症绝对禁忌用手法治疗。

三步八法的整个操作，与二步十法的后5个手法的作用基本相仿，不过其手法较重，着力较强，对分离粘连和受压的神经根作用较大，同时第二步之腰部推扳法使上下两椎体互相旋转扭错，使突出物带回原位或变小，可一次完成。而第三步之双侧腰髋引伸法、单侧腰髋引伸法与第二步之患侧腰髋引伸法意义相同，不过患者的卧位不同，使椎间隙拉宽的程度及方向也不同，总的目的是使椎间隙前宽后窄，将还纳的椎间盘进一步移向前方，加强其回缩效果。所以施用以上推拿手法后，患者大部分能伸腿平卧，腿痛或下肢感觉障碍解除或恢复正常。即或病程较长的病例，多数也能取得上述效果。临证可随证选用。

3. 腹针治疗腰椎间盘突出症

曲某，女，40岁，工人。

初诊：2003年6月3日。

主诉：腰腿痛1年。

现病史：1年前因劳累后出现腰部疼痛，腿软无力，痛处伴有热感，遇热或雨天痛增，活动后痛减，前屈受限，向左下肢呈放射痛，小腿后外侧麻痛延及足背外侧，曾在个体医院牵引，按摩治疗，效果不佳，故来我门诊治疗。

症状及体格检查：脊柱腰段生理曲度消失、平腰，且有侧弯，活动受限，腰4~5棘间及棘旁（左）压痛（+），左臀部（环跳）压痛（+），放射痛（+），直腿抬高：左30°，右70°，左小腿外侧及足背外侧感觉迟钝。左膝腱反射减弱。左小腿部分肌肉略有萎缩，左小腿肌张力减弱。脉象弦滑，舌苔薄白。

影像学及理化检查：MRI 扫描提示：L4～5 及 L5～S1 间盘突出。
辨证：此病例系腰伤后致脉络瘀滞，经络受阻（督脉、任脉）而现之血瘀症。
诊断：腰椎间盘突出症（血瘀）。
治则治法：活血通经。
针刺处置：主穴：气海、关元、水分、人中、印堂。

均为 25 分钟，个别患者体质虚弱，不能耐受者，可减针刺时间，针后 10 分钟调针一次，一周 5 次。

二诊 2003 年 6 月 10 日，腰痛减轻，惟腿脚麻木仍然。配穴：采用经络辨证取穴与依据症状取穴相结合的方法，处方加减：病程久者加气穴（双）。此"久"者，非自本次发病时间久，乃自最早发病之日起至就诊时。以腰痛为主者加外陵双、气穴双、四满双。合并坐骨神经痛者加气旁（对侧）、外陵（患侧）、下风湿点（患侧）、下风湿下点（患侧）。麻痹感重者加滑肉门患、天枢患、水道患。嘱服二周，后继服壮骨伸筋胶囊调理三周痊愈。

按语：关于临床症状的描述，各家记载众多。或为腰痛，或为腰腿痛，或腰膝足痛，或为不仁等。或为久病，或为急发。如《素问·刺腰痛篇》指出"肉里之脉，令人腰痛，不可以咳，咳则筋缩急"。《灵枢·经脉》云"腰似折，髀不可以曲，腘似结，是为踝厥"。此与目前所描述的本症急性期症状相似。《素问·脉要精微论》认为"腰者……转摇不能"。《灵枢·五癃津液别论》记载："虚，故腰背痛而胫酸。"《素问·痹论》云："痹，或痛，或不痛，或不仁，或寒，或热，或燥，或湿……"此描述了"不仁"的症状。明代医家龚廷贤所著《寿世保元·麻木》中记载"然则曰麻曰木者，以不仁中而分为二也。……但麻而不木者……故周身掣痛，兼麻木并作，古方谓之周痹……"其描述了疼痛与麻木并见之症。张仲景《金匮要略·血痹虚劳病脉证并治》描述了"虚劳腰痛，少腹拘急，小便不利者"。《金匮要略·五脏风寒积聚病脉证并治》记载了"肾著之病，其人身重，腰中冷，如坐水中，形如水状，……，久久得之，腰以下冷痛，腰重如带五千钱"的临床表现。清代程国鹏《医学心悟》提及"腰痛拘急，牵引腿足"。其描述与现在本症典型的临床症状极为相似。清代王清任《医林改错》提出了"岂知痹证疼痛日久，能令腿瘫，瘫后仍然腿疼"，认为痹病日久可致瘫痪。从中可看出，此症以痛多见，有时可伴有麻木症状部位以腰、腿部多见，具体可牵及大腿、膝、小腿、踝和足功能障碍表现或为转侧不能，或为下肢屈伸不得不利，甚者可致瘫痪等。

每个疾病都有一个相应的处方，可以据病确立基本方，再结合具体病情，辨证加减用穴，因而对于确诊为本症的患者，基本方即可确定，再结合患者的具体病情，如病程长短、急性与慢性期、以腰痛还是以腿痛为主、麻木为主还是疼痛为主等因素的不同，辨证加减用穴、确定针刺深度等。

4. 补肝肾益精气活血通络法治疗腰椎间盘突出症

韩某，男，47 岁，工人。
初诊：1999 年 4 月 14 日。
主诉：腰腿痛两个月。
现病史：两个月前因抬重物不慎扭伤腰部，即发腰痛，继之右腿呈放射状痛，小腿后外侧麻痛延及足背外侧，曾在某医院牵引、按摩治疗，效果不佳，故来我门诊治疗。
症状及体格检查：脊柱腰段生理曲度消失、平腰，且有侧弯，活动受限，腰 4～5 棘间及棘旁（右）压痛（+），右臀部（环跳）压痛（+），放射痛（+），直腿抬高：左 90°，右 30°，左小腿外侧及足背外侧感觉迟钝，脉象弦滑，舌苔薄白。右膝腱反射减弱。
影像学及理化检查：CT 扫描提示：L4～5 及 L5～S1 间盘突出。

辨证：腰为肾之府，肾虚则腰痛。此病例系腰伤后致脉络瘀滞，经络受阻（督脉、足太阳膀胱经）而现之肾虚血瘀症。

诊断：腰椎间盘突出症（肾虚腰痛）。

治则治法：补肾益精，活血通经。

内服方药：腰痛杜仲汤（自拟）

杜仲25g　金毛狗脊20g　熟地黄20g　仙灵脾20g　骨碎补20g　鸡血藤20g　鹿角霜20g　丹参15g　川牛膝15g　伸筋草15g　嫩桂枝15g　独活15g　延胡索15g　广陈皮15g。

二诊　1999年4月21日，腰腿疼痛减轻，惟腿脚麻木仍然。辨证：肾气补，但仍有瘀血之候，故治以前方加黄芪25g用以增强补气之力。盖气足则血旺，而运行有力。以之与桂枝、独活同用"治血痹，肌肤麻木"。嘱服二周，后继服壮骨伸筋胶囊调理三周痊愈。

按语：腰椎间盘突出症，又称"腰椎纤维环破裂症"，是一种较常见的顽固性腰腿痛病。就其临床表现看当属祖国医学"痹证"、"腰腿痛"范畴。多因劳累过度，跌仆扭闪，外感风寒湿邪，致邪留经脉——督脉、足太阳膀胱经，两经气血运行失调所致。巢氏《诸病源候论》云："伤损于腰而致痛也，此由损血搏于背脊所为。"故此出现"背脊强直（活动受限），腰痛似折，下延腘（放射痛）"等症，腰为肾之府，肾虚则腰痛。本病例符合上述理论依据，故以自拟"腰痛杜仲汤"治之。

腰痛杜仲汤以补腰肾，益精髓，活血通经为组方原则。方中杜仲味甘、性温、归肝、肾经，是补肝肾治腰痛之要药。肝充则筋健，肾充则骨强。合金毛狗脊、仙灵脾、鹿角霜以增强补肾强筋之力。熟地、骨碎补，鸡血藤不仅能补骨续筋而且有和血养血之功，配丹参、牛膝、伸筋草以活血通经，桂枝，独活之温经散寒宣痹，加入延胡索以镇痛，陈皮之调中和胃。共奏补肝肾，化瘀滞，通经络，健脾胃，止疼痛之功效。

5. 补肾通络法治疗腰椎间盘突出症

韩某，女，50岁，退休。

初诊：2001年5月3日。

主诉：腰腿痛2年，加重15天。

现病史：2年前因劳累后出现腰部疼痛，腿软无力，痛处伴有热感，遇热或雨天痛增，活动后痛减，前屈受限，向左下肢呈放射痛，小腿后外侧麻痛延及足背外侧，曾在个体医院牵引，针灸按摩治疗，效果不佳，故来我门诊治疗。

症状及体格检查：脊柱腰段生理曲度消失、平腰，且有侧弯，活动受限，腰4～5棘间及棘旁（左）压痛（+），左臀部（环跳）压痛（+），放射痛（+），直腿抬高：左30°，右70°，左小腿外侧及足背外侧感觉迟钝。左膝腱反射减弱。左小腿部分肌肉略有萎缩，左小腿肌张力减弱，脉象弦滑，舌苔薄白。

影像学及理化检查：MRI扫描提示：L4～5及L5～S1间盘突出。

辨证：此病例系腰伤后致脉络瘀滞，经络受阻（督脉、足少阴肾经）而现之肾虚血瘀症。

诊断：腰椎间盘突出症（肾虚腰痛）。

治则治法：补肾益精，活血通经。

内服方药：腰痛活络汤（自拟）

杜仲25g　山茱萸20g　熟地黄20g　山药20g　骨碎补20g　鸡血藤20g　茯苓20g　泽泻15g　川牛膝15g　伸筋草15g　独活15g　广陈皮15g　延胡索15g。

二诊　2001年5月10日，腰痛减轻，惟腿脚麻木仍然。辨证：补肾气，养肾阴，但仍有瘀血之候，故治以前方加黄芪25g，当归20g，用以增强补气之力。盖气足则血旺，而运行有力。嘱服二周，后继服壮骨伸筋胶囊调理三周痊愈。

按语：中医学文献无"腰椎间盘突出症"病名，它隶属于"腰腿痛"、"痹症"的范畴，并指出该病的主要病因病机是肾气虚弱，风寒湿邪乘虚而入，结于筋脉肌骨不散，加之劳伤过度，扭闪挫跌，复致筋脉受损，经络闭阻，不通则痛，故见腰痛如折，转摇不能，腰腿酸麻拘急。腰为肾之府，肾虚则腰痛。本病例符合上述理论依据，故以自拟"腰痛活络汤"治之。

腰痛杜仲汤以补腰肾，益精髓，活血通经为组方原则。方中杜仲味甘、性温、归肝、肾经，是补肝肾治腰痛之要药。肝充则筋健，肾充则骨强。合山药、仙灵脾、山茱萸以增强补肾强筋之力。熟地、骨碎补、鸡血藤不仅能补骨续筋而且有和血养血之功，配丹参、牛膝、伸筋草以活血通经，泽泻清泄肾火，独活之温经散寒宣痹，加入延胡索以镇痛，陈皮之调中和胃。共奏补肝肾，化瘀滞，通经络，健脾胃，止疼痛之功效。

6. 补肾壮骨法治疗腰椎间盘突出症

李某，男，35岁，退休。

初诊：2002年11月3日。

主诉：腰腿痛3年，加重15天。

现病史：3年前因劳累后出现腰部疼痛，腿软无力，痛处伴有热感，遇热或雨天痛增，活动后痛减，前屈受限，向双下肢呈放射痛，小腿后外侧麻痛延及足背外侧，曾在个体医院牵引、针灸按摩治疗，略有好转。15天前，再次出现上述症状，故来我门诊治疗。

症状及体格检查：脊柱腰段生理曲度消失、平腰，且有侧弯，活动受限，腰4~5棘间及棘旁压痛（+），双臀部（环跳）压痛（+），放射痛（+），直腿抬高：左30°，右40°，双小腿外侧及足背外侧感觉迟钝。双膝腱反射减弱。双小腿部分肌肉略有萎缩，双小腿肌张力减弱。脉象弦滑，舌苔薄白。

影像学及理化检查：MRI扫描提示：L3~4、L4~5及L5~S1间盘突出。

辨证：此病例系腰伤后致脉络瘀滞，经络受阻（督脉、足少阴肾经）而现之肾阳虚症。

诊断：腰椎间盘突出症（肾虚腰痛）。

治则治法：补肾壮骨。

内服方药：补肾壮骨汤（自拟）

骨碎补30g　杜仲15g　海桐皮12g　独活15g　土鳖虫6g　穿山龙20g　熟地黄15g　威灵仙15g。7剂水煎，1剂日2次，口服。

二诊　2002年12月10日，腰痛减轻，惟腿脚麻木仍然。辨证：气虚加黄芪30g；疼痛甚加延胡索12g；阳虚寒象明显加川乌头（先煎）6g、淫羊藿10g；阴虚热象明显加知母15g、忍冬藤30g。嘱服二周，后继服腰腿痛宁胶囊调理三周好转。

按语：腰椎间盘突出症属中医学腰腿痛、痹证范畴。孙思邈《备急千金要方》曰："诸经皆贯于肾，而络于腰，肾气一虚，则凡冲风受湿，伤冷蓄热，血沥气滞，水积堕伤，闪肭失志作劳，种种腰疼，叠见而层出矣。"说明腰痛之病因乃肾虚为本，肾主骨生髓，肾精亏损，则骨髓筋脉失养，故肾精亏损是病之本，与跌仆损伤、风寒湿邪等有关。邪乘虚侵，气血运行受阻，痹阻经络，或由跌仆闪挫伤，损伤筋脉，气血瘀滞，经络不通，不通则痛。其病机为本虚标实。本病例符合上述理论依据，故以自拟"补肾壮骨汤"治之。

腰痛杜仲汤以补腰肾，益精髓，活血通经为组方原则。补肾壮骨方中骨碎补补肾，活血，止血；杜仲补肝肾，强筋骨。二药相伍，共奏补肾强督、填精补髓、强筋壮骨以治其本。海桐皮祛风湿，通经络。

土鳖虫破血逐瘀，续筋接骨，善逐瘀血，与骨碎补共奏活血化瘀止痛之功；穿山龙筋活血；

独活祛风湿，止痛。四药合用舒筋活血，通络止痛。威灵仙祛风湿，通经络，用于风湿痹痛，麻木瘫痪；熟地黄为补益肝肾的要药，滋阴养血，生精补髓。诸药合用，互相协调共奏益肾、强骨、舒筋、止痛之功。

7. 化瘀补肾法治疗腰椎间盘突出症

李某，男，50岁，退休。

初诊： 2000年7月3日。

主诉： 腰腿痛7年。

现病史： 7年前因劳累后出现腰部疼痛，腿软无力，痛有定处，遇凉或雨天痛增，活动后痛剧，活动受限，向双下肢呈放射痛，曾在个体医院牵引，针灸按摩治疗，效果不佳，故来我门诊治疗。

症状及体格检查： 脊柱腰段生理曲度消失、平腰，且有侧弯，活动受限，腰4～5棘间及棘旁（左）压痛（+），双臀部（环跳）压痛（+），放射痛（+），直腿抬高：双30°，双小腿外侧及足背外侧感觉迟钝。双膝腱反射减弱。双小腿部分肌肉略有萎缩，双小腿肌张力减弱。脉象弦滑，舌苔薄白。

影像学及理化检查： MRI扫描提示：L4～5及L5～S1间盘突出，硬膜囊不同程度受压，椎体不稳，椎体退行性变化。

辨证： 此病例系腰伤后致脉络瘀滞，经络受阻（督脉、足少阴肾经）而现之肾虚血瘀症。

诊断： 腰椎间盘突出症（血瘀腰痛）。

治则治法： 补肾益精，活血通经。

内服方药： 化瘀补肾汤（自拟）

赤芍60g　桃仁（去皮尖）15g　甘草30g　元胡25g　故纸25g　杜仲20g　续断20g。日1剂，嘱服1周。

二诊 2000年8月14，腰痛减轻，惟腿脚麻木仍然。气血不足加黄芪，当归；湿寒偏重加附片、桂枝；湿热偏重加黄柏、薏苡仁。水煎，1剂日2次，口服。每日1剂，2周为1疗程。

按语： 中医学文献无"腰椎间盘突出症"病名，它隶属于"腰腿痛"、"痹症"的范畴，患者病久气血虚弱，运行无力，筋脉瘀阻，活动受限。以化瘀止痛，补气养血、调补肾之阴阳为主治，用上述汤剂加黄芪60g，当归20g。

腰痛是多种疾病的一种临床表现和症状。《素问·脉要精微论》曰："腰者，肾之府。"《内经》曰："肝主筋，肾主骨。"人到中老年，肝血肾精渐亏，肾虚无能主骨，肝虚无以养筋，气血阻滞，筋骨失养。故一般腰痛，当属气滞血瘀。加之，腰痛大多病程较长，"病久必瘀"，"病久必虚"。所以治疗用化瘀止痛的赤芍、桃仁、元胡；配重剂甘草以解化瘀重剂之毒，且缓急止痛。《医学心悟·腰痛》曰："腰痛似脱，重按稍止……虚也，配杜仲，继断主之。"杜仲，故纸补肾阳，续断补肾阴，化瘀补肾，诸药配伍，相辅相成，每获良效。

8. 活血利水法治疗急性腰椎间盘突出症

李某，男，45岁，退休。

初诊： 2004年11月3日。

主诉： 腰腿痛5年，加重10天。

现病史： 5年前因劳累后出现腰部疼痛，腿软无力，痛处伴有热感，遇热或雨天痛增，活动后痛减，前屈受限，向双下肢呈放射痛，小腿后外侧麻痛延及足背外侧，曾在个体医院牵引，针灸按摩治疗，略有好转。10天前，再次出现上述症状，故来我门诊治疗。

症状及体格检查：脊柱腰段生理曲度消失、平腰，且有侧弯，活动受限，腰4～5棘间及棘旁压痛（+），双臀部（环跳）压痛（+），放射痛（+），直腿抬高：左30°，右40°，双小腿外侧及足背外侧感觉迟钝。双膝腱反射减弱。双小腿部分肌肉略有萎缩，双小腿肌张力减弱。脉象弦滑，舌苔薄白。

影像学及理化检查：MRI扫描提示：L3～4、L4～5及L5～S1间盘突出。

辨证：此病例系腰伤后致脉络瘀滞，经络受阻（督脉、足少阴肾经）而现之血瘀气滞症。

诊断：急性腰椎间盘突出症（血瘀腰痛）。

治则治法：活血利水。

内服方药：活血利水汤（自拟）

三棱10g　莪术10g　当归10g　川芎10g　全蝎10g　土茯苓10g　泽泻10g　伸筋草10g　透骨草10g　蜈蚣10g　黄芪10g　牛膝10g。7剂……

二诊　2002年12月10日，腰痛减轻，惟腿脚麻木仍然。辨证：气虚加黄芪30g；疼痛甚加延胡索12g；阳虚寒象明显加川乌头（先煎）6g、淫羊藿10g；阴虚热象明显加知母15g、忍冬藤30g。嘱服二周，后继服腰腿痛宁胶囊调理三周好转。

按语：在祖国医学领域，腰痛属于中医"痹症"范畴，中医文献中有关痹症的论述相当丰富。痹症这一病名最早是在《内经》出现的，且对痹症病因病机、症候分类以及转归、预后等均作了较详细的论述。如《素问·痹论》指出"风、寒、湿三气杂至，合而位痹。其风气胜者为行痹，寒气胜者为痛痹，湿气胜者为着痹也。"《素问·四时刺逆从论》云"厥阴有余病阴痹，不足病生热痹"。《素问·痹论》还以整体观阐述了痹与五脏的关系"五脏皆有合，病久而不去者，内含于其合也。故骨痹不已，复感于邪，内含于肾。筋痹不已，复感于邪，内含于肝。脉痹不已，复感于邪，内含于心。肌痹不已，复感于邪，内含于脾。皮痹不已，复感于邪，内含于肺"。并在预后方面指出"其人脏者死，其留连筋骨者痛久，其留连皮肤者易已。"

9. 驱寒解痹法治疗腰椎间盘突出症

李某，男，45岁，退休。

初诊：2001年10月3日。

主诉：腰腿痛2年，加重15天。

现病史：2年前因劳累后出现腰部疼痛，腿软无力，痛处伴有热感，遇热或雨天痛增，活动后痛减，前屈受限，向双下肢呈放射痛，小腿后外侧麻痛延及足背外侧，曾在个体医院牵引，针灸按摩治疗，略有好转。15天前，再次出现上述症状，故来我门诊治疗。

症状及体格检查：脊柱腰段生理曲度消失、平腰，且有侧弯，活动受限，腰4～5棘间及棘旁压痛（+），双臀部（环跳）压痛（+），放射痛（+），直腿抬高：左30°，右40°，双小腿外侧及足背外侧感觉迟钝。双膝腱反射减弱。双小腿部分肌肉略有萎缩，双小腿肌张力减弱。脉象弦滑，舌苔薄白。

影像学及理化检查：MRI扫描提示：L3～4、L4～5及L5～S1间盘突出。

辨证：此病例系着凉后腰部脉络瘀滞，经络受阻而现之寒邪受阻症。

诊断：腰椎间盘突出症（寒邪受阻）。

治则治法：驱寒解痹。

内服方药：驱寒解痹汤（自拟）

羌活20g　独活20g　桂枝15g　川乌20g　草乌20g　姜黄20g　千年健30g　杜仲20g　续断20g　牛膝20g等。7剂……

二诊　2001年11月10日，腰痛减轻，惟腿脚麻木仍然。辨证：气虚加黄芪30g；疼痛甚加延胡索 12g；阳虚寒象明显加川乌头（先煎）6g、淫羊藿 10g；阴虚热象明显加知母 15g、忍冬藤 30g。嘱服二周，后继服腰腿痛宁胶囊调理三周好转。

按语：时虽无腰椎间盘突出症这一说法，但以"痹症"、"腰痛"为人们所熟知。"《素问·长刺节论》提到了骨痹，《素问·逆调论》里提出："骨痹，就是人疼痛痉挛发作。……有的人皮肉麻木沉重，虽然添加棉衣，仍然感觉皮肉麻木沉重，这是什么疾病呢？岐伯说：这为营虚卫实。营虚则不仁，卫虚，则肢不举，营气与卫气俱虚，则既麻木不仁，又不能举动，所以皮肉更加麻木沉重。此处所提到的"皮肉麻木沉重"是指皮肤肌肉失于荣养，肢体麻木。"不仁"指肢体沉重麻木，没有感觉，不知痛痒寒热，活动不利索。"不举"指的是肢体运动出现障碍。这一段文字记载了肢体运动功能障碍、感觉麻木及感觉减退，与现代医学中腰椎间盘突出症的下肢感觉减退、拘挛放射疼痛很接近，表明祖国医学虽然在命名上未有明确地提出"腰椎间盘突出症"的概念定义。本病例符合上述理论依据，故以自拟"驱寒解痹汤"治之。

驱寒解痹汤以驱寒解痹，活血通经为组方原则。方中千年健补肾，活血，止血；杜仲补肝肾，强筋骨。二药相伍，共奏补肾强督、填精补髓、强筋壮骨以治其本。桂枝、姜黄温经散寒；牛膝、续断、续筋接骨，补肝肾，与杜仲、千年健共奏活血化瘀止痛之功；独活、羌活祛风湿，止痛。余川乌、草乌合用舒筋活血，通络止痛。诸药合用，互相协调共奏益肾、强骨、舒筋、止痛之功。

10. 祛风通络法治疗腰椎间盘突出症

李某，男，**65 岁**，退休。
初诊：2002 年 9 月 3 日。
主诉：腰腿痛 10 年，加重 15 天。
现病史：10 年前因劳累后出现腰部疼痛，腿软无力，痛处伴有热感，遇热或雨天痛增，活动后痛减，前屈受限，休息后症状略有减轻，但劳累后明显加重，向双下肢呈放射痛，小腿后外侧麻痛延及足背外侧，15 天前在个体医院牵引，针灸按摩治疗，效果不佳，故来我门诊治疗。
症状及体格检查：脊柱腰段生理曲度消失、平腰，且有侧弯，活动受限，腰 4～5 棘间及棘旁（左）压痛（+），左臀部（环跳）压痛（+），放射痛（+），直腿抬高：左 30°，右 70°，左小腿外侧及足背外侧感觉迟钝。左膝腱反射减弱。左小腿部分肌肉略有萎缩，左小腿肌张力减弱，脉象弦滑，舌苔薄白。
影像学及理化检查：MRI 扫描提示：腰椎第 3 椎体向前滑脱，L2～3、L3～4、L4～5 及 L5～S1 间盘突出。
辨证：此病例系腰伤后致脉络瘀滞，经络受阻（督脉、足少阴肾经）而现之风寒瘀阻症。
诊断：腰椎间盘突出症（痹症）。
治则治法：祛风散寒，活血通经。
内服方药：腰痛活络汤（自拟）

独活 15g　桑寄生 15g　当归 12g　白芍 24g　川芎 10g　熟地黄 30g　细辛 6g（后下）　秦艽 15g　威灵仙 30g　牛膝 15g　川续断 15g　杜仲 15g　狗脊 15g　甘草 6g。7 剂……

二诊 2002 年 11 月 10 日，腰痛减轻，惟腿脚麻木仍然。辨证：辨证加减：若腰腿痛如针刺，难以转侧，日轻夜重，则为瘀血，加乳香 6g，没药 6g，活血通络止痛；腰腿冷痛，得热则舒，四肢畏寒逆、拘急，寒也，加附子（先煎）12g，肉桂 6g（后下），麻黄 12g，温经通络，散寒止痛；腰酸胀重痛，腿软无力，湿也，去甘草，加防己 15g，苍术 12g，薏苡仁 30g，祛风除湿止痛；腰腿酸痛游走，属风湿，加乌梢蛇 12g，僵蚕 12g，祛风除湿，通络止痛；腰腿灼热疼痛，身热汗出，小便热涩，是湿热者，去细辛，加黄柏 15g，银花藤 30g，化湿清热，通络止痛；麻木者，加全蝎 6g（研末吞服），蜈蚣 2 条（研末吞服），搜风通络；神疲乏力者，加黄芪 30g，益气扶正。

按语：中医学无腰椎间盘突出症病名，根据临床表现应隶属于"腰痛"、"痹证"之范畴。凡痛都由"不通"所致，痛则不通，通则不痛。循行腰部各条经脉，无不贯脊属肾，肾在体为骨，主骨生髓，四肢百骸都赖肾精滋养，腰为肾之府，主藏精。《素问·脉要精微论》载："腰者，肾之府，转摇不能，肾将惫矣。"《杂病源流犀烛·腰痛病源流》曰："腰痛，肾精气虚而邪客病也……肾虚其本也；风寒湿热痰饮，气滞血瘀闪挫其标也，或从标，或从本，贵无失其宜而已。"腰椎间盘突出症是由于肾精不足、肾气虚弱不能充养筋骨，或瘀血阻滞，邪着经络，深入关节，以致筋脉不和，气血运行失调而引起。"不通则痛"，久病、年老、房劳、劳逸不当、素体虚弱等导致肾虚，肾虚是腰腿痛发病的关键所在。风、寒、湿邪侵袭、劳累、跌扑闪挫是主要发病原因或诱发因素，两者互为因果，形成不良循环，致使腰腿痛反复发作，缠绵难愈，成为本虚标实之证。《素问·痹论》曰："痹在骨则重，在于脉则血凝而不流，在于筋则屈不伸，在于肉则不仁。"治宜祛邪扶正，标本兼顾。独活寄生汤出自唐代著名医药学家孙思邈的《备急千金要方》，为"偏枯冷痹缓弱疼痛，或腰痛挛脚重痹"而设，益肾精、祛风湿、通经络、止痹痛。本病例符合上述理论依据，故以自拟"独活寄生汤"治之。

本病因肾先虚，其邪必乘虚深入，故方中以独活为君，温散伏风，其性尤善下行，善祛下焦与筋骨间风寒湿邪，尤宜治疗风湿在腰以下者；配细辛入肾经，芳香气浓，性善走窜，发散阴经风寒，搜剔筋骨风湿而止痛；秦艽性微寒，偏于清热邪郁伏，除骨蒸，素有风药中之润剂、散药中之补剂、三痹必用秦艽之谓；威灵仙辛散温通，性猛善走，通行十二经脉，既能祛风除湿，又能通经畅络，无论上下皆可用之；秦艽、威灵仙除风湿而舒筋骨，为风湿痹痛要药；寄生、杜仲、牛膝祛风湿兼补肾，其中杜仲温而不燥，甘温补肾，长于强筋健骨，治疗肾精不足，腰腿疼痛要药；牛膝苦平降泄，性善下行。《本经逢原》云："丹溪言牛膝能引诸药下行，筋骨痛风在下者宜加用之……"当归、川芎、熟地黄、白芍养血活血，所谓"治风先治血，血行风自灭"；狗脊补肝肾，健腰脚，利关节；乳香、没药活血化瘀、通络止痛；甘草调和诸药。共奏奇效。

11. 温经通络法治疗腰椎间盘突出症

贾某，女，55岁，退休。

初诊：2002年7月4日。

主诉：腰腿痛3年，加重10天。

现病史：3年前因劳累后出现腰部疼痛，腿软无力，痛处伴有热感，遇热或雨天痛增，活动后痛减，前屈受限，向左下肢呈放射痛，小腿后外侧麻痛延及足背外侧，曾在个体医院牵引、针灸按摩治疗，病情略有好转，但反反复复。10天前再次损伤腰部，活动严重受限，不能翻转，行走困难，故来我门诊治疗。

症状及体格检查：脊柱腰段生理曲度消失、平腰，且有侧弯，活动受限，腰4～5棘间及棘旁（左）压痛（+），左臀部（环跳）压痛（+），放射痛（+），直腿抬高：左30°，右70°，左小腿外侧及足背外侧感觉迟钝。左膝腱反射减弱。左小腿部分肌肉略有萎缩，左小腿肌张力减弱。脉象弦滑，舌苔薄白。

影像学及理化检查：MRI扫描提示：L4～5及L5～S1间盘突出，硬膜囊不同程度受压，余软组织未见异常。

辨证：此病例系腰伤后致脉络瘀滞，寒邪受阻而现之症。

诊断：腰椎间盘突出症（寒邪受阻）。

治则治法：温经通络。

内服方药：温经通络汤（自拟）

黄芪 30g　当归 15g　川芎 10g　生地 15g　桃仁 10g　红花 5g　桂枝 10g　地龙 10g　僵蚕 10g　牛膝 15g　防风 10g。7 剂水煎，1 剂日 2 次，口服。

二诊　2002 年 8 月 12 日，腰痛减轻，惟腿脚麻木仍然。辨证：补肾气，养肾阴，但仍有瘀血之候，故治以前方加黄芪 25g，当归 20g，用以增强补气之力。盖气足则血旺，而运行有力。嘱服二周，后继服腰腿痛宁胶囊调理三周痊愈。

按语：祖国医学认为：腰椎间盘突出症属"腰痛"和"痹证"范畴，《素问·痹论篇》："风寒湿三气杂至，合而为痹也"，"痹者，闭也，就是闭阻不通之意"。《类证治裁》：腰痛"闪挫痛，或跌仆损伤者，血瘀也"。《素问·六元正纪大论》中说"感于寒，则病人关节禁固，腰椎痛，寒湿推于气交而为病"，认为此证可因感受寒湿而起。由此可见，腰椎间盘突出症伴有下肢发凉患者兼具风、寒、湿、血瘀等证候特征。本组患者平均年龄不大，脏腑虚症不明显，且尤其以肢体气血痹阻，运行不畅为主。方中以黄芪补气温阳以行血，桂枝温通经络要药，尤以温通四肢经脉，二者共为君药。当归、川芎、生地、桃仁、红花活血化瘀为臣，地龙、僵蚕、防风以搜经祛风通络为佐助，牛膝活血通经、补肝肾、强筋骨，引诸药下行为方中使药。综观全方，共奏温通经络，活血除痹之功。

腰椎管狭窄症

1. 三步六法腰椎管狭窄症

计某，女，67 岁。

初诊：2012 年 4 月 21 日。

主诉：腰痛 3 年，伴双下肢疼痛麻木 3 个月。

现病史：3 年前无明显诱因出现腰痛，自行休息按摩后，腰痛症状减轻，每遇阴雨天气，腰痛症状加重，3 个月前无明显诱因出现双下肢疼痛麻木，并且行走约 300m 后出现腰痛和双下肢疼痛麻木酸胀，蹲下休息后上述症状缓解，仍可继续行走。现症：腰痛伴双下肢疼痛麻木，面色苍白，精神不振，四肢发凉。

症状及体格检查：腰椎生理曲度变直，腰 3、腰 4 和腰 5 棘突和棘突旁开 2.0cm 压痛阳性，叩击痛阳性，无明显放射痛，腰椎活动受限，双侧小腿前外侧皮肤感觉减退，左侧膝腱反射减弱，右侧膝腱反射正常，双侧跟腱反射正常，病理反射未引出，脉沉细无力，舌淡微白苔。

影像学检查：腰椎核磁示（吉林省中医院，2012 年 4 月 21 日）：腰椎生理曲度变直，腰椎各椎体增生，腰 3~腰 5 节段关节突内聚，黄韧带肥厚，相应水平椎管狭窄。

诊断：腰椎管狭窄症。

治则治法：温补肾阳，散痛通络。

内服方药：熟地黄 30g　鹿角霜 20g　肉苁蓉 15g　仙灵脾 15g　熟附片 10g　山茱萸 20g　枸杞果 15g　鸡血藤 20g　骨碎补 15g　川杜仲 20g　紫丹参 15g　淮山药 15g　广陈皮 15g

处置：第一步运用按、揉、弹拨、滚 4 个轻手法。①按法：医者以两手拇指掌侧面自患者上背部沿脊柱两旁足太阳膀胱经的第二条线，由上而下按摩至腰骶部，连续 3 次。②揉法：患者单手张开虎口，拇指与中指分别置于两侧肾俞穴，轻轻颤动，逐渐用力，重复 3 次。③弹拨法：医者用弹拨法弹拨腰背部腧穴，以三焦俞、肾俞、气海俞、大肠俞和关元俞为重点。弹拨力度逐渐加重。④滚法：医者用手背掌指关节的突出部，沿患者足太阳膀胱经的经线自上而下地滚动，至腰部时稍加力，直至下肢（患侧）足跟部，反复 3 次。

第二步医者双手扶住患者双膝，稍用力下按，渐次用力，在左右旋转摇晃双膝以带动腰部活动。

第三步医者双手弹压患者骶部，并平推腰腿部，以患者有灼热感为佳，最后点按腧穴，拿捏叩击腰腿。

治疗效果：诸症均除，连续3～6个月以资巩固，随访未见复发。

按语：《灵枢·经水》："人始生，先成精，精成而脑髓生，骨为干，脉为营，筋为刚，肉为墙，皮肤坚而毛发长，谷入于胃，脉道以通，血气乃行。"以上说明骨的生长、发育等均依赖于肾脏之精气的充养。若禀赋不足及后天失养导致肾精亏虚，则肾脏不能发挥主骨生髓及主生长发育的功能，导致骨骼生长、发育紊乱，出现形态及功能上的改变。《素问·上古天真论》："三八肾气平均，筋骨劲强"，"四八筋骨隆盛，肌肉满壮；五八肾气衰，发堕齿槁；六八阳气衰竭于上"，"七八肝气衰，筋不能动"，"八八天癸竭、精少，肾脏衰，形体皆极，则齿发去"。以上都说明年龄及慢性劳损是导致肾气不足、肾府失养，从而出现腰腿痛等症。

刘老认为腰椎管狭窄的发病原因包括两个方面。①内因：肾气亏虚。②外因：慢性劳损和急性损伤、外感风寒湿邪。随着年龄的增长，肾脏精气渐衰竭，因而不能发挥主骨生髓的生理功能。"腰为肾之府，转摇不能，肾将惫矣……骨者，髓之府，不能久立，行将振掉，骨将惫矣。"《诸病源候论》也指出："夫腰痛，皆由伤肾气所为。"《千金方》曰："肾虚，役用伤肾是以痛。"腰者，一身之要也，是人体活动之枢纽，故易产生劳损，过劳则伤肾，加致外伤后延误治疗或治而不愈而成慢性劳损及感受外邪，造成肾虚不固，血瘀气滞，而致腰腿部经脉痹阻，不通则痛，为本虚标实之证。故治疗上应以补益肝肾，祛瘀止痛兼以治标的原则，故其治以补肾通督为法，用自拟"补肾通督壮腰汤"方用熟地黄为君药，以其甘温滋肾以填精，此本阴阳互根，于阴中求阳之意；鹿角霜、仙灵脾、肉苁蓉、熟附子、紫肉桂温补肾阳、强腰壮督而祛寒；山茱萸、枸杞子之养肝血，助君药滋肾养肝；鸡矢藤、紫丹参通经活络而住痛，杜仲、骨碎补补肝肾壮筋骨，淮山药、广陈皮补中益脾，以辅佐君药，发挥其补肾肝、益脾胃、通经活络之力。刘老独创的"三步六法"将中医手法科学有机的组合，滚法、按法、揉法、拿法等的综合运用，能够起到活血舒筋，疏散瘀血，松解粘连，扩大椎间隙，纠正腰椎平衡协调，从而使症状得到有效缓解。该法操作简便，配以中药汤剂内服，可以达到强筋骨、补肝肾的效果，能够缓解椎管狭窄引起症状，提高了患者的生活质量，值得在临床上推广应用。

2. 补肾通督壮腰法治疗腰椎管狭窄症

姜某，女，62岁，退休工人。

初诊：2000年4月9日。

主诉：腰腿痛两年余。

现病史：两年前无明显诱因突发腰痛，继之两腿痛，右腿为著，走路时两小腿症状加重，小腿疼痛尤甚，间歇性跛行，尿急、畏冷、自汗。经过某医院推拿、理疗，具体用药不详，效果不明显。

症状及体格检查：轻度驼背，腰活动背伸受限，且牵涉小腿疼痛，下腰广泛压痛。腰骶部为著，直腿抬高：左40°，右30°；两小腿腓肠肌压痛（+）。脉象沉细无力，舌淡微白苔。双足趾背伸无力。

影像学及理化检查：CT提示：腰骶椎间盘变性，椎管狭窄。

辨证：面色㿠白，精神不振，气短，手足不温，腰痛绵绵，间歇跛行。症属肾阳虚衰，久则血瘀，络阻。一派肾虚血瘀证。

诊断：腰椎管狭窄症（肾虚血瘀）。

治则治法：补肾通督壮腰。

内服方药：熟地黄30g　鹿角霜20g　肉苁蓉15g　仙灵脾15g　熟附片10g　山茱萸20g　枸

杞果15g　鸡血藤20g　骨碎补15g　川杜仲20g　紫丹参15g　淮山药15g　广陈皮15g。7剂水煎，1剂日2次，口服。

二诊　2000年4月16日。症状减轻，惟自汗，全身乏力仍然。辨证：本病仍系肾虚血瘀之症，故治按前方减山药，陈皮，加以补气健脾人参15g，白术20g，嘱服10天。

三诊　2000年4月27日。腰已不痛，腿痛明显减轻。汗少，力疲亦轻。辨证：肾虚，但瘀血减去，故嘱按前方继服月余。

治疗效果：经过治疗，病人诸证悉退。追诊半年未见明显症状。

按语：腰椎管狭窄症是指因腰椎椎管，神经根管变窄而出现的腰腿痛及间歇跛行等症状的一种慢性疾病。属祖国医学"痹证"、"腰腿痛"或"肾虚腰痛"的范畴。本病好发于40～60岁的男性，男女之比为2∶1。体力劳动者多罹患此病，约占70%。发病部位以L4～5及L5～S1最多见。

本病例系一退休工人，素体不壮，积劳成疾（慢性劳损），所以腰痛绵绵，腰痛不已。且自汗，身疲，溲勤，脉细弱，手足不温，一派肾阳虚衰，经脉滞而不畅之象。故其治以补肾通督为法。用自拟"补肾通督壮腰汤"方用熟地黄为君药，以其甘温滋肾以添精，此本阴阳互根，于阴中求阳之意；鹿角霜、仙灵脾、肉苁蓉、熟附子温补肾阳而祛寒，山茱萸、枸杞子之养肝血，助君药滋肾养肝，鸡血藤，紫丹参通经活络而住痛，杜仲、骨碎补补肝肾壮筋骨，淮山药、广陈皮之补中养脾，以辅佐君药，发挥其补肝肾，养脾胃、通经活络之力。在治疗过程中，益以参术之补元气，强脾胃，于是先天之肾气得补，后天之脾气将复，自汗身疲无不瘥矣，此立法用方之妙哉。

3. 补气益肾消肿法治疗腰椎椎管狭窄症

刘某，男，60岁，退休。

初诊：1996年3月3日。

主诉：腰腿痛12年。

现病史：2年前因劳累后出现腰部疼痛，长期反复出现的腰腿痛和间歇性跛行，前屈时减轻，后伸时加重，腿痛多为双侧，亦可左、右交替出现，站立或行走时，出现腰腿酸痛或下肢麻木无力，逐渐加重。曾在个体医院牵引住院治疗后，效果不佳，故来我门诊治疗。

症状及体格检查：脊柱腰段生理曲度消失，活动受限，腰4～5棘间及棘旁（左）压痛（+），双臀部（环跳）压痛（+），放射痛（+），直腿抬高：左30°，右70°，左小腿外侧及足背外侧感觉迟钝。左膝腱反射减弱。下肢肌肉萎缩，肌力减弱，肢体皮肤感觉减退，腱反射迟钝，腰椎过伸试验阳性；左小腿部分肌肉略有萎缩，左小腿肌张力减弱。脉象弦滑，舌苔薄白。

影像学及理化检查：MRI扫描提示：L4～5及L5～S1间盘突出，硬膜囊受压，椎管明显狭窄。

辨证：此病例系腰伤后致脉络瘀滞，经络受阻（督脉、足少阴肾经）而现之肾虚血瘀症。

诊断：腰椎椎管狭窄症。

治则治法：补气益肾消肿。

内服方药：补气益肾消肿汤（自拟）

黄芪30g　丹参25g　茯苓、木香、地龙各9g　当归、杜仲、姜黄、淫羊藿、薏苡仁各15g　鹿角胶20g　甘草3g。7剂……

二诊　1996年4月13日，腰痛减轻，惟腿脚麻木仍然。加减：肢麻不仁、痿软无力加牛膝12g，木瓜12g，五加皮10g；腰腿疼痛重者加延胡索12g，三七3g（冲服），减杜仲。继续服用10日后，症状基本消失。

按语：腰椎椎管狭窄症属中医"痹证、腰腿痛"范畴，中医辨证多为本虚标实。本病患者大多为中老年体弱者，肝肾不足，常食欲不振，水谷化生障碍，导致精血亏虚，筋失濡养，骨无所主，虚则空痛；气血不能濡养肌肤致麻木；或因久病体虚，术后风、寒、湿邪乘虚而入，导致气虚血滞，经络痹阻而产生腰腿痛。所以，笔者认为肝肾亏虚、气血不足是本病发生的内因，而风、寒、湿、瘀诸邪侵袭留滞为其外因。中医治以补肝肾、益气血、祛风除湿散寒、活血化瘀止痛，重用黄芪补气，丹参、当归活血祛瘀，薏苡仁、茯苓健脾利湿消肿，姜黄、木香、地龙理气止痛通络，杜仲、淫羊藿、鹿角胶补肾温阳。诸药协力，使气血充、瘀血去、肾阳补、水肿消、脉络通，标本同治，扶正祛邪，而诸症得解。

4. 祛风散寒化湿通络法治疗腰痛（风寒湿阻）

张天东，男，57 岁。

初诊：2000 年 3 月 4 日

主诉：腰痛伴双下肢疼痛半年。

现病史：半年前无明显诱因，出现腰痛，并伴有双下肢疼痛，曾到地方医院就诊，被诊断为"腰椎间盘突出"，经治疗效果不佳，故到我处就诊。现症：腰部酸胀痛重着，时轻时重，拘急不舒，遇冷加重，得热痛缓，并伴双下肢疼痛，间歇性跛行，纳可，寐差，二便调。

症状及体格检查：平腰，腰3、4、5棘突及棘旁压痛，并向双下肢放射，直腿抬高试验及加强试验阴性。舌质淡，苔白滑，脉沉紧。

影像学及理化检查：X 线显示：腰椎退行性变。CT 片显示：腰3、4、腰4、5间盘膨隆，第1～5腰椎椎管矢状径约为13mm，横径约为20mm，黄韧带肥厚。

诊断：西医：腰椎管狭窄。中医：腰痛（风寒湿阻）

辨证：本病因风寒湿阻滞经络，气滞血凝，营卫不得宣通，以至腰腿痹阻疼痛，发为本病。

治则治法：祛风散寒，化湿通络，强筋骨。

内服方药：独活 30g　麻黄 10g　桂枝 12g　秦艽 20g　当归 20g　没药 15g　牛膝 15g　三七（冲）3g　申姜 30g　桑寄生 20g　熟地 20g　杜仲 10g　蜈蚣 2 条　甘草 6g　五加皮 15g。10 剂水煎，1 剂日 2 次，口服。嘱患者避免长时间站立、负重。

二诊　2000 年 3 月 16 日。患者自述服药后，腰部疼痛减轻，腿部放散痛基本消失。辨证：患者长期感受风寒湿邪，腰腿疼痛缠绵不愈，所开处方大剂量应用祛风散寒化湿药物，外邪得除，则疼痛缓解。故嘱原方继续治疗 1 个月。

治疗效果：随诊患者自述疼痛症状基本消失。追诊 1 年后未见明显症状。

按语：腰椎管狭窄是因骨性或纤维性增生或移位，造成腰椎椎管或神经根管狭窄，压迫马尾神经或神经根而形成。属于中医"痹证"、"腰痛"的范畴。先天发育性椎管狭窄较少见。继发性因素包括退变、创伤、骨病及医源性等。退变引起骨质增生、韧带肥厚或钙化、椎间盘后突、椎间隙狭窄或椎体移位等，造成中央椎管或神经根管狭窄，压迫刺激硬膜囊、神经根。中医认为本病以肾虚为本，再感受寒湿。本例患者寒湿症状明显。治法祛风散寒，化湿通络，强筋骨。组方以祛风散寒化湿药物为主，辅以通经络、壮筋骨之药品。可根据具体情况，结合推拿针灸治疗本病疗效更佳。

臀上皮神经损伤

拇指弹拨法治疗臀上皮神经损伤

王某，男，54岁。

初诊： 2013年11月6日。

主诉： 左臀疼痛半年余。

症状及体格检查： 本症的主要表现为腰臀部弥散性疼痛，尤其是髂骨嵴中部附近较明显，可呈钝痛、酸痛或刺痛性质，有时且可向大腿后侧扩散。弯腰、转体、坐下或起立等动作时，疼痛加重。髂骨嵴中部及其上下方常有压痛，尚可在臀上部触及痛性皮下条索形硬物或小结节。

诊断： 左臀上皮神经损伤。

治则治法： 先用滚揉手法使紧张或痉挛的腰肌放松，然后以拇指罗纹面着力于压痛点（病灶）处，与肌纤维排列作垂直横向拨动条束状肌肉来消除压痛与条束状肌紧张。用力要刚中有柔，轻重交替、时轻时重。反复操作20次左右。

治疗效果： 症状体征基本消失，仅留有轻微的症状，能恢复原工作。

按语： 臀上皮神经炎是临床上较为常见的疾病，临床以患侧臀部刺痛、酸痛、撕扯样痛，并有患侧大腿后部牵拉样痛，但多不过膝，弯腰起坐活动受限为主要临床表现。臀上皮神经炎患者大部有腰骶部扭伤史或有受风寒史。当外界风寒湿邪侵及腰臀区时或突然腰骶扭伤或局部直接暴力撞击，致使臀上皮神经在髂嵴下的一段受到损伤，并使局部软组织损伤造成周围的肌肉筋膜等结构充血、水肿、炎症继而导致粘连肥厚（出现条索状结节），因此压迫周围营养血管以致供血不足或直接压迫神经而产生疼痛。

腰臀部软组织发生急慢性损伤，或外感风寒时，该神经往往同时受累。急性损伤后可引起神经充血水肿甚至出血，如果不加以及时治疗，可演变为慢性损伤。臀上皮神经经解剖证实没有沟槽结构，当背部皮肌长期紧张，走行于髂嵴上方的部分神经或纤维束，容易受到磨损，产生水肿充血，神经轴突和髓鞘发生变性反应，神经束呈梭状增粗，周围组织发生无菌性炎症，从而产生慢性神经痛。

臀上皮神经在越过髂嵴进入臀部时，被坚强的由骶棘肌及腰背筋膜在髂嵴上缘附着处形成的扁圆形骨纤维性管固定，神经即由此隧道穿过，神经多数先在深筋膜的夹层中斜经臀肌间沟的上部，或平行于臀肌间沟的双层筋膜中，下行一段距离后再至皮下。这种骨纤维管虽有保护神经免遭受压的作用，但如此管变形、缩窄即能压迫神经，或腰部急性扭伤时，被牢固固定的神经受到牵拉，也可引起臀上皮神经的损伤。臀上皮神经入臀后，继续在浅筋膜中走行，可达大腿后面下端，疼痛可串至膝部。

拇指弹拨法治疗臀上皮神经卡压综合征可缓解紧张或痉挛的肌肉，减少对神经的牵拉刺激。由于肌肉筋膜的松弛，可扩大骨纤维管的容积，有利于被卡压的神经回归原位。同时局部的手法可以直接施力消除或减轻神经的水肿、肿胀，牵拉神经归位，或可"散筋结"，解除对神经的压迫、刺激；还有增加血运促进炎症吸收等作用，总之有调理气血、通经活络，达到"通则不痛"的目的。所以只要诊断明确，施以正确的手法，多能达到立竿见影之效，因而应做为首选的治疗方法。

骶髂关节紊乱

1. 活血散瘀行气止痛法治疗骶髂关节紊乱（气滞血瘀）

梁某，女，42岁。

初诊：2002 年 6 月 3 日。

主诉：腰骶部间歇性疼痛三天。

现病史：三天前扭伤腰部，遂感疼痛剧烈，后腰骶痛频作，刺痛或胀痛，痛有定处，日轻夜重，俯仰受限，转侧步履困难。故来我院诊治。

症状及体格检查：腰椎活动受限，腰肌紧张，双侧骶髂关节周围广泛压痛，左侧为著。床边试验（+），"4"字试验（+）。

影像学及理化检查：X 线未见骨质异常改变。舌红，脉弦细。

诊断：骶髂关节紊乱（气滞血瘀）。

辨证：因外力作用致气机不畅，血行受阻，瘀滞于腰，不通则痛，而见此病。

治则治法：活血散瘀，行气止痛。

内服方药：桃仁 10g　川芎 10g　红花 10g　没药 6g　当归 15g　五灵脂 6g　香附 6g　牛膝 15g　地龙 10g　续断 10g　苏木 15g　大黄 10g　甘草 6g。7 剂水煎，1 剂日 2 次，嘱服一周。

二诊　2002 年 6 月 10 日。患者服药 1 周，症状逐渐减轻。查：舌淡，脉弦。辨证：气机仍不甚舒畅。嘱原方再服 1 周。

治疗效果：随诊经治疗后腰已不痛，基本活动正常，诸症悉退。追诊二个月未见复发。

按语：骶髂关节为一较稳定关节，活动量小，一般不易受到损伤。女性骶髂关节活动范围较男性大，中年妇女由于内分泌的改变，骶髂关节附近的肌筋和韧带变得松弛，易于发生骶髂关节损伤。该患者不慎扭伤腰部，导致骶髂关节损伤，气血瘀滞，腰部疼痛，活动受限。故治疗以活血药和行气药为主。

2. 行气活血通络法治疗骶髂关节紊乱（气滞血瘀）

张某，男，51 岁。

初诊：2000 年 10 月 8 日。

主诉：腰骶隐痛二周。

现病史：二周前扭伤腰部，自觉腰骶隐痛，时轻时重，休息后仍未好转，故今来我院求治。

症状及体格检查：腰部僵硬，活动受限，双侧骶髂关节周围广泛压痛，床边试验（+），"4"字试验（+）。

影像学及理化检查：X 线未见骨质异常改变。舌暗红，脉弦细。

诊断：骶髂关节紊乱（气滞血瘀）。

辨证：因外伤引起，损及筋骨，血离经脉，气机不畅，气滞则血不行，血凝不通则痛，而见此病。

治则治法：行气活血，通络止痛。

内服方药：黄芪 15g　熟地 15g　当归 20g　赤芍 10g　川芎 6g　地龙 10g　桃仁 12g　红花 10g　牛膝 6g　白术 10g　茯苓 15g　鸡血藤 30g　陈皮 15g　木香 6g　炙甘草 6g。14 剂水煎，1 剂日 2 次，口服。

二诊　2000 年 10 月 23 日。经服药后，患者症状明显好转，惟腰部偶感刺痛。舌淡苔薄，脉缓有利。辨证：患者气血运行通畅，然气滞血瘀日久，有瘀血未尽，故原方加乳香 5g，没药 5g，以增行气活血止痛之功，嘱再服 1 周。

治疗效果：腰痛症状消失，嘱其加强腰部肌肉功能锻炼。随访 1 个月后患者活动自如，身轻体健。

按语：该患者因血瘀于腰骶部，致腰骶部拘急不舒。组方以益气行气为主，配以活血。复诊时气虚症状明显改变，气虚日久，瘀血未尽，腰骶部仍偶感刺痛，加味乳香、没药活血化瘀，行气止痛，症状消失而愈。

梨状肌综合征

1. 梨状肌综合征手法治疗

郑某，男，37岁，警察。
初诊： 2014年11月10日。
病史： 3天前因打篮球时扭伤致左臀部疼痛，来我院就诊。
症状及体格检查： 患者左下肢活动不利，受凉劳累、重咳或大小便时疼痛加剧，有"刀割样"疼痛，梨状肌紧张试验阳性。舌淡，苔白略腻，脉弦。
诊断： 左梨状肌综合征。
治则治法： 治以活血化瘀，消肿止痛。
处置： 嘱患者俯卧位，医者站于患者病侧①点按法：医者用拇指点按环跳、承扶、委中、承山诸穴各3min。②掌揉法：医者用双手掌侧用力推揉局部压痛点，令患者局部皮肤发热，舒适为度。③弹拨法：在梨状肌体表投影区，医者用拇指用力来回点拨梨状肌，点拨方向应与梨状肌纤维方向垂直，若拇指力量不够，也可屈肘用鹰嘴来回点拨梨状肌，点拨10次。④滚法：医者用滚法沿坐骨神经走向来回滚动，直至局部皮肤发热。⑤牵抖法：医者用力握住患者患侧足踝，在轻微对抗牵引下，用力做连续小幅度的上下牵抖10次，尽量使力量直达患者臀部。
治疗效果： 经过1周治疗，患者疼痛症状消失，活动自如。
按语： 梨状肌综合征在祖国医学中归属"痹证"范畴。早在《素问·痹论》篇中，就有"风寒湿三气杂至合而为痹"之论，有行痹、痛痹、著痹之分。临床上常见风寒湿兼至，或夹瘀，或正虚。其主要病机为人体正气素虚，或致扭挫损伤之后血溢脉外，闭塞不通，复感外邪，阻遏经脉，不通则痛。现代医学认为，梨状肌综合征是由于扭挫，或是腰臀部的感染，或损伤造成肌膜破裂，或部分肌束断裂，致局部充血、水肿、肌肉痉挛，再加上坐骨神经与梨状肌关系的变异，常可压迫、刺激坐骨神经，而引起臀部及大腿后外侧疼痛、麻痹。治当以祛风除湿，舒筋活血，通络止痛。手法治疗能够有效地缓解局部肌肉痉挛，松解粘连，使经脉之气贯通，气血平和，达到通而不痛的目的。同时，促使神经兴奋和抑制过程达到相对平衡而起到治疗作用。局部理疗可以促进局部炎症吸收，减少组织液的渗出，改善血液循环，使人体失调的元素及其状态得到调整并到达相对平衡，起到解痉镇痛、舒筋活络的作用。

2. 手法配合活血消肿汤治疗梨状肌综合征（瘀阻疼痛）

伍某，男，40，工人。
初诊： 2000年5月12日。
主诉： 右臀部疼痛、酸胀二个月，近一周症状加重。
现病史： 二个月前因劳累过度，即觉右臀部疼痛，酸胀，休息后略缓解，一周前劳累后疼痛加重，右髋部活动不利，故今来我院就诊。现症：右臀部疼痛，酸胀，右髋部活动不利，纳可，寐佳，二便调。
症状及体格检查： 痛苦面容，被动体位，腰部无明显畸形及压痛，患侧梨状肌投影部压痛明显，向大腿后侧及小腿后外侧放射性疼痛，髋内旋、内收活动受限，直腿抬高试验60°前疼痛明显，超过60°痛减轻，梨状肌紧张试验阳性。舌淡红，苔薄白，脉弦紧。
辨证： 因劳累闪挫，臀肌损伤而致经络受损，气滞血瘀，阻于经络，脉络不通，不通则痛，而致本病。

诊断： 右梨状肌综合征（瘀阻疼痛）。
治则治法： 活血祛瘀，消肿止痛。
处置： 以手法治疗为主，辅以活血消肿汤。
手法： 患者俯卧位，自然放松下肢，医者立于患侧，手法如下：①用柔法、滚法梨状肌体表部位，约五分钟；并用拇指指腹弹拨理顺梨状肌条索状和束状隆起，分解粘连；②用肘尖、拇指腹、屈曲的中指指间关节点按梨状肌和环跳、殷门、承扶、委中、承山、昆仑、足三里等穴位约10分钟；③左手掌根按压住梨状肌，右手肘窝挎住患肢膝上前方，两手同时用力，向上搬动大腿3次；④抗牵伸法：助手一人固定患者两侧腋部，另一助手与医者各握持踝关节上部，作对抗性逐渐用力牵伸，此法需重复三次。⑤屈膝屈髋按压法：医者将患者髋、膝作强度屈曲，并用力向后外方作顿挫性按压。⑥屈髋牵张法：将患肢作直腿抬高达90°左右，助手在抬高的足底前部作背屈动作三次。⑦在梨状肌处用叩击法及掌根按压10秒钟，镇静收功。

手法完毕。隔日进行一次。

内服方药： 活血消肿汤。

当归20g　白芷10g　桑枝10g　白芍15g　续断15g　川芎15g　丹皮10g　五加皮5g　杜仲20g　生地黄15g　桃仁10g　红花10g　牛膝15g。10剂，1剂日2次，水煎，1剂日2次，口服。嘱患者卧床休息。

二诊 2002年5月22日。经服药后，患者自诉右臀部无明显疼痛，肿胀消退，辨证：血瘀减去，肿胀已消，但脉络受损，故停用汤药，继手法治疗一周。嘱患者适当进行臀部肌肉功能锻炼。

治疗效果： 随诊经治疗后症状基本消失而愈。追诊1年未复发，可正常工作。

按语： 梨状肌为臀部一深层肌肉，起于骶骨前方，穿过坐骨大孔，止于股骨大转子，由于该肌所处的特殊部位，故当劳动或运动时姿势不当，极易导致慢性损伤及扭伤。梨状肌综合征属祖国医学"痹证"范畴，多数是由于劳累闪挫，臀肌扭伤而致经络受损，气滞血瘀，或风寒湿邪侵袭患处，流注经络而致气血痹阻，不通则痛。现代医学认为，由于某种病因引起梨状肌痉挛、水肿或变性，均能压迫或刺激坐骨神经，使坐骨神经局部及循环障碍，发生动脉供血不足和静脉回流受阻等病理改变，引起坐骨神经循行路线的疼痛。

本病例系损伤后引起的筋络损伤，血瘀气滞。根据"气伤痛，形伤肿，客于脉中则气不通的机理，痛则不通"的原理，故治疗以活血化瘀，消肿止痛为主。运用推拿手法治疗，使经络气血得以宣通，则骨正筋柔其痛自止。正如《医宗金鉴》所说："按其经络以通郁闭之气，摩其壅聚以散瘀结之肿"其患可愈。方药采用当归活血养血之品为主，以达祛瘀养筋之效，桃仁、红花、川芎加强活血祛瘀之功，丹皮、生地黄滋阴养血活血，白芍养血柔肝、舒筋止痛，杜仲、续断补肝肾续筋骨，白芷消肿止痛，桑枝祛风通络，消肿，五加皮祛风湿、强筋骨，牛膝活血强筋，引药下行。《医宗金鉴·正骨心法要旨》记载："若素受风寒湿气，再遇跌打损伤，瘀血凝结，肿硬筋翻，足不能行"。说明了损伤后再遇外邪侵袭，则会加重损伤的症状。

第四章 骨 病

先天性髋关节脱位

吕某，男，16个月。

初诊：2011年3月18日。

代诉：小儿行走不稳，两下肢不等长，发现3个月。

现病史：3个月前发现小儿走路不稳，有时跌跤，无外伤史。

症状及体格检查：患儿营养中等，活泼，行走不稳，两下肢不等长，艾利斯（Allis）征（+），蛙式试验（+）。

影像学及理化检查：X线摄片显示：左髋臼发育不良，髋臼指数：左40°、右22°，卡弗氏线和沈顿氏线曲折，股骨头向上移位。

诊断：先天性左髋关节脱位。

治则治法：在全麻下手法复位、蛙式固定器固定治疗。

手法：患儿取仰卧位，将髋关节屈曲至90°，再由一助手把持骨盆，使之固定。医者左手握持小腿上部，并向前拔伸，右手拇指顶住股骨大粗隆，当左手将患肢继续向前拔伸时，右手拇指将大粗隆向前向下推挤，左手趁势将患肢缓缓外旋、外展，使股骨头滑入髋臼，"咯噔"的滑入声，即复位。

固定：复位后用蛙式固定器固定在两大腿外展到90°位置。摄X线片检查认为复位良好。

二诊 4月20日，复位固定已一个月，情况良好，解开外固定，检查局部并施行轻度按摩手法，再固定。摄X线片显示：脱位之股骨头已正确的纳入髋臼内。

三诊 6月20日，固定后3个月，摄X线片显示：脱位之股骨头复位良好。

四诊 12月20日，经治疗9个月，X线片显示：左髋臼上缘明显骨质增生，股骨头（骨垢核）发育良好。髋臼指数：左19°、右19°。解除固定器具，嘱逐步做功能练习。经一年后随访，患儿已完全恢复正常功能。

按语：先天性髋关节脱位，是一种较常见的先天性下肢关节畸形，其发病率约占我国新生儿的千分之一，但较国外一般报道千分之四为低。

本病的真正原因，目前尚不甚完全明了，一般认为髋臼发育不良，臼窝变浅，特别是髋臼上缘发育不全，以致股骨头不能很稳定的容纳在髋臼内，是本病最基本的病变因素。若能早期发现，及时合理地进行治疗，可以获得理想的解剖学复位，否则任其发展，不仅畸形严重，而且会影响劳动能力。

近年来对本病采取手法复位，用自己设计制作的蛙式固定器，治疗先天性髋关节脱位，它代替了多年来沿用的笨重石膏固定，不仅经济简便，而且取得了较满意的效果。

先天性髋关节脱位的治疗方法，认识颇不一致，过去我们对五周岁左右的患儿采用皮肤牵引，手法复位，并且用蛙式或贝式石膏固定，从临床的实践中观察到，超过三周岁的患儿经上述治疗，失败者不为鲜见，不是复位欠佳，就是股骨头缺血性坏死。所以近年来，作者对三周岁以上的患儿，一般不作手法复位和石膏固定，而三周岁以下的患儿，经手法复位和蛙式固定器治疗，效果均获100%的满意。

牵引、手法复位和妥善的固定，是目前治疗本病（指三周岁以下的）较理想的方法。但在治疗过程中，有几个问题值得注意：①要认真选择病例，尤其在年龄的界限上要严格一些，超过三周岁者，则不宜勉强用手法复位，因为患儿年龄越大，复位越困难，即或经过一段时间的牵引，终因肌肉过于紧张，往往因股骨头受压，而致缺血坏死；②牵引的方法亦很重要，因为凡是需要牵引的患儿，年龄都较大，或移位较大，所以一开始则应沿身体长轴牵，而不是外展位牵（一周后可逐渐外展牵），否则不仅不能牵伸髋关节屈肌，反而可使骨头紧压髂骨或关节盂唇，则预后不良；③实施手法复位时，必须在全麻下进行，使肌肉放松。手法要温和、轻巧，作到"即知其病情，复善用夫手法"，切忌使用暴力，否则会造成骨折或股骨头缺血性坏死；④固定要准确，固定后要详细检查是否吻合肢体和固定位置是否合乎要求；⑤及时摄X线片检查，甚为重要。

用自制的蛙式固定器治疗先天性髋关节脱位之所以获得成功，而有良效，在于它固定确实、可靠，其优点较多：本器具容易制作，经济、简单、使用方便、质轻，代替了笨重的石膏，不仅减轻了患儿肌体负担，而且也减轻了患儿家长的经济负担。更由于其固定方法灵活，医者可以随时矫正复位中的不足，在固定期间，患儿还可以洗澡更衣，在每次更换固定器时，医者便于在患儿髋部进行按摩，以促进血液循环，促进髋关节的发育及髋白窝的形成。

用蛙式固定器治疗的病例，虽然不算多，但可以确认本法比用石膏固定优越得多，并且造价低、方便、适用、效果好，认为有推广应用的价值，以便在使用中，不断地总结经验，加以改进，进一步提高疗效。

骨　髓　炎

1. 补肾抗痨发胫骨附骨疽

杨某，男，16岁。

初诊： 2000年6月15日。

主诉： 因右小腿上部红肿疼痛、活动受限2个月。

现病史： 该患者于2个月前无明显诱因而出现右小腿上部红肿疼痛、活动受限症状，当时症状较轻，未予重视，自行服用药物后症状未见明显缓解。于今日来我院就诊。现患者右小腿上部红肿疼痛、活动受限，伴寒战、高热，汗出不解，食少倦怠，舌质红，苔黄腻，脉弦数。

症状及体格检查： 患者右小腿上部皮肤色泽发红，可见明显肿胀，局部皮温高，触压痛（+）。余无明显异常体征。体温：39.0℃。

影像学及理化检查： 血常规示：白细胞：$20×10^9$/L。右小腿X线片示：局部骨小梁紊乱，骨质破坏。

诊断： 右胫骨慢性骨髓炎

治则治法： 治拟清热解毒、化瘀、消肿、止痛。

内服方药： 解毒清蕴汤加减合骨髓炎丸

薏苡仁50g（包）　金银花30g　蒲公英30g　玄参20g　穿心莲20g　土鳖虫15g　王不留行15g（包）　穿山甲10g（炮）　白花蛇舌草10g　赤芍药10g　蜈蚣2条　牡丹皮10g　没药10g（炙）　陈皮10g　上方水煎，日1剂口服，分2次，每次冲服骨髓炎丸5g。

给予小腿石膏托保护性外固定。

此药服4剂，小腿肿胀全消，疼痛减轻，服至12剂肿胀基本消退。

二诊 4月18日，右小腿肿胀完全消退，体温、血象正常，脉沉缓无力，舌苔薄白，于前方加茯苓15g、白术20g、砂仁5g水煎，1剂日2次，口服。连服20剂，每次冲服骨髓炎丸5g。小腿仍用石膏托固定保护。

三诊　5月10日，X线片：右胫骨骨髓炎病变明显好转，髓腔破坏已经局限于胫骨上1/3的中部，骨小梁渐趋清晰，骨密度较前增高，骨膜反应亦较坚实。即日拆除石膏托，嘱患者进行适当功能锻炼，继续服用骨髓炎丸2月巩固治疗。

治疗效果：随访1年后，患者已经参加正常学习与劳动。经X线复查显示：右胫骨骨质修复完好。

按语：《诸病源候论》："附骨痈，亦由体盛热而当风取凉，风冷入于肌肉，与热气相搏，伏结筋骨成痈，其状无头，但肿痛而阔，其皮薄泽，谓之附骨痈也。"本病特点是感染的骨组织增生、硬化、坏死、死腔、包壳、瘘孔、窦道、脓肿并存，反复化脓，缠绵难愈，病程可达数年、数月，甚至更长。

患疗毒疮疖或麻疹、伤寒等病后，余毒未尽，热度深蕴于内，伏结入骨成痈，或因跌打闪挫，气滞血瘀，经络阻塞，积瘀成痈，循经脉流注入骨，繁衍聚毒为病。跌打、金刃所伤，皮破骨露，创口脓毒炽盛，入骨成痈，久不愈则成骨疽。

临床患者多有急性化脓性骨髓炎或开放性骨折合并感染史。患者长期隐痛，时轻时重，局部压痛，叩击痛。皮肤有长期不愈合或反复发作的窦道口，时常有稀薄脓液流出，淋漓不尽，或流出小碎骨片。窦道口有肉芽组织增生，周围有色素沉着，探针检查，常可触及死骨的粗糙面和骨瘘孔，合并发热和全身不适症状。

患者慢性骨髓炎2月余，消退肿胀较甚，邪热炽盛，蕴毒未解，故其治，解毒化瘀消肿为宜，故在解毒清蕴汤中加重薏苡仁药量，加王不留行，穿心莲，消肿止痛甚速。

在治疗过程中，配用骨髓炎丸，该药应用于亚急性骨髓炎，慢性骨髓炎疗效较好，以其清蕴毒，化瘀滞，消肿生肌之功。

2. 解毒消炎汤加骨髓炎丸治疗胫骨慢性骨髓炎（邪毒束骨）

卢某，男，16岁，学生。

初诊：1997年8月13日。

主诉：右小腿肿痛2个月。

现病史：2个月前无明显诱因出现右小腿红肿、疼痛，不能行走，并伴有低热，曾经当地医院治疗，略有缓解，但反复发作，故今日来我院就诊。现症：右小腿红肿、疼痛，不能行走，低热，纳差，睡眠欠佳，二便尚可。

影像学及理化检查：右小腿肿胀，皮温高，微红，小腿前、内侧广泛压痛，体温37.8℃，血常规：白细胞13×10^9/L。X线拍片：右胫骨中上段骨质可见广泛虫蚀样破坏，骨质密度减退，内后侧骨膜反应甚著，软组织肿胀。

诊断：右侧胫骨慢性骨髓炎（邪毒束骨）。

辨证：复感邪毒，邪毒深窜入里，腐而蚀骨，凝滞筋骨，蕴郁化热而成。

治则治疗：以清热解毒，祛瘀散结。

内服方药：解毒消炎汤

薏苡仁50g　当归50g　金银花50g　玄参25g　白花蛇舌草25g　赤芍15g　地鳖虫15g　苍术15g　穿心莲15g　甘草15g　守宫2条。12剂水煎，1剂日2次，口服。

辅以骨髓炎丸，每次冲服5克，每日2次。右侧小腿行外固定。

二诊　1997年9月6日。病人自诉小腿肿胀基本消退，略有疼痛，体温、化验血象正常。辨证：热毒已退，余仍留于筋骨，故继服前方10剂后停服，骨髓炎丸，每次5克，每日2次，小腿继续用外固定，防止发生骨折。

三诊 1997年9月29日。经治疗后，患者症状基本消失，X线拍片检查：右胫骨骨髓炎病变明显好转，骨破坏区缩小，已局限于胫骨上1/3的中部，骨小梁逐渐清晰，骨密度较前增浓，骨膜反应缩小。辨证：热毒之邪已消，余毒已清，故继服骨髓炎丸2个月以巩固治疗效果，每次5克，每日2次，拆除外固定，做适当的功能锻炼。

治疗效果：随诊患者无明显症状，拍X线片复查：右侧胫骨骨髓炎病变完全治愈，骨破坏区已消失，骨密度增浓，骨小梁清晰，骨皮质增厚。嘱其平时适当加强下肢关节功能练习。

追诊1年后随访，患者病变痊愈，已参加正常学习与劳动，拍X线片复查，右胫骨骨质修复完好。骨质恢复近正常。

按语：慢性骨髓炎是临床上较常见的一种疾病，祖国医学称此病为"附骨疽"、"朽骨"、"多骨疽"，是一种毒气深沉，附着于骨的深部脓疡（化脓菌所致的骨骼感染）。窦汉卿说："夫附骨痈者，即贴骨痈也，皆附骨贴肉而生，字虽殊而病则一。此证之发，因盛暑身热，贼风入于骨节，与热相搏，复遇冷湿所折，或居劳太过，两足下水，或坐卧湿地，身体虚弱而受寒邪，致风热伏结壅遏，附骨或疽，著大骨节间，其急者，身不得动，按之应骨痛，日久便觉皮肉生急，洪洪如肥状，其缓者，一点酸痛，渐觉长大，很难正常正步，以致骨肉不相续。若失治，令身成脓不溃，至死身变青黯，但痛按之至骨，久则结肿，则成瘰疬，其附骨疽久而即肿结脓，以此为异。"此说明附骨疽的发病及由急性转为慢性的过程。

笔者根据上述论述针对病人病变以局部表现为主伴有全身慢性消耗为特征的情况，在培补正气的基础上，应用解毒消炎汤及自制的骨髓炎丸为主药，收到比较好的效果。

解毒消炎汤房中应用大量的清热解毒药物为主，加以穿心莲清热解毒，薏苡仁、地鳖虫以利湿热，通经祛瘀等药物，已达"虚则补之"、"损则益之"之功。

附：骨髓炎丸处方：蛇蜕（炒黄）500g 露蜂房（炒黑）500g 血余炭500g 炙象皮250g 地鳖虫250g 蜈蚣100条 守宫100条 穿心莲100g 共为极细面 水冷为小丸 百草霜为衣。

用法用量：每次服2.5～5g，每日2次，儿童酌减。

3. 解毒消炎汤治疗右胫骨慢性骨髓炎（邪毒蕴结）

贾某，男，16岁。

初诊：1997年1月28日。

主诉：右侧小腿出现肿胀、疼痛3个月。

现病史：3个月前发热时，出现右侧小腿出现肿胀、疼痛，不敢活动。曾在当地医院住院治疗，并于小腿中和下部切开排脓甚多，并应用大量抗生素后热退。但切开伤口不愈合，经常有脓汁流出，故今日来我院诊治。

症状及体格检查：慢性病容，体质消瘦，表情痛苦，查体合作。右侧小腿肿胀，皮温略高，在小腿中和下1/3处有纵行切口约1.5cm，有少量清稀脓汁。右小腿全长压痛均较明显。

影像学及理化检查：X线拍片：右胫骨全长呈明显广泛斑剥及虫蚀样破坏，尤以中下段为著，其中段内侧可见一长3cm死骨，骨干周围全段均有骨膜反应，软组织肿胀。舌红，薄白苔，脉沉细弱。

诊断：右胫骨慢性骨髓炎（邪毒蕴结）。

辨证：本病系复受寒湿之邪，致气血凝滞，蕴毒深窜，稽留不行，腐筋败骨，蕴毒未泻，蚀肌腐骨而发病。

治则治法：清热排毒，邪祛正扶。

内服方药：解毒消炎汤

薏苡仁50g 当归50g 赤芍15g 玄参25g 白花蛇舌草25g 金银花50g 地鳖虫15g 苍术

15g　穿心莲15g　甘草15g　守宫2条12剂水煎，1剂日2次，口服。每日1剂，分3次。

疮面上撒上"提毒散"，外贴拔毒膏，每天换药1次，右小腿给予保护性外固定。

二诊　1997年2月19日。病人自诉右小腿疼痛减轻，肿胀见消，疮口排脓较畅。辨证：气血已行，蕴毒渐泻，故于前方减皂角刺、白芷，又嘱连服12剂，再次随汤药冲服骨髓炎丸1.5克，每日2次。疮面上撒"提毒散"，盖上红油纱条，隔日换药1次。

三诊　1997年3月12日。经治疗后右小腿肿胀基本消退，中部疮面已愈合，下端的疮口较前缩小，分泌物少量。X线拍片：局部病变有明显好转趋势，右胫骨中上段的破坏阴影已大部分消失，下段的破坏病灶亦较前缩小，骨小梁较前变得清晰，已无死骨。辨证：毒邪已泻，正气不足，故治疗停用汤药，继服骨髓炎丸，每次5g，每日2次。

四诊　1997年4月13日。复查，患肢肿胀已消，小腿下部的疮面尚有少量分泌物和0.5cm×0.3cm未愈合区。局部皮肤暗褐色，压痛较轻。X线拍片：右胫骨下段近干骺端尚可见少许斑点状破坏外，其他各骨组织区均无破坏改变，骨小梁部分恢复呈连续性，骨皮质较前增厚增浓。辨证：余毒已清，正气渐强，故继服骨髓炎丸2个月以巩固治疗效果，嘱病人拆除小腿固定，加强各关节功能锻炼，并不负重站立。

治疗效果：随诊经二个月治疗后患肢恢复良好，疮面愈合。拍X线片：右胫骨破坏区骨质修复良好，停药观察。1年后随访，患者肢体恢复正常功能。

按语：慢性骨髓炎是临床上较常见的一种疾病，多由急性骨髓炎发展而来，即表邪未尽或正不胜邪，余毒附骨，腐骨蚀髓，反复不愈，而成附骨疽。是一种毒气深沉，附着于骨的深部脓疡（化脓菌所致的骨骼感染）。祖国医学早在《内经》记载："虚邪之入于身也深，寒与热相搏，久留而内著，寒胜其热，则骨疼肉枯；热胜其寒，则烂肉腐肌为脓，内伤骨为骨蚀。"华佗发明"刮骨疗毒"治法，而后又有外消内托、排脓、追蚀、生肌等法。抗生素的使用，使骨髓炎的治疗大有进步。

症见小腿肿胀不消，疮口排脓不畅，骨质广泛破坏，乃属蕴毒未泻，蚀肌腐骨，病在进展。故治当以清除蕴垫之毒，使溃脓流畅，蕴毒外泻，邪祛扶正方可收功。故内服以解毒消炎汤，以清热排毒，邪祛扶正为主。配以自制的骨髓炎丸。外用自制的提毒散化腐生肌。同时应用红油纱条止痛、生肌、收口。诸药合用以达其功。

附：提毒散

处方：乳香25g　没药25g　血竭15g　轻粉7.5g　蜈蚣15条　蟾酥2.5g　冰片1.5g　麝香0.5g　共研极细面。

用法：用时撒疮面上，上盖"红油纱条"或贴膏药。如窦道较深可用此药粉5g，加枯矾面2.5g，再将黄蜡15g，溶化后与该药调匀，就热搓成药条（即蜡矾提毒条），凉透后插瘘管内，上贴膏药，2日换药1次。

红油纱条处方：当归50g　紫草50g　忍冬藤50g　生地50g　炙象皮25g　乳香25g　没药25g　血竭（另研）25g　冰片（另研）5g　白蜡25g　黄蜡15g　香油500ml。

制法与用法：先将诸药入油内浸泡3天，再用慢火煎熬至药枯黑为度，滤过再熬沸下血竭面，熬沸下黄、白蜡，溶化后离火，稍温下冰片面搅匀。然后将高压灭菌纱布条浸泡油内待冷可用。

4. 清热解毒扶正法治疗慢性骨髓炎（湿毒蕴结）

贾某，男，19岁，学生。

初诊：1998年11月21日。

主诉：右小腿流脓2周。

现病史：患者3个月前发高烧，同时右侧小腿出现肿胀、疼痛不敢活动。曾住院治疗，并于小腿中和下部切开排脓甚多，同时应用大量抗生素，约3周左右退热。但切开伤口不愈合，2周前开始经常有脓汁流出，经多方治疗不效。

症状及体格检查：患者呈慢性病容，体质消瘦，表情痛苦。右侧小腿肿胀，皮温略高，在小腿中和下1/3处有纵行切口约1.5cm，有少量清稀脓汁。小腿全长压痛均较明显。舌红少黄腻，脉细数。

影像学及理化检查：X线拍片：右胫骨全长呈明显广泛斑剥及虫蚀样破坏，尤以中下段为著，其中段内侧可见一长3cm死骨，骨干周围全段均有骨膜反应，软组织肿胀。

诊断：右胫骨慢性骨髓炎（湿毒蕴结）。

辨证：症见小腿肿胀不消，疮口排脓不畅，骨质广泛破坏，乃属蕴毒未泻，蚀肌腐骨。湿毒蕴结，耗伤阴津。

治则治法：清热解毒，扶正祛邪。清除蕴结之毒，使溃脓流畅，蕴毒外泻，补肾阴。

内服方药：解毒消炎汤加百合10g，黄精10g水煎，1剂日2次，口服；骨髓炎丸：每次服2.5~5g，每日2次；伤处冲洗换药，每日一次。嘱其加强营养

二诊 1998年11月28日。患者右小腿肿胀见消，疮口排脓较畅。辨证：本病仍为湿毒蕴结之症，故继原治疗方案，嘱其二周后复查。

三诊 1998年12月10日。患者右小腿肿胀基本消退，中部疮面已愈合，下端的疮口较前缩小，分泌物少量。X线拍片：局部病变有明显好转趋势，右胫骨中上份的破坏阴影已大部分消失，下份的破坏病灶亦较前缩小，骨小梁较前变得清晰，已无死骨。身热消退，患肢疼痛减轻，舌淡苔薄，脉弦。辨证：湿毒已除，余邪未清，但正气不足，故嘱停用汤药，单服"骨髓炎丸"，每次服2克，每日2次。每2日冲洗换药1次。

四诊 1999年1月15日。患肢肿胀已消，小腿下部的疮面尚有少量分泌物和0.5cm×0.3cm未愈合区。局部皮肤暗褐色，压痛较轻。X线拍片：右胫骨下段近干骺端尚可见少许斑点状破坏外，其他各骨组织区均无破坏改变，骨小梁部分恢复呈连续性，骨皮质较前增厚增浓。辨证：毒邪渐散，但正虚邪恋，故嘱病人继续服"骨髓炎丸"。

治疗效果：随诊经治疗患肢恢复良好，疮面愈合。追诊一年后，患者肢体基本活动正常。

按语：慢性骨髓炎是临床上较常见的一种疾病，祖国医学称此病为"附骨疽"、"朽骨"、"多骨疽"，是一种毒气深沉，附着于骨的深部脓疡（化脓菌所致的骨骼感染）。窦汉卿说："夫附骨疽者，即贴骨疽也，皆附骨贴肉而生，字虽殊而病则一。此证之发，因盛暑身热，贼风入于骨节，与热相搏，复遇冷湿所折，或居劳太过，两足下水，或坐卧湿地，身体虚弱而受寒邪，致风热伏结壅遏，附骨或疽，著大骨节间，其急者，身不得动，按之应骨痛，经日便觉皮肉生急，洪洪如肥状，其缓者，一点酸痛，渐觉长大，很难正常正步，以致骨肉不相续。若失治，令身成脓不溃，至死身变青黯，但痛按之至骨，久则结肿，则成瘰疬，其附骨疽久而即肿结脓，以此为异。"此说明附骨疽的发病及由急性转为慢性的过程。本病的治疗以清热解毒为主汤剂作用迅猛，丹药作用持久，骨髓炎丸与解毒消炎汤合用收到比较好的效果。

解毒消炎汤组成：金银花50g，玄参50g，当归50g，白花蛇舌草25g，赤芍25g，甘草25g，守宫2条。水煎，1剂日2次，口服。

类风湿性关节炎

清热利湿法类风湿性关节炎

李某，男，23岁，农民。

初诊：1998 年 6 月 4 日。

主诉：双膝剂两踝关节红肿热痛 30 多天。

现病史：患者原因不明，近日两手亦肿痛，时有发热、口干、不思饮食，尿深黄，尿道灼热，大便秘结，曾用过消炎药和治疗治风湿药不见效。

症状及体格检查：体温 37.5℃，脉搏 96 次/min，脉象滑数，舌质红，苔黄腻。两下肢不能直立，步履艰难，双膝关节肿胀，踝部微红，扪之热，压痛明显。两手之间关节略曾梭形肿胀，握拳受限。心肺未见明显异常。

影像学及理化检查：理化检查：白细胞：$11.8×10^9$/L，中性粒细胞 0.69，血沉 35mm/h，抗链"O"600U，类风湿因子实验（+）。X 线片所见：左手指间关节变窄，且显梭形肿胀，骨质普遍疏松。

诊断：类风湿性关节炎（湿热痹）。

治则治法：清利湿热，疏风活络。

内服方药：薏苡仁 30g（包煎）　苍术 20g　土茯苓 20g　秦艽 15g　川牛膝 15g　忍冬藤 25g　黄柏 15g　豨莶草 15g　泽泻 15g　防己 15g　泽兰 15g　紫丹参 15g　蚕沙 15g　大黄 15g（后下）。7 剂水煎，1 剂日 2 次，口服。

二诊　6 月 11 日。患者自述：双膝肿胀略消，疼痛略减，两腿仍不能直立，走路困难，不思饮食。诊查：脉滑数，舌质红，苔薄黄稍腻，两手指间关节仍然梭形肿胀，但屈伸活动稍有改善。双膝关节屈伸肿胀渐消，不红，双踝关节肿胀不减，但已经不红，灼热稍减。在前方基础上加细生地，苦参，虎杖、麦芽，嘱服一周。

三诊　6 月 18 日，四肢关节疼痛减轻，肿胀消退，可扶拐走路，但支撑力差饮食略增，小便无灼热感，大便正常。效不更方，嘱前方前法服 10 剂。

按语：古代论述：本病属中医"痹病"范畴，痹的病名最早见于《内经》。《素问·痹论》指出："所谓痹者，各以其时，重感于风寒湿之气也。"并根据邪气的偏盛进行分类，曰："风寒湿三期杂至，合而为痹，其风气胜者为行痹，寒气胜者为痛痹，湿气胜者为着痹也。"

痹病的发生由于正气不足，腠理不密，卫外不固，复感外邪所致。若阳气不足则风寒湿邪易于侵袭，表现为风寒湿痹；若阳气偏盛，阴血不足，内有蕴热，热与风湿相搏，或寒郁化热，则表现为风湿热痹。

临证拾遗：《医宗必读·痹》："治外者，散邪为急，治脏者，养正为先。治行痹者，散风为主，御寒利湿仍不可废……"本例患者以散邪为主，兼以健脾扶正，以收驱邪扶正之功。

类风湿性关节炎是一种慢性炎症，为胶原质综合征之一，与风湿热可能是同一病原的疾病。在国外女性患者较多，在我国则并不尽然，不过临床上以青壮年为多见。临床表现多为受累关节晨僵、疼痛、压痛、肿胀及活动受限，初呈游走性，以后固定。由单个至多个关节受累。且呈对称性。手足小关节先受累，近端指间关节、掌指关节及腕关节受累多见。最多见的畸形有近端指间关节梭形肿大、爪形手、手指"天鹅颈"畸形、尺侧偏斜、掌指关节半脱位及腕关节固定等。

本病例系以湿热痹患者，其治以清热利湿为法，并遵喻嘉言、徐灵胎甘寒亦可通经除痹，且甘寒犹未足适量，必加苦寒之品，不仅不为之伤，而遂收显效。

强直性脊柱炎

1. 温肾通督法强直性脊柱炎

王某，男，29 岁，干部。

初诊：2010 年 7 月 13 日。

主诉：腰背痛2个月余。
现病史：腰背痛，逐渐发展，曾在包头医院治疗，效果不显。
症状及体格检查：腰部活动无明显受限，无明显压痛及叩击痛。脉弦滑，舌苔微黄根腻。
影像学及理化检查：自带CT显示：双侧骶髂关节毛糙，骨密度增高。
实验室检查：HLA-B$_{27}$阳性。
诊断：强直性脊柱炎。
治则治法：温肾振卫，通督解凝。
内服方药：熟地黄50g 鸡血藤30g 骨碎补30g 乌贼骨30g（先煎） 川杜仲20g 川续断20g 狗脊20g 五加皮20g 鹿角霜20g 淮山药20g 丹参20g 炒白术20g 延胡索15g 广秦艽15g 陈皮15g，7剂水煎，1剂日2次，口服。

二诊 2010年7月20日。腰背部疼痛减轻，脉沉缓，舌苔薄白。前方加枸杞子20g，蜈蚣2条，嘱连进7剂。

三诊 2010年7月27日。症状较前减轻，腰部活动度明显好转，脉沉弦细，舌苔薄白。前方加菟丝子20g，10剂水煎，1剂日2次，口服。

四诊 2010年8月7日。症状继续好转，偶感背部酸痛，脉沉弦细，苔薄白。
前方去蜈蚣、菟丝子，加山茱肉20g，片姜黄20g，白芍30g，甘草10g，7剂水煎，1剂日2次，口服。

五诊 2010年8月15日。症状明显好转，腰部已不痛，但有时感膝部疼痛，脉沉缓，舌苔白腻。前方加鸡矢藤15g，肉桂10g，炙附子12g（先煎），海风藤20g。7剂水煎，1剂日2次，口服。

治疗效果：后随访，腰背痛消失，无明显不适。
按语：强直性脊柱炎属于中医"痹症"大范畴，本病好发年龄为16～30岁，男性发病率显著高于女性。强直性脊柱炎治疗难度大，周期长，近年来刘老治疗本病取得了较好的临床疗效，就医者众多。

刘老认为本病多以肾虚内因为本，感受外邪，阻滞经络为标，属本虚标实之证。《素问·脉要精微论篇》曰："腰者肾之府"，"腰者，一身之要，屈伸俯仰无不由之"，"肾气已虚，腰必痛矣"，而风寒湿热之邪是本病中药的外在因素，《素问·痹论篇》曰："风寒湿三气杂至，合而为痹也。"因此在治疗时以补益肝肾、通督壮腰，感受寒邪者，以温阳散寒为主，感受风湿之邪者，以祛风除湿为主。

在本病的辨证治疗中，刘老辨证治疗主要以寒湿痹阻及肝肾亏虚为主，寒湿痹阻以五藤二草汤加减，肝肾亏虚以温肾通督汤加减，近年来刘老擅用以腰痛I号为基本方加减辨证，同时配合中成药壮骨伸筋胶囊、骨金丹口服，外用药以熏洗Ⅱ号为辅，收效甚著。

在寒湿痹阻辨证分型中如寒偏胜者，加制川乌10g，制草乌10g，以增散寒止痛之功。湿邪偏胜者，加薏苡仁30g，苍术10g，白术10g，陈皮10g，以增去湿之功。痰瘀互结、脊柱畸形、活动受限明显者，加白芥子10g，胆南星10g，茯苓30g，桃仁15g，穿山甲10g，以增化痰散结、祛瘀通络之效。全身有热象者，上方去杜仲、麻黄、桂枝，加生地黄30g，黄柏15g，黄芩10g，牛膝10g，以清热凉血燥湿。在肝肾亏虚辨证分型中，偏于肾阴虚者，加生地黄20g，女贞子20g，元参10g，以滋阴凉血。气虚甚者，加生黄芪30g，党参30g，以鼓舞正气，气旺则血行。血虚者，加阿胶（烊化）10g，何首乌20g。有寒象者，加制附子5g，桂枝10g，以散寒止痛。有热象者，加虎杖20g，豨莶草20g，金银花20g，忍冬藤30g，生地黄30g，以清热凉血。痰瘀互阻者，加白芥子10g，乳香10g以散结通络。伴髋膝踝关节肿痛者，加牛膝15g，薏苡仁50g，木瓜30g，防己15g，以消肿止痛。伴颈肩部疼痛者，加羌活10g，葛根20g，威灵仙15g，桑枝30g，以引药上行，除痹止痛。

2. 温经散寒除湿通络法治疗强直性脊柱炎（寒湿痹阻）

曹某，男，21岁，农民。
初诊： 1999年3月7日。
主诉： 腰骶部疼痛2个月，加重3天。
现病史： 2个月前无明显诱因，即觉腰臀部疼痛，活动不利，阴天或劳累后加重，三天前突然疼痛加重，休息后仍不缓解。故来我院就诊。
症状及体格检查： 脊柱旁明显广泛压痛，腰骶部压痛明显，活动轻度受限，直腿抬高试验（-），"4"字试验（+）。
影像学及理化检查： 理化检查：HLA-B_{27}（+），抗链"O"265U，类风湿因子（-）。X线摄片显示：骶髂关节边缘模糊，并稍致密，关节间隙加宽。脉沉弦，舌质淡，苔薄白。
诊断： 强直性脊柱炎（寒湿痹阻）。
辨证： 本病系外感寒湿之邪，侵于脊柱，痹阻经络，发为脊痹（骨痹）。
治则治法： 温经散寒，除湿通络。
内服方药： 忍冬藤30g 鸡血藤25g 海风藤15g 地龙20g 络石藤15g 豨莶草20g 伸筋草20g 地龙20g 青风藤15g 五加皮20g 海桐皮20g 乳香10g 威灵仙15g 蜈蚣2g 制草乌10g 狗脊20g 杜仲20g 没药10g 麻黄10g 桂枝10g 制川乌10g。14剂水煎，1剂日2次，口服。嘱患者两周后复查。
二诊 1999年3月21日。经治疗后腰骶部疼痛感消失，活动不利。查舌淡苔薄，脉缓。辨证：患者寒症得减，但风寒湿之痹症仍在。故嘱原方去制川乌、制草乌，继续服用一个月。
治疗效果： 腰骶部疼痛症状消失，可小范围活动。
追访结果： 半年后症状未见明显变化。
按语： 强直性脊柱炎，好发于15~30岁青年人，男女比例约为10∶1，有明显的家族史。在过去近100年的时间内，一直把强直性脊柱炎和类风湿关节炎当作一个病。自从20世纪40年代发现血清类风湿因子及70年代发现HLA-B_{27}和强直性脊柱炎密切相关以来，强直性脊柱炎才有可能从类风湿关节炎中区分出来。本病病因至今未明（可能与遗传、感染等因素有关），现代医学也无有效的治疗方法。

祖国医学对本病虽无系统的论述，但从其临床表现及骨结构改变上看，当属痹症范围。《黄帝内经》云："风寒湿三气杂至，合而为痹。"辨证可知本病的真正原因，是风寒湿邪的侵袭。本案例虽属风寒湿三气杂至之痹症，但寒湿偏盛，尤以寒邪明显。故其治疗初起当以散寒温阳为主，而后祛风散寒化湿同用，求全功，是治法之大要也。通过中医辨证治疗，消除及缓解症状，使患者减轻病痛，达到了治疗目的。

3. 补肾除湿法治疗强直性脊柱炎

刘某，男，45岁，民警。
初诊： 1998年3月3日。
主诉： 腰背部6年，加重10天。
现病史： 6年前因无明显诱因出现腰背部疼痛，发僵，晨起后明显，偶有低热，痛处遇凉或雨天痛增，活动后痛减，前屈后伸受限，曾在某个体医院汤药治疗，效果不佳，故来我门诊治疗。
症状及体格检查： 脊柱生理曲度消失，板腰，前屈后伸活动受限，脊椎棘间及棘旁压痛（+），双侧腹股沟中点压痛（+），臀部压痛（+），双侧"4"字试验（+）。脉象弦滑，舌苔薄白。

影像学及理化检查：理化检查：血小板升高，贫血，血沉增快和C反应蛋白升高，类风湿因子阴性，免疫球蛋白轻度升高。HLA-B_{27}阳性。X线：骶髂关节软骨下骨缘模糊，骨质糜烂，关节间隙模糊，骨密度增高及关节融合。骶髂关节CT：骶髂关节密度增高、关节间隙模糊、骨质轻度糜烂、明显破坏及关节融合。骶髂关节MRI：软骨下脂肪堆积；骨髓水肿；软骨不规则增粗、扭曲，软骨表面不规则、碎裂；骨侵蚀。

辨证：此病例系脉络瘀滞，经络受阻，正气不足，容易造成风、寒、湿等外邪侵入而现之此症。

诊断：强直性脊柱炎（骨痹）。

治则治法：补肾除湿止痛。

内服方药：补肾除湿汤加减（自拟）

黄芪25g　当归15g　熟地黄25g　杜仲30g　牛膝20g　年健25g　地枫25g　元胡30g　白屈菜15g　仙灵脾15g　骨碎补20g。7剂水煎，1剂日2次，口服。

二诊　1998年4月10日，腰背痛减轻，活动受限。辨证：补肾气，通经络，但仍有寒湿之征候，再加入羌活、独活、细辛等，以祛风除湿、补益肝肾、活血化淤、强筋壮骨的中药，起到疏通经络，祛除风寒湿邪，消肿止痛的作用。嘱服二周，后继服腰腿痛宁胶囊配合骨痿灵胶囊调理三周明显好转。

按语：强直性脊柱炎属于中医学痹证范畴。痹证其本为虚，以风寒湿三气杂至为致痹的外在因素，正气虚衰尤其是阳气虚则是痹症发病的关键。机体的正气不足，容易造成风、寒、湿等外邪侵入，然后造成闭阻经络，使得气血运行不畅，诱发强直性脊柱炎的发生。本病例符合上述理论依据，故以自拟"补肾除湿汤加减"治之。

补肾除湿汤加减以补肾，除湿，止痛为组方原则。方中杜仲味甘、性温、归肝、肾经，是补肝肾治腰痛之要药。肝充则筋健，肾充则骨强。合牛膝、年健以增强补肾强筋之力。熟地、骨碎补，鸡血藤不仅能补骨续筋而且有和血养血之功，配地枫以除湿止痛，加入延胡索以镇痛，白屈菜、仙灵脾之调中和胃。共奏补肾气，除寒湿，止疼痛之功效。

4. 补肾强督法治疗强直性脊柱炎

王某，男，45岁，会计。

初诊：1999年7月3日。

主诉：腰背部5年，加重7天。

现病史：5年前因无明显诱因出现腰背部疼痛，晨起后明显发僵，偶有低热，痛处遇凉或雨天痛增，活动后痛减，前屈后伸受限。7前天疼痛明显增加，疼痛难忍，故来我门诊治疗。

症状及体格检查：脊柱生理曲度消失，板腰，前屈后伸活动受限，脊椎棘间及棘旁压痛（+），双侧腹股沟中点压痛（+），臀部压痛（+），双侧"4"字试验（+）。脉象弦滑，舌苔薄白。

影像学及理化检查：血小板升高、贫血、血沉增快和C反应蛋白升高，类风湿因子阴性，免疫球蛋白轻度升高。HLA-B_{27}阳性。X线：骶髂关节软骨下骨缘模糊，骨质糜烂，关节间隙模糊，骨密度增高及关节融合。骶髂关节CT：骶髂关节密度增高、关节间隙模糊、骨质轻度糜烂、明显破坏及关节融合。

辨证：此病例系脉络瘀滞，经络受阻，正气不足，容易造成风、寒、湿等外邪侵入而现之此症。

诊断：强直性脊柱炎（骨痹）。

治则治法：补肾强督。

内服方药：补肾强督汤加减（自拟）

补骨脂15g 骨碎补20g 续断20g 杜仲20g 地黄15g 熟地黄15 狗脊30g 鹿角霜10g 土鳖虫15g 桂枝15g 赤芍15g 白芍15g 知母15g 防风15g 蜜麻黄5g 薏苡仁30g 羌活15g 独活15g 制附子15g（先煎） 干姜10g 当归10g 牛膝15g。7剂水煎，1剂日2次，口服。

二诊 2000年8月11日，腰背痛减轻，活动受限。辨证：补肾气，通经络，但仍有寒湿之征候，再加入羌活、独活、细辛等，以祛风除湿、补益肝肾、活血化淤、强筋壮骨的中药，起到疏通经络，祛除风寒湿邪，消肿止痛的作用。嘱服二周，后继服腰腿痛宁胶囊调理三周好转。

按语： 强直性脊柱炎是一种以中轴关节慢性炎症为主，可累及内脏及其他组织的慢性进展性风湿病，本病发病多呈隐匿性，且病程缠绵难愈，致残率高，目前临床上尚无根治的药物和方法。本病属中医学"肾痹"、"瘘痹"、"骨痹"、"督脉病"范畴。腰为肾之府，肾主骨生髓；督脉起于胞中，沿脊背中央而行，贯穿整个脊柱，入络脑中，联系胸腹腔诸脏腑，其别络挟腰两侧而行。督脉为阳脉之海，体内的脏腑通过足太阳膀胱经背部俞穴受督脉脉气支配。督阳不振，温煦无力，致脏腑运化失职，水湿痰浊停聚，督脉气衰，气血运行无力，致气滞血瘀，痹阻经络，不通则痛。气滞血瘀日久，正气渐衰，腠理空虚，风寒湿邪乘虚而入，血脉凝滞不通，内外相搏，痹阻督脉，必致脊痛。本病例符合上述理论依据，故以自拟"补肾强督汤加减"治之。

补肾强督汤加减以补肾止痛为组方原则。方中杜仲味甘、性温、归肝、肾经，是补肝肾治腰痛之要药。肝充则筋健，肾充则骨强。合熟地黄、地黄、狗脊、牛膝、年健以增强补肾强筋之力。鹿角霜补肾助阳、强筋健骨。土鳖虫，破瘀逐瘀，续筋接骨。牛膝、骨碎补，鸡血藤不仅能补骨续筋而且有和血养血之功，配羌活、独活、防风、薏苡仁以除湿止痛，加入赤芍、白芍以行气止痛之调中和胃。共奏补肾气，祛风寒湿，止疼痛之功效。

5. 健脾益气法治疗强直性脊柱炎

杜某，男，46岁，武警。

初诊： 1999年4月3日。

主诉： 腰背部8年，加重10天。

现病史： 8年前因无明显诱因出现腰背部疼痛，发僵，晨起后明显，偶有低热，痛处遇凉或雨天痛增，活动后痛减，前屈后伸受限，曾在某个体医院汤药治疗，病情略有好转。10天着凉后出现上述症状，经治疗效果不佳，故来我门诊治疗。

症状及体格检查： 脊柱生理曲度消失，板腰，前屈后伸活动受限，脊椎棘间及棘旁压痛（+），双侧腹股沟中点压痛（+），臀部压痛（+），双侧"4"字试验（+）。脉象弦滑，舌苔薄白。

影像学及理化检查： 化验检查：HLA-B_{27}阳性。X线：骶髂关节软骨下骨缘模糊，骨质糜烂，关节间隙模糊，骨密度增高及关节融合。骶髂关节CT：骶髂关节密度增高、关节间隙模糊、明显破坏及关节融合。骶髂关节MRI：软骨下脂肪堆积；骨髓水肿；软骨不规则增粗、扭曲，软骨表面不规则、碎裂；骨侵蚀。

辨证： 此病例系脉络瘀滞，经络受阻，正气不足，容易造成风、寒、湿等外邪侵入而现之此症。

诊断： 强直性脊柱炎（脾气不足）。

治则治法： 健脾益气。

内服方药： 健脾益气汤加减（自拟）

黄芪25g 桂枝15g 白芍9g 茯苓15g 白术20g 制川乌6g 细辛5g 狗脊20g 防风15g。日一剂，嘱服一周。

二诊 1999年4月10日。腰背痛减轻，活动受限。湿热型去桂枝，加黄柏15g、知母15g；

血瘀型加丹参15g、红花12g；血虚型加枸杞20g、熟地25g。每日1剂，水煎，1剂日2次，口服。连服2～3个月。同时配合腰椎功能锻炼。病情好转。

按语：强直性脊柱炎属于中医顽痹的范畴，多由正气虚弱，卫外不固，风寒湿邪侵袭所致。本病病程长，痛苦大，多数患者需长时间服用止痛药物。但该类药物多有发汗和刺激作用，易伤卫气和肠胃，导致脾胃虚弱，运化无力，使病情加重或缠绵难愈。脾胃为后天之本，气血生化之源。治疗强直性脊柱炎应扶正为本，扶正应以健脾益气为先，使正气复，邪气退。故选用刺五加片、黄芪、白术、茯苓健脾益气固表为主药；制川乌、细辛、防风祛风通络止痛为辅药；狗脊祛风强腰，白芍缓急止痛为佐使药。诸药合用有标本兼治之功效。现代医学认为强直性脊柱炎是一种慢性全身性自身免疫性椎关节病。健脾益气药物，大多有免疫调节作用，有助于清除免疫复合物，达到控制脊柱炎症，消除症状的治疗目的。

创伤性关节炎

利水化瘀法治疗创伤性关节炎

姜某，男，21岁。
初诊：2010年5月23日。
主诉：左膝部肿胀疼痛3天。
现病史：该患者于3天前打篮球时不慎扭伤左膝关节，继而出现左膝部肿胀疼痛症状，自行应用外用药物后，症状未见明显缓解。于今日来我院就诊。现患者左膝部肿胀疼痛，活动受限，舌质红，苔薄黄，脉弦数。
症状及体格检查：患者左膝部皮肤颜色正常，可见明显肿胀，局部压痛（+）。侧方挤压试验（+），抽屉试验（-），浮髌试验（+），麦氏征（-）。
影像学及理化检查：左膝关节正侧位片示：骨质增生异常。
诊断：创伤性关节炎。
治则治法：治拟利水活血化瘀，行气止痛。
内服方药：当归15g 赤芍10g 延胡索10g 乳香5g 没药5g 红花10g 苍术10g 薏苡仁20g 茯苓15g 陈皮15g 泽兰10g 大腹皮15g。7剂水煎，1剂日2次，口服。嘱患者左膝关节严格制动。

二诊 患者10日后来诊，左膝部肿胀疼痛，活动受限症状有所减轻，舌淡红，苔薄白，脉弦。继续服用上方7付。嘱患者左膝关节严格制动。

三诊 患者10日后来诊，左膝部疼痛，活动受限症状明显减轻，已无肿胀，舌淡红，苔薄白，脉平缓。嘱患者左膝关节严格制动。查体：患者左膝部皮肤颜色正常，无肿胀，局部压痛、叩击痛基本缓解。侧方挤压试验（-），浮髌试验（-），余未见异常体征。减少利水渗湿之茯苓、泽兰用量，茯苓10g，泽兰7g，上方修改后，续服7剂。

治疗效果：患者10日后反馈，左膝部略疼痛，活动度已正常，嘱患者适量活动。

按语：《杂病源流犀烛》曰："忽然闪挫，必为气之震，震则激，激则壅，壅则气之周流一身者，忽因所壅而聚于一处，……气壅在何处，则血亦凝在何处。"《素问·生气通天论》云"湿热不攘，大筋软短，小筋弛长，软短而为拘，弛长为痿"；"热伤血不能养筋，故为拘挛；湿伤筋不能束骨，故为痿弱"。《素问·至真要大论》"损者温之"，采用益气温阳、利水消肿、化瘀通络之法，使气血流通，经脉通畅。

创伤性关节炎的主要病机为：外伤或劳损伤筋致气滞血瘀，经络痹阻；或脾虚湿盛，水湿滞留，致使关节腔内积血或积液；或肝肾亏虚，筋脉不荣，不堪重负而致关节受损。中医理论中将膝关节滑膜炎归结于痹症之中，病因为风、寒、湿三气合而为痹，外邪阻滞经络，不通则痛。主张利水渗湿，活血通络为主。本方赤芍、红花、当归、乳香、没药活血祛瘀；薏苡仁、茯苓、大腹皮渗湿利水健脾胃；泽兰活血利水；苍术燥湿；陈皮行气健脾；延胡索行气止痛。人体因受外伤后造成肢体筋骨损伤，血离静脉，瘀于肌腠之间，作痛作肿。用本方以活血化瘀，行气止痛。本方可看做是治疗软组织损伤的基础方，但方药剂量及药味需随证加减，对于陈旧性损伤，除可内服外，尚可外用，外用时可酌加制附子10g。年老体弱者慎服，孕妇禁用。

现代医学认为，本病多因暴力外伤、承重失衡、活动、负重过度等因素。如坠压、撞击等造成骨关节内骨折、软骨损坏、关节内异物存留等，使关节面不平整，从而使其遭受异常的磨损和破坏。如关节先天、后天畸形和骨干骨折成角畸形愈合，使关节负重力线不正，长期承压处的关节面遭受过度磨损与破坏。某些职业要求肌体的某些关节活动频繁或经常采取某种特定姿势，或重度肥胖，或截肢后单侧肢体承重等，均可造成积累性损伤，导致相应关节的关节面的过度磨损和破坏。

现代医学检查多没有特异性的化验检查。白细胞计数，血细胞比容，血清蛋白电泳均属正常。除全身性原发骨关节炎及附加有创伤性滑膜炎外，大多数病例血沉正常。X线检查骨折或关节急性损伤过后，在较长时间内逐渐形成的。当受伤关节形成退行性变化时，将显示关节间隙变窄，骨端硬化，关节边缘部骨赘形成，关节内可能有游离体，还可因骨端生长发育障碍，或骨、关节损伤后而遗留肢体畸形，有时合并关节周围软组织内钙化或骨化。

本病例系以瘀血肿胀患者，其治以逐瘀利尿为法，采用益气温阳、利水消肿、化瘀通络之法，使气血流通，经脉通畅，不仅不为之伤，而遂收显效。

骨性关节炎

1. 补肝肾通经络治疗骨质增生关节炎

刘某，男53岁。
初诊： 2010年3月16日。
主诉： 右膝关节疼痛5年，加重20天。
现病史： 该患缘于5年前无明显原因而出现右膝关节疼痛症状，自行应用外用药物治疗后，症状有所缓解，遂未予重视，期间症状时轻时重；20天前外出游玩劳累致病情加重，于今日来院就诊。现患者右膝关节疼痛，活动受限，劳累后加重，气短乏力，面白，舌质淡，苔薄白，脉细弱。
症状及体格检查： 右膝局部压痛、叩击痛（+）。
影像学及理化检查： 自带右膝关节正侧位片示：右胫骨平台后缘，髌骨上缘，及髁间隆起均可见骨质增生，以髁间隆起为著。骨小梁稀疏。
诊断： 右膝骨性关节炎（肝肾亏虚）。
治则治法： 治拟滋补肝肾、祛邪止痛。
内服方药： 杭白芍50g　生甘草10g　木瓜10g　威灵仙15g　黄芪20g　牛膝10g　狗脊30g　地龙15g　熟地20g　茯苓15g　当归15g。7剂水煎，1剂日2次，口服。

二诊 患者10日后来诊，右膝关节疼痛、活动受限、劳累后加重症状有所缓解，气短乏力略减轻，面白，舌质淡，苔薄白，脉细弱。在原方基础上酌加健脾益气，补肾壮骨之品用量，黄芪30g，牛膝15g，一诊方加量后，续服7剂。

三诊 患者10日后来诊，右膝关节疼痛、活动受限、劳累后加重症状明显缓解，气短乏力明显好转，面色红润，舌淡红，苔薄白，脉细。活动度尚可。右膝局部压痛、叩击痛明显减轻。侧方应力试验（+）。守二诊方，续服5剂。

治疗效果：患者一周后反馈，右膝关节略疼痛，活动度基本正常，劳累后加重、气短乏力症状已消失，面色红润，舌淡红，苔薄白，脉细。

按语：《素问·生气通天论》曰："因而强力，肾气乃伤，高骨乃坏。"精辟地论述了老年人关节病变的内在因素，奠定了中医对痹证认识的基础。

本病的形成，不外正虚邪实之变。正虚是指肝肾气血亏虚，邪实是指外力所伤、瘀血内滞或外邪侵袭，经脉痹阻。膝骨关节炎患者大多病程迁延日久，呈缓慢进行性发展，耗伤气血，必致气血亏虚，从而导致血脉不利的恶性循环，故本病的病机以肝肾亏虚为本，血脉不利为标。

方中芍药、甘草酸甘化阴以缓急舒筋，药性守而不走；加入木瓜、威灵仙、地龙、加强了柔筋缓急止痛所用，同时取其温通走窜的功效，以达到祛寒、除湿、通络的目的。熟地、狗脊补肾壮骨，茯苓利湿，当归补血。该患者尚有气虚症状，加黄芪20g，牛膝10g，以健脾益气，滋补肝肾，强筋壮骨。全方共奏滋补肝肾、祛邪止痛之功。疼痛较剧烈者，可酌加桃仁10g，红花10g。因方中白芍用量较大，服药后若出现便溏，甚至腹泻，此时可加入白术或苍术10~15g以健脾去湿。

2. 补肝肾强筋骨法治疗膝关节骨性关节炎

李某，男，63岁，退休。

初诊：2001年11月11日。

主诉：双膝部疼痛4年，加重1天。

现病史：4年前因劳累后出现双膝部疼痛，腿软无力，上下楼梯及下蹲时稍疼痛，重压时疼痛，稍肿胀，疼痛难以忍受，夜间疼痛。1天前着凉后上述症状明显加重，曾在个体医院针灸按摩治疗，效果不佳，故来我门诊治疗。

症状及体格检查：双膝关节周围压痛（+），活动受限，双侧半月板挤压试验（-），双侧浮髌试验（-），双膝腱反射未见异常。双小腿部分肌肉略有萎缩。脉象弦滑，舌苔薄白。

影像学及理化检查：X线显示：双侧股骨远段、胫骨近段不同程度增生，髌骨前后缘不同程度增生，局部骨密度减低，髌骨上下极骨赘形成，胫骨髁间棘变尖，膝关节间隙内侧变窄。

辨证：此病例系肝肾不足，致风、寒邪侵入膝部，气血不通，脉络瘀滞，经络受阻而现之此症。

诊断：双膝关节骨性关节炎。

治则治法：补肝肾、强筋骨。

内服方药：补肾强筋汤（自拟）

熟地20g 白芍20g 肉苁蓉、骨碎补、鹿衔草、淫羊藿、威灵仙、秦艽各15g 杜仲15g 鸡血藤20g 莱菔子、桂枝各15g 乌药、甘草各10g。7剂水煎，1剂日2次，口服。

二诊 2001年12月10日，疼痛减轻，行走时疼痛仍然。辨证：偏肾阴虚加熟地15g、枸杞子10g；偏肾阳虚加淫羊藿15g，巴戟天15g；偏气虚加黄芪15g、党参10g；偏血虚加白芍15g；寒湿偏胜加桂枝10g、姜黄1g、泽泻30g；湿热偏盛加黄柏15g，薏苡仁30g。嘱服二周，后继服骨质增生止痛丸调理三周，症状明显好转。

按语：膝关节骨性关节炎属中医"骨痹"范畴，是中老年人常见的多发病。现代医学认为原发性膝关节病的病因尚不明确，但可以肯定与年龄、损伤、肥胖、遗传等因素有关。中医认为其发病机制属肝肾亏虚，筋骨失养，夹杂风寒湿邪痹阻所致。肾为先天之本，主骨生髓，《灵枢·海论》曰："髓海不足，则脑转耳鸣，胫眩冒。"故见腰膝酸软无力，头晕目眩健忘，精神不振；肝藏血，主筋，肝血不足，血不养筋，则腰膝转侧不灵，劳累加重，再加外邪乘虚侵袭，而致气血痹阻不通；经脉痹阻，日久脉络失和，肝肾更亏。因此，采用滋补肝肾，强筋健骨为主，佐以活血通络，祛风除湿，以达到治疗之目的。按此治则，组成骨痹通，方中熟地滋肾阴，益精髓；淫羊藿补肾壮阳；白芍、鸡血藤养血调血、活血通络；肉苁蓉、骨碎补、杜仲皆有温补肾阳、强筋健骨之功；鹿衔草祛风湿通经络，强筋骨；威灵仙、秦艽祛风湿通经络；取莱菔子消食理气，使君臣之药补而不腻；乌药行气止痛，桂枝温通经脉，既可解骨痹，又有助阳化气之力；甘草调和诸药。以上诸药合用，共奏滋补肝肾、强筋健骨、祛湿除痹、活血通络之功，以达到标本兼治之效。

3. 补肾化痰法治疗膝关节骨性关节炎

张某，男，65 岁，退休。
初诊：2001 年 10 月 13 日。
主诉：双膝部疼痛 7 年，加重 15 天。
现病史：7 年前因劳累后出现双膝部疼痛，腿软无力，上下楼梯及下蹲时稍疼痛，重压时疼痛，稍肿胀，疼痛难以忍受，夜间疼痛。15 天前着凉后上述症状明显加重，曾在个体医院针灸按摩治疗，效果不佳，故来我门诊治疗。
症状及体格检查：双膝关节周围压痛（+），活动受限，双侧半月板挤压试验（−），双侧浮髌试验（−），双膝腱反射未见异常。双小腿部分肌肉略有萎缩。脉象弦滑，舌苔薄白。
影像学及理化检查：X 线显示：双侧股骨远段、胫骨近段不同程度增生，髌骨前后缘不同程度增生，局部骨密度减低，髌骨上下极骨赘形成，胫骨髁间棘变尖，膝关节间隙内侧变窄。
辨证：此病例系肝肾不足，致风、寒邪侵入膝部，气血不通，脉络瘀滞，经络受阻而现之此症。
诊断：双膝关节骨性关节炎。
治则治法：补肾化痰。
内服方药：补肾化痰汤（自拟）

补骨脂15g　桑寄生30g　杜仲30g　淮牛膝15g　续断15g　当归15g　丹参30g　白术15g　苍术15g　法半夏15g　茯苓15g　红花12g　川芎10g　制南星10g　炮山甲9g。

7 剂水煎，1 剂日 2 次，口服。

二诊 2001 年 11 月 10 日，疼痛减轻，行走时疼痛仍然。辨证：偏肾阴虚加熟地15g；偏肾阳虚加淫羊藿15g，巴戟天15g；偏气虚加黄芪15g；偏血虚加白芍15g；寒湿偏胜加桂枝10g，泽泻30g；湿热偏盛加黄柏15g，薏苡仁30g。嘱服二周，后继服骨质增生止痛丸调理三周，症状明显好转。

按语：本病属中医骨痹范畴，早在《内经》即对其有所认识，《素问·长刺节论》指出："病在骨，骨重不可举，骨髓酸痛，寒气至，名曰骨痹"。明确指出了本病的病名、病因及主要症状。后世医家在前人基础上又有所发挥，《类证治裁》曰："骨痹，即寒痹痛痹也，苦痛彻骨，安肾丸。"提出了补肾为主的治疗方法。有学者认为本病属痹证范围，辨证为瘀痹、郁痹及虚痹。有学者认为本病病因病机是肾虚、肝血不足、气血两虚、气虚血瘀、津液亏虚等。虽然各医家的观点不尽相同，但在本虚标实的认识上基本一致。笔者认为本病病变涉及到肝脾肾三脏，膝为肝肾脾三经所系，乃筋骨之大会，肝藏血主筋，肾藏精主骨，脾主运化合肉。男子七八，女子七七，肝肾渐亏，精血不足，筋骨失养，此为本虚。本病又多见于老年肥胖女性，中医素有"肥人多痰"的理论，故认为本病尚涉及到脾，或因饮食不节，或因劳累过度，日久脾胃受损，脾虚失运，湿浊内生，久而成痰，流注于关节，痰湿阻络，血液瘀滞，此为标实。故本病的治疗要扶正祛邪并用，采用补肾活血化痰的方法以期标本兼顾。方中补骨脂、桑寄生、杜仲、淮牛膝、续断补益肝肾，强筋壮骨；当归、丹参、红花、川芎辛散温通，活血化瘀通络止痛；炮山甲性善走窜，功专行散，活血止痛兼有祛风之效；白术、苍术、法半夏、茯苓、制南星共奏健脾化湿除痰的作用，可促进肢体组织间水分和关节内积液的吸收，从而消除关节肿胀。

4. 补肝肾强筋骨活血通络法治疗骨质增生

刘某，男，55 岁，职员。

初诊：1998 年 3 月 18 日。

主诉：腰痛一年。

现病史：一年前，无明显诱因开始出现腰痛，不能久坐，平卧翻身困难，尤其晨僵较明显。

症状及体格检查：脊柱腰段生理弯曲减小，腰活动轻度受限，腰肌略紧张，腰 2～5 棘间及棘旁均有压痛，直腿抬高试验（-）。

X 线摄片显示：腰 1、2、3、4、5 椎体后缘唇样骨质增生。

辨证：此系肝肾两虚，筋骨失养而退变，又兼经络（督脉与足太阳膀胱经）不畅，故腰痛不已。

诊断：增生性脊椎炎（肝肾亏虚）。

治则治法：补肝肾、强筋骨、活血通络。

内服方药：熟地黄 30g 淫羊藿 20g 肉苁蓉 20g 骨碎补 20g 鸡血藤 20g 鹿衔草 20g 莱菔子 10g。制成浓缩丸，每次服 5g，每日 2～3 次，嘱服二周。

二诊 1998 年 4 月 3 日。经服药二周，腰痛减轻，晨僵缓解，辨证：本病仍系肝肾亏虚症候，故按原方再服二周。

三诊 1998 年 4 月 20 日。患者自述：腰已不痛，有时酸楚，晨僵显著好转。辨证：肝肾虚，亦无血瘀之侯，故嘱继服药 4 周巩固疗效。

治疗效果：随诊诸症悉退。追访本年未见复发。

按语：骨质增生也叫骨刺、骨赘，多发生在负重大，活动多的部位，最常累及脊椎，尤其是腰及颈椎，发生在下肢者（髋、膝、踝及跟骨）较上肢为多。其临床表现常是逐渐出现症状，最初自觉关节僵硬、酸痛，尤其休息之后反应较明显，但在活动后僵硬现象消失为其特征。经过一段时间，关节边缘或多或少地发生"骨唇"或"骨刺"形成（在 X 线拍片检查时可发现），这时不仅疼痛加重，而且关节活动时发生粗糙感，以后关节的运动幅度逐渐减小，但始终不会引起真正的骨性强直，目前本病统称"骨性关节炎"或"退行性骨关节炎"。

本病的真正原因，至今尚不甚完全明了笔者认为是骨本身的退行性改变，也就是以"肾气虚"的内在因素为根本，以日常的小外伤积累为诱因。因此，治疗本病应当使肾气充盈，骨得到坚实、健壮和旺盛的活力为原则。故运用"肾主骨"、"肾之合骨也"、"肾生骨髓"和"治肾亦即治骨"的理论为指导。在不断的实践中，探索、筛选以入肾充髓治骨为主的数种中药，制成"骨质增生丸"，临床应用，疗效颇为满意。

本方组成，以熟地黄为主药，取其补肾中之阴（填充物质基础），淫羊藿兴肾中之阳（生化功能动力）合肉苁蓉的入肾充髓，骨碎补、鹿衔草的补骨镇痛，再加入鸡血藤配合骨碎补等诸药，在补肝肾填精髓的基础上，进一步通畅经络，行气活血，不仅能增强健骨舒筋的作用，而且可收到"通则不痛"的功效，更佐以莱菔子之健胃消食理气，以防补而滋腻之弊。

骨质增生丸应用于临床近半个世纪，治疗各种骨质增生病近 10 万例。其中以增生性（退行性）脊椎炎，疗效最佳，这可能与"腰为肾之府"有关。总有效率在 94.3% 以上。

5. 骨质增生丸治疗右膝骨性关节炎（肝肾不足）

徐某，男，49 岁，工人。

初诊：2000 年 5 月 6 日。

主诉：右膝关节疼痛一年，加重半个月。

现病史：一年前无明显诱因出现右膝关节疼痛，去当地医院求治，诊断为骨性关节炎，经口服西药（止痛药）治疗症状减轻，近半个月疼痛加重，故来我院诊治。

症状及体格检查：右膝关节站立活动时疼痛，上下楼梯时明显，关节缝处压痛，挤压髌骨时可有压痛和摩擦感，右膝关节屈曲100°。

影像学及理化检查：X 线片显示：右膝关节关节面硬化，髁间隆起变尖，左膝关节关节间隙变窄。舌淡苔白，脉缓。

诊断：右膝骨性关节炎（肝肾不足）。

辨证：本病系肾精不足，筋脉不利，骨失濡养而成。

治则治法：补肝肾，通经活络。

内服方药：骨质增生丸，每日 3 次，口服嘱患者注意膝关节多活动少负重，加强营养，合理饮食，一个月后复查。

二诊 2000 年 6 月 7 日。患者自述服药一个月，疼痛减轻，右膝关节可小范围活动。辨证：本病仍为肝肾不足之候，故继服药一个月。

治疗效果：随诊经二个月治疗后，膝关节疼痛完全消散，膝关节活动自如。X 线片与初诊时比较：右膝关节硬化区域减小，髁间隆起略变钝；左膝关节关节间隙基本正常。嘱患者继续服药 4 个月。以巩固疗效。于 2 年后随访，已恢复健康，正常工作。

按语：骨性关节炎为关节的退行性改变，是一种常见病，多发病。祖国医学认为：肾藏先天之精，禀赋于父母，受助于后天之水谷。肾精充足则身体强壮，筋骨刚韧。肾精不足，幼则成长、发育迟缓，筋骨软脆，年长则体不强健，筋骨松软，甚则别生歧异。然而对因肾精不足引起之筋骨发育迟缓、骨生佝疾等候者，当以调养脾胃为先，着重食疗，用后天水谷之精补先天之不足，以强健筋骨而疗诸病候。骨质增生丸以补肝肾、健脾胃药配伍通经活络药治疗骨质增生，疗效显著，先后治疗全国各地患骨质增生病人 4.3 万余例，均获较好疗效。

骨质增生丸其方由熟地黄、鹿衔草、骨碎补、肉苁蓉、鸡血藤、淫羊藿、莱菔子等组成，功效：健脾胃，补肝肾，通筋活络。

6. 补肾壮膝法治疗膝关节骨性关节炎

金某，男，61 岁，退休。

初诊：2002 年 1 月 13 日。

主诉：双膝部疼痛 6 年，加重 15 天。

现病史：6 年前因劳累后出现双膝部疼痛，腿软无力，上下楼梯及下蹲时稍疼痛，重压时疼痛，稍肿胀，疼痛难以忍受，夜间疼痛。15 天前着凉后上述症状明显加重，曾在个体医院针灸按摩治疗，效果不佳，故来我门诊治疗。

症状及体格检查：双膝关节周围压痛（+），活动受限，双侧半月板挤压试验（-），双侧浮髌试验（-），双膝腱反射未见异常。双小腿部分肌肉略有萎缩。脉象弦滑，舌苔薄白。

影像学及理化检查：X 线显示：双侧股骨远段、胫骨近段不同程度增生，髌骨前后缘不同程度增生，局部骨密度减低，髌骨上下极骨赘形成，胫骨髁间棘变尖，膝关节间隙内侧变窄。

辨证：此病例系伤后膝部，气血不通，脉络瘀滞，经络受阻而现之此症。

诊断：双膝关节骨性关节炎。

治则治法：补肾壮骨。

内服方药：补肾壮骨汤（自拟）

熟地30g　当归15g　白芍15g　川桂枝15g　山茱萸25g　桑寄生25g　补骨脂20g　川牛膝15g　龟板15g　焙鸡内金25g　陈皮15g　广地龙15g　寻骨风15g　汉防己10g　制川乌乳香制南星各6g　威灵仙油松节各15g。7剂水煎，1剂日2次，口服。

二诊　2001年11月10日，疼痛减轻，行走时疼痛仍然。辨证：偏肾阴虚加熟地15g；偏肾阳虚加淫羊藿15g，巴戟天15g；偏气虚加黄芪15g；偏血虚加白芍15g。

治疗效果：嘱服二周，后继服骨质增生止痛丸调理三周，症状明显好转。

按语：中医认为膝关节骨性关节炎属"痹症"范畴，其病位在膝部骨、筋、肌肉。其病理本质属本虚标实、虚实夹杂。肝肾亏虚、气血虚弱、筋惫骨衰是发病的病理基础；风寒湿阻、痰瘀留滞是邪实的主要表达形式。肾藏精，主骨，为先天之本。肝藏血，主筋，为罢极之本。肝肾精血旺盛，脾气所生气血充盈、调和，则筋骨强壮，肌肉发达，膝关节灵活自如、矫健有力。而肝肾两亏，筋骨不坚，则膝软酸痛。另肝肾不足，气血虚弱，经脉空虚，风寒湿乘虚而入膝部，阻滞经脉，不通则痛，而出现膝部疼痛。清·林佩琴《类证治裁·痹症》已明示："诸痹……良由营卫先虚，腠理不密，风寒湿乘虚内袭，正气为邪所阻，不能宣行，因而留滞，气血凝涩，久而成痹"。膝骨关节炎大多为慢性损伤性疾病，旧病不复，或烦劳过度，必当耗伤气血，又脾虚失健，气血生化无源，无以充养精血，以致下肢无力，运动受限。临床治疗本病，抓住"膝者筋之总"和"膝者筋之府"的生理特点，并结合骨性膝关节炎的病理特点，重补肝肾强筋骨以壮膝，又祛风寒湿瘀之邪，标本兼治，方可奏效。正如《灵枢·本藏》所示："血和则经脉流利，营复阴阳，筋骨劲强，关节清利矣。"《医级》亦有所云："总之治痹之要，在宣通脉络，补养真阴为主。盖邪之感人，非虚不痹，但令气血充盛流行，则痹必自解，所以古方皆以补正祛邪立法。"该方重补肝强筋以壮膝，取壮骨丸、活络丹意化裁，名之强筋壮膝汤。具有补肝益肾，强筋壮骨之功效。方中山茱萸补肝通利关节；白芍生肝血，配陈皮和调气血；川牛膝补肝肾，善治肝肾虚弱膝痛不能屈伸又能引经下行；熟地、当归益肝肾之精血；桂枝、补骨脂、桑寄生温肝肾之阳，治腰膝酸软；龟板滋肝肾之阴，健膝疗骨痿；鸡内金入肝除肝热，善化关节经络之瘀滞；乳香透窍理气，化瘀理血，为宣通脏腑、流通经络之要药；汉防己下行消水湿；川乌配南星祛风化痰、温阳治膝痹冷痛；松节舒筋通络善治鹤膝风；威灵仙与寻骨风合用，散风湿、通经络、治骨节痛，可愈足膝痹痛积年不瘥。诸药有机配伍，共奏补肝益肾、强筋壮骨、祛风除湿、通经活络之功。

7. 除痹消痛法治疗膝关节骨性关节炎

张某，男，60岁，退休。

初诊：2000年10月13日。

主诉：双膝部疼痛3年，加重15天。

现病史：3年前因劳累后出现双膝部疼痛，腿软无力，上下楼梯及下蹲时稍疼痛，重压时疼痛，稍肿胀，疼痛难以忍受，夜间疼痛。曾自服活血化瘀止痛药物治疗，症状未减轻，故来我门诊治疗。

症状及体格检查：双膝关节周围压痛（+），活动受限，双侧半月板挤压试验（-），双侧浮髌试验（-），双膝腱反射未见异常。双小腿部分肌肉略有萎缩。脉象弦滑，舌苔薄白。

影像学及理化检查：X线显示：双侧股骨远段、胫骨近段不同程度增生，髌骨前后缘不同程度增生，局部骨密度减低，髌骨上下极骨赘形成，胫骨髁间棘变尖，膝关节间隙内侧变窄。

辨证：此病例系伤后致风、寒邪侵入膝部，气血不通，脉络瘀滞，经络受阻而现之症。

诊断：双膝关节骨性关节炎。

治则治法：除痹消痛。

内服方药：除痹消痛汤（自拟）

川芎30g　透骨草20g　忍冬藤30g　鸡血藤20g　牡丹皮20g　三棱15g　莪术15g　桑枝15g　秦艽15g　威灵仙10g　桂枝10g　羌活10g　牛膝12g　狗脊12g　骨碎补15g　地龙10g　地鳖虫10g　甘草10g。7剂水煎，1剂日2次，口服。

二诊　2000年11月10日，疼痛减轻，行走时疼痛仍然。辨证：寒邪明显着，故治以前方加细辛5g，羌活20g，用以增强补气之力。嘱服二周，后继服骨质增生止痛丸调理三周，症状明显好转。

按语：膝关节骨性关节炎属中医学痹证范畴。痹证的形成内因是正气不足，外因是风、寒、湿邪的侵入，内虚外感而成痹。本病病在筋骨，因肝藏血、主筋，肾藏精、主骨，肝肾亏虚，精血不足，此时风、寒、湿邪侵袭发为此病。加之过度负重用力，劳损日久，致气血不和，经脉受阻，筋骨失养更甚，肝肾亏损亦虚，病变加重。总之，本病与年老体虚，长期劳损，外感风、寒、湿邪有关。其本为肝肾不足，气血亏虚，其标为风、寒、湿痹阻经脉，瘀血内阻，气血不通。除痹消痛汤方中三棱、莪术、川芎、鸡血藤、牡丹皮与忍冬藤、透骨草、桑枝、秦艽、威灵仙、桂枝、羌活相配伍，共达活血化瘀、祛风除湿、温经通络、消肿止痛之功，以治标。用牛膝、狗脊、骨碎补共达补益肝肾之功，以治本。因病在筋骨，非虫类药物难以透达，故用地龙、地鳖虫以剔透筋骨，搜风除痹。甘草调和诸药。

8. 当归四逆汤加减治疗膝关节骨性关节炎

赵某，女，65岁，退休。

初诊：2001年2月13日。

主诉：双膝部疼痛8年，加重10天。

现病史：8年前因劳累后出现双膝部疼痛，腿软无力，上下楼梯及下蹲时稍疼痛，重压时疼痛，稍肿胀，疼痛难以忍受，夜间疼痛。10天前着凉后上述症状明显加重，休息后症状无缓解，故来我门诊治疗。

症状及体格检查：双膝关节周围压痛（+），活动受限，双侧半月板挤压试验（-），双侧浮髌试验（-），双膝腱反射未见异常。双小腿部分肌肉略有萎缩。脉象弦滑，舌苔薄白。

影像学及理化检查：X线显示：双侧股骨远段、胫骨近段不同程度增生，髌骨前后缘不同程度增生，局部骨密度减低，髌骨上下极骨赘形成，胫骨髁间棘变尖，膝关节间隙内侧变窄。

辨证：此病例系肝肾不足，致寒邪侵入膝部，气血不通，脉络瘀滞，经络受阻而现之此症。

诊断：双膝关节骨性关节炎。

治则治法：补益肝肾，强筋壮骨。

内服方药：当归四逆汤加减

当归20g　桂枝10g　芍药20g　细辛3g　牛膝10g　杜仲15g　桑寄生10g　秦艽10g　独活10g　威灵仙10g　骨碎补20g　续断20g　透骨草20g　伸筋草10g。7剂水煎，1剂日2次，口服。

二诊　2001年3月10日，疼痛减轻，行走时疼痛仍然。辨证：若膝部红肿热痛，加黄柏10g、丹参10g、川芎10g、乳香10g、栀仁10g。嘱服二周，后继服骨质增生止痛丸调理三周，症状明显好转。

按语：本病属中医骨痹范畴，早在《内经》即对其有所认识，《素问·长刺节论》指出："病在骨，骨重不可举，骨髓酸痛，寒气至，名曰骨痹"。明确指出了本病的病名、病因及主要症状。后世医家在前人基础上又有所发挥，《类证治裁》曰："骨痹，即寒痹痛痹也，苦痛彻骨，安肾丸。"提出了补肾为主的治疗方法。我们认为本病实为本虚标实之证。其本是肝肾亏虚，筋骨失养所致。《内经》云："肝主筋，肾主骨。"肝肾不足，筋骨失去濡养。其标为瘀血痹阻，脉络不通，不通则痛。故治以补益肝肾，强筋壮骨为主，活血祛瘀，温通经络为辅。方中当归、川芎、丹参以养血活血通络；杜仲、桑寄生、骨碎补、续断补肝益肾，强筋壮骨；威灵仙、细辛、桂枝、伸筋草、透骨草祛风而温经活络；止痹痛而治屈伸不利；独活、秦艽祛风寒而通经络；川牛膝既活血又为膝之引经药。此汤剂具有活血祛瘀，舒筋活络，祛风散寒，解痉镇痛之功。

9. 活络除痹法治疗膝关节骨性关节炎

张某，女，55岁，退休。

初诊：2000年11月3日。

主诉：双膝部疼痛2年，加重15天。

现病史：2年前因劳累后出现双膝部疼痛，腿软无力，上下楼梯及下蹲时稍疼痛，重压时疼痛，稍肿胀，疼痛难以忍受。故来我门诊治疗。

症状及体格检查：双膝关节周围压痛（+），活动受限，双侧半月板挤压试验（−），双侧浮髌试验（−），双膝腱反射未见异常。双小腿部分肌肉略有萎缩。脉象弦滑，舌苔薄白。

影像学及理化检查：X线显示：双侧股骨远段、胫骨近段不同程度增生，髌骨前后缘不同程度增生，局部骨密度减低。

辨证：此病例系伤后致寒邪侵入，脉络瘀滞，经络受阻而现之此症。

诊断：双膝关节骨性关节炎（寒邪受阻）。

治则治法：温经散寒。

内服方药：温经散寒汤（自拟）

黄芪20g　桂枝10g　杜仲15g　桑寄生20g　葛根10g　当归10g　羌活10g　姜黄10g　鸡血藤15g　秦艽10g　乳香6g　没药6g。7剂水煎，1剂日2次，口服。

二诊　2000年12月10日，疼痛减轻，行走时疼痛仍然。辨证：寒邪明显着，故治以前方加细辛5g，羌活20g，用以增强补气之力。嘱服二周，后继服骨质增生止痛丸调理三周，症状明显好转。

按语：中医在临床中经验丰富，对膝关节骨性关节炎可标本兼治。中医学中无膝关节骨性关节炎病名，但从其症状表现来看，当属中医学痹证、骨痹范畴，多由气血不足，肝肾亏虚，风寒湿邪侵入骨骼，致瘀阻经络，运行失畅，不通则痛而引发。治宜补气血，益肝肾，通经络，祛风湿。自拟温经散寒汤方中黄芪、桂枝有益气养血、温经通阳之功；加用当归、鸡血藤养血活血、化瘀止痛；杜仲、桑寄生可补益肝肾，增强筋骨，祛风湿，调血脉，佐以葛根、羌活、姜黄、秦艽增加祛风湿、通痹止痛的作用；乳香、没药活血止痛，消肿生肌，可促进关节恢复。方中桂枝振奋一身之阳气，配当归、鸡血藤以活血通络、止痛、祛风除湿为治本，以益气养血、补益肝肾为治标。诸药合用，标本兼治，治疗肝肾亏虚、气血不足、软骨老化复感寒湿所致骨性关节炎。温经散寒汤不仅有西药止痛之效，而且能活血通络，祛风除湿，对关节有消肿之功，配合膝关节功能锻炼，其临床疗效显著，值得推广应用。

10. 强骨伸筋法治疗膝关节骨性关节炎

张某，男，55岁，退休。

初诊：2001年1月13日。

主诉：双膝部疼痛6年，加重6天。

现病史：6年前因劳累后出现双膝部疼痛，腿软无力，上下楼梯及下蹲时稍疼痛，重压时疼痛，稍肿胀，疼痛难以忍受，夜间疼痛。6天前着凉后上述症状明显加重，曾在个体医院针灸按摩治疗，效果不佳，故来我门诊治疗。

症状及体格检查：双膝关节周围压痛（+），活动受限，双侧半月板挤压试验（−），双侧浮髌试验（-），双膝腱反射未见异常。双小腿部分肌肉略有萎缩。脉象弦滑，舌苔薄白。

影像学及理化检查： X线显示：双侧股骨远段、胫骨近段不同程度增生，髌骨前后缘不同程度增生，局部骨密度减低，髌骨上下极骨赘形成，胫骨髁间棘变尖，膝关节间隙内侧变窄。

辨证： 此病例系经络受阻，致风、寒邪侵入膝部，气血不通，脉络瘀滞，经络受阻而现之此症。

诊断： 双膝关节骨性关节炎。

治则治法： 强骨伸筋。

内服方药： 补肾化痰汤（自拟）

鹿茸10g 赤石脂15g 芡实15g 蚕砂9g 自然铜15g 当归20g 骨碎补25g 熟地25g 五加皮20g 秦艽15g 肉桂10g 牛膝20g。7剂水煎，1剂日2次，口服。

二诊 2001年2月10日，疼痛减轻，行走时疼痛仍然。辨证：偏肾阴虚加熟地15g；偏肾阳虚加淫羊藿15g，巴戟天15g；偏气虚加黄芪15g；偏血虚加白芍15g；寒湿偏胜加桂枝10g，泽泻30g；湿热偏盛加黄柏15g，薏苡仁30g。嘱服二周，后继服骨质增生止痛丸调理三周，症状明显好转。

按语： 膝关节骨性关节炎是一种慢性骨关节疾病。以关节间隙变窄，增生、骨赘形成，关节肿胀、畸形，功能障碍，走路疼痛为主要症状。该病在中医学属"痹证"范畴，为正虚邪实之证，《素问·阴阳应象大论》曰："肾主骨生髓"，"肝主筋藏血"，肾精充养骨髓，肝血滋养筋骨。肝肾虚，精血不足，则筋骨失养，中老年人患膝关节骨性关节炎者多由肝肾虚，筋骨失养所致，持续劳损则加速其退化变性。外伤、感染、畸形、局部缺血等因素使关节软骨发生病理性损害，继之机械刺激发生继发性退变，后者多发生于青年人。方中鹿茸、芡实，补肾益精与赤石脂、自然铜配伍强健筋骨，有补充软骨素、续接软骨组织作用。使半月板恢复原有的弹性、韧性，关节间隙改善，使不均衡压力缓解，因此，滑液营养渗透阻力减小。熟地、骨碎补调补肝肾，与五加皮、秦艽合用，强筋壮骨，祛风镇痛，调和骨质代谢，恢复正常的组织修复，使增生骨赘逐渐吸收。

11. 舒筋益肾法治疗膝关节骨性关节炎

张某，男，65岁，退休。

初诊： 2001年10月16日。

主诉： 双膝部疼痛7年，加重15天。

现病史： 7年前因劳累后出现双膝部疼痛，腿软无力，上下楼梯及下蹲时稍疼痛，重压时疼痛，稍肿胀，疼痛难以忍受，夜间疼痛。15天前着凉后上述症状明显加重，曾在个体医院针灸按摩治疗，效果不佳，故来我门诊治疗。

症状及体格检查： 双膝关节周围压痛（+），活动受限，双侧半月板挤压试验（-），双侧浮髌试验（-），双膝腱反射未见异常。双小腿部分肌肉略有萎缩。脉象弦滑，舌苔薄白。

影像学及理化检查： X线显示：双侧股骨远段、胫骨近段不同程度增生，髌骨前后缘不同程度增生，局部骨密度减低，髌骨上下极骨赘形成，胫骨髁间棘变尖，膝关节间隙内侧变窄。

辨证： 此病例系肝肾不足，致风、寒邪侵入膝部，气血不通，脉络瘀滞，经络受阻而现之此症。

诊断： 双膝关节骨性关节炎。

治则治法： 补肾化痰。

内服方药： 补肾化痰汤（自拟）

熟地15g 当归15g 杜仲25g 续断25g 桑寄生25g 防风15g 仙灵脾20g 枸杞25g 鹿

角胶 15g　骨碎补 25g　鸡血藤 20g　牛膝 20g。7 剂水煎，1 剂日 2 次，口服。

二诊　2001 年 12 月 10 日，疼痛减轻，行走时疼痛仍然。辨证：痛甚者，加延胡索 15g、细辛 6g。嘱服二周，后继服骨质增生止痛丸调理三周，症状明显好转。

按语：膝骨性关节炎属中医"痹证"、"骨痹"等范畴，"肾主骨"、"肝主筋"、"膝为筋之府"，本病与肝肾亏虚、筋骨失养、瘀阻不通、风寒湿邪侵袭有关，属本虚标实、本痿标痹之证。"本痿标痹"之证，其本为"肝肾亏虚"，这正符合现代关于骨质疏松与膝 OA 相关的认识。"膝为筋之府"，膝部"筋伤"而继发"骨损"，与膝发病动静态平衡失调的认识不谋而合。膝关节骨性关节炎，《内经》上有"肝主筋"、"肾主骨"之论。筋的活动及骨的生长发育均有赖于肝血和肾精的滋养。人到中老年，肝血肾精渐亏，气血不足，筋骨失养，形体渐衰，加之外感风寒湿邪或外伤后则症状加重。治疗以补益肝肾，活血化瘀，祛风除湿通络为原则。本方选用熟地黄、枸杞以滋补肝肾；续断、骨碎补、杜仲、仙灵脾以强筋健骨；桑寄生、防风以祛风湿、通络止痛；当归、鸡血藤以活血行血止痛；鹿角胶以益精填髓；牛膝以舒筋通利关节。诸药合用，共奏补益肝肾，活血行血，祛湿通络之效。

12. 四妙汤加减治疗膝关节骨性关节炎

李某，男，63 岁，退休。

初诊：2001 年 10 月 10 日。

主诉：双膝部疼痛 5 年，加重 1 天。

现病史：5 年前因劳累后出现双膝部疼痛，腿软无力，上下楼梯及下蹲时稍疼痛，重压时疼痛，疼痛难以忍受，夜间疼痛。1 天前着凉后上述症状明显加重，曾在个体医院针灸按摩治疗，效果不佳，故来我门诊治疗。

症状及体格检查：双膝关节周围压痛（+），活动受限，双侧半月板挤压试验（-），双侧浮髌试验（-），双膝腱反射未见异常。双小腿部分肌肉略有萎缩。脉象弦滑，舌苔薄白。

影像学及理化检查：X 线显示：双侧股骨远段、胫骨近段不同程度增生，髌骨前后缘不同程度增生，局部骨密度减低，髌骨上下极骨赘形成，胫骨髁间棘变尖，膝关节间隙内侧变窄。

辨证：此病例致风、寒邪侵入膝部，气血不通，脉络瘀滞，经络受阻而现之此症。

诊断：双膝关节骨性关节炎。

治则治法：温阳祛湿。

内服方药：四妙汤加减

苍术、苡仁、牛膝、白芍、鹿衔草、威灵仙各 15g，黄柏、甘草各 10g，川木瓜、葛根、丹参各 30g。7 剂水煎，1 剂日 2 次，口服。

二诊　2001 年 11 月 10 日，疼痛减轻，行走时疼痛仍然。辨证：寒重加川乌、附子，疼痛重者加蜈蚣、全蝎。嘱服二周，后继服骨质增生止痛丸调理三周，症状明显好转。

按语：膝关节骨性关节炎属中医"骨痹"范畴，为"风寒湿三气杂至，合而为痹"，湿蕴化热，久病化淤，风、湿、热、淤互结而致。中药治疗骨关节炎近年来研究较多。主要有补肝肾、活血通络、温经散寒等治法。其作用主要包括改善关节软骨退变过程中软骨组成及代谢，改善骨内微循环障碍，抑制滑膜炎症，抑制氧自由基损伤，调节异常的细胞因子水平，下调性激素水平，抑制软骨细胞凋亡。本病以湿邪为要，所以在治疗应以祛湿为重点，法当淡渗利湿、苦寒燥湿、温阳化湿等。四妙通痹汤方中苍术健脾运湿、黄柏苦寒燥湿，苡仁健脾淡渗利湿，葛根、鹿衔草、威灵仙补肾祛风湿、软坚散结，川木瓜、白芍、甘草酸甘化阴、缓急止痛止痉，丹参活血化淤通络。诸药合用可使湿去络通痛止。全方对缓解患者疼痛及消肿较快，故可能与抑制疼痛及炎症介质的生成与分泌有关。疗效维持时间较长也提示全方可能有抑制软骨破坏、促进软骨修复作用。

13. 外用熏洗法治疗膝关节骨性关节炎

张某，男，64岁，退休。

初诊： 2001年3月13日。

主诉： 双膝部疼痛7年，加重10天。

现病史： 7年前因劳累后出现双膝部疼痛，腿软无力，上下楼梯及下蹲时稍疼痛，重压时疼痛，稍肿胀，疼痛难以忍受，夜间疼痛。10天前着凉后上述症状明显加重，曾在个体医院针灸按摩治疗，效果不佳，故来我门诊治疗。

症状及体格检查： 双膝关节周围压痛（+），活动受限，双侧半月板挤压试验（-），双侧浮髌试验（-），双膝腱反射未见异常。双小腿部分肌肉略有萎缩。脉象弦滑，舌苔薄白。

影像学及理化检查： X线显示：双侧股骨远段、胫骨近段不同程度增生，髌骨前后缘不同程度增生，局部骨密度减低，髌骨上下极骨赘形成，胫骨髁间棘变尖，膝关节间隙内侧变窄。

辨证： 此病例系肝肾不足，致风、寒邪侵入膝部，气血不通，脉络瘀滞，经络受阻而现之此症。

诊断： 双膝关节骨性关节炎。

治则治法： 温经通络、散瘀止痛。

内服方药： 乳药熏洗方（自拟）

制川乌、制草乌、细辛、川牛膝、制乳香、制没药、小茴香、艾叶各3g，延胡索、海桐皮各3g，伸筋草、老鹳草各60g。7剂水煎，1剂日2次，口服。

二诊 2001年4月10日，疼痛减轻，行走时疼痛仍然。辨证：偏肾阴虚加熟地15g；偏肾阳虚加淫羊藿15g，巴戟天15g；偏气虚加黄芪15g；偏血虚加白芍15g；寒湿偏胜加桂枝10g，泽泻30g；湿热偏盛加黄柏15g，薏苡仁30g。嘱服二周，后继服骨质增生止痛丸调理三周，症状明显好转。

按语： 关节骨关节炎属中医"痹证"范畴。该病为"本痿标痹"，部位在筋。《素问·长刺节论篇第五十五》曰："病在骨，骨重不可举，骨髓酸痛，寒气至，名曰骨痹"。肝肾亏虚，气血不足以致筋脉失养；或外伤劳损，风寒湿邪侵袭，气血瘀滞筋脉痹阻不通，而为痛。没熏洗方具有活血化瘀止痛、温经散寒通络的功效。方中：乳香、没药、延胡索等活血伸筋、化瘀止痛；牛膝补肝肾、强筋骨，通血脉利关节，用治下半身腰膝关节酸痛；制川乌、细辛、制草乌、小茴香有祛风湿、温经散寒止痛之功；伸筋草、海桐皮、老鹳草祛风通络蠲痹，改善关节屈伸不利、肿痛等症；生艾叶温煦气血、透达经络。药物和食醋热敷患膝，既有热效应，又有中药温经通络、散瘀止痛之功，药物直达病所，疗效明显。本方通过熏洗患病关节，能扩张周围血管，促进膝关节的血液循环，增加滑液分泌，有利于骨关节的修复。祛风湿、散寒止痛类药物有明显的抗炎、镇痛消肿作用。

股骨头坏死

1. 补肾养肝治疗股骨头缺血性坏死

吕某，男，55岁，工人。

初诊： 2005年9月5日。

主诉： 右髋部疼痛、活动受限5个月，近1个月症状加重。

现病史： 5个月前无明显诱因出现右髋部疼痛肿胀，活动受限，休息后略缓解，但每天劳累后疼痛加重，怕凉，纳可，寐差，二便调。既往有激素药过敏史。曾在某医院治疗不见效，遂来我院就诊。

症状及体格检查：心率70次/分，血压120/80mmHg，痛苦面容，查体合作，右髋关节外展、内旋及下蹲活动受限，右腹股沟压痛（+）。

影像学及理化检查：骨盆X线平片：右侧股骨头外形与关节间隙无明显异常，骨质硬化，头内囊泡样改变，皮质下呈"新月征"和条状透亮带。

诊断：右股骨头缺血性坏死（无菌性）（肝肾亏虚型）。

辨证：乃肝肾不足所致，肾气虚不能充养骨髓，肝血亏虚不能濡养筋脉致使骨蚀筋痿。

治则治法：补肾养肝，壮骨强筋，活血通经，化瘀止痛。

内服方药：复肢胶囊，每次8粒，日3次口服。汉热袋熨帖患处，24小时更换。

3个月一个疗程。嘱患者忌烟酒，禁用激素类药物，扶拐缓慢走行，避风寒。

二诊 12月3日，患肢不痛，活动进步，右侧腹股沟压痛轻度。X线片显示：右股骨头囊内泡变小，骨密度明显改善。嘱患者继续服用复肢胶囊一个疗程。

三诊 3月5日，患肢不痛，活动自如，弃拐行走1500m无障碍。X线片：右髋关节间隙及股骨头外形均正常，股骨头囊泡样变基本消失，骨密度明显改善。嘱患者继续服用复肢胶囊一个半月，以巩固疗效。

按语：股骨头缺血性坏死，是一种发病机制尚不完全明确的一种骨病，早期很难诊断，因其病程长、预后差、致残率高，已成为骨伤科治疗上的疑难重症。近年来，由于临床上激素的广泛、长期使用，导致股骨头坏死有上升趋势，除引起高度重视警惕滥用激素外，还需寻找一种有效的方法来防止本病的进一步发展。在治疗上，西医根据不同分期采用对症治疗和手术治疗，疗效尚不满意。中医药在早期（Ⅰ、Ⅱ期）防治上有其独特的优势，每年都有大量的中医药防治激素报道，但由于本病的病因病机复杂，导致目前临床上对本病辨证论治方法上多带来困难，因此很有必要研究本病的辨证论治规律，使证型、方药规范化，以便更好地指导临床。

研究表明，本病因长时间或间断性使用激素引起股骨头缺血性坏死，其机制为用药后引起脂肪代谢紊乱，股骨头骨髓腔内脂肪细胞增生、堆积，股骨头的小血管内脂肪栓塞，导致早期骨细胞坏死，骨基质损害较晚，用药剂量越大，时间越长，骨细胞坏死越多。

《素问·刺法论》云："正气存内，邪不可干"，《素问·评热病论》云："邪之所凑，其气必虚"，先天不足，卫外不固，极易受到各种外因的作用而发生本病。肝藏血、主筋，肾藏精、主骨生髓，筋骨的强弱与肝肾精血的状况关系密切相关。《素问·生气通天论》记载："岐伯曰：……因而强力，肾气乃伤，高骨乃坏。"骨本病采用具有补肾养肝，强筋壮骨，通络止痛之复制胶囊治疗，验证了笔者"治肾亦即治骨"理论的正确性，并辅以局部熨帖中药，以加强活血化瘀疗效。

经过多年临床试验研究筛选研制出治疗本病专用中药复制胶囊，应用于临床疗效可靠，按国家新药三类标准进行研发，在临床应用近5000余例并对治疗前后血脂、血液流变学等进行比较，收到较好的临床效果，于1998年获得国家药品监督局临床试验批准文号，此成果获吉林省科技进步三等奖。

2. 补肾养肝强筋壮骨治疗左股骨头无菌性坏死

潘某，男，45岁，工人。

初诊：1998年8月9日。

主诉：左髋部疼痛，活动受限两个月。

现病史：两个月前无明显诱因出现左髋疼痛，活动受限，经休息后略缓解，但每当劳累后加重，未予特殊治疗，近日逐渐症状加重疼痛明显，间歇性跛行。故来本院就诊，现症：左髋部疼痛，活动受限，间歇性跛行，纳可，寐差，二便调。既往有长期应用激素类药物史，无家族遗传病史。

症状及体格检查：左髋关节疼痛，外展、内旋活动受限，左腹股沟中点压痛（+），左"4"字试验（+）。舌淡红，苔薄白，脉沉弦无力。

影像学及理化检查：骨盆X线平片示：可见左侧股骨头外形与关节间隙异常无变化，骨质硬化头内囊泡性改变，皮质下呈"新月征"和条状透亮带。

辨证：肾主藏精、生髓，主骨，肝主筋。肝肾不足，髓海空虚，肾不能主骨，骨髓不能充养，而致骨怠懈惰，肝血不能荣筋而致松弛乏力，骨痿筋松，关节活动不利。

诊断：激素性左股骨头无菌性坏死（肝肾亏虚型）。

治则治法：补肾养肝，强筋壮骨，通络止痛。

内服方药：健骨复肢胶囊，每次6粒，日3次，口服。辅以神灯理疗，每次15分钟，日1次。两周后复查。嘱患者注意饮食，勿饮酒，忌食辛辣、油腻食物，卧床休息。

二诊 1998年8月23日。患者自述：左髋部疼痛减轻，外展、内旋受限稍有改善。舌淡红，苔薄白，脉沉弦无力。辨证：肝肾精血坚强，筋骨略得以充养，故效方不更，继用神灯理疗，嘱患者适当进行患肢功能锻炼。

治疗效果：经过一个月治疗，患者左髋部疼痛明显减轻，活动良好，无间歇性跛行，骨盆X线平片示：左侧股骨头外形与关节间隙异常无变化，骨质硬化头内囊泡变小，密度降低。继用神灯理疗，以巩固疗效。随诊症状基本消失。骨盆X线平片示（与前片对比）：左侧股骨头外形与关节间隙异常无变化，密度降低，骨质硬化头内囊泡明显缩小。

按语：激素性股骨头缺血性坏死是一种发病机理未明，早期诊断困难，到后期严重危害人健康的疾病。因其病程长、预后差、致残率高，成为骨伤科治疗上的疑难重症。本病因长期或间断使用激素引起股骨头缺血性坏死，其机制为用药后引起脂肪代谢紊乱（高脂血症和脂肪肝），股骨头髓腔内脂肪细胞增生、堆积，股骨头的小血管内脂肪栓塞，导致早期骨细胞坏死，骨基质损害较晚，用药剂量越大，时间越长，骨细胞坏死越多。

肝藏血、主筋，肾藏精、主骨生髓，筋骨的强弱与肝肾精血的状况密切相关《内经·生气通天论》记载："岐伯曰：……因而强力，肾气乃伤，高股乃坏。"故本病采用具有补肾养肝，强筋壮骨，通络止痛之健骨复肢胶囊治疗，体现了"治肾即治骨"经验理论，并辅以神灯理疗，以加强活血化瘀疗效。

经多年实验研究筛选研制出治疗本病专用中药健骨复肢胶囊，应用于临床疗效可靠，按国家新药六类标准进行研发"在临床应用近5000余例并对治疗前后血脂、血液流变学等进行比较，收到较好临床效果。

3. 补肾壮骨法治疗股骨头坏死

韩某，男，50岁，退休。

初诊：2002年2月3日。

主诉：左髋部疼痛3年，加重15天。

现病史：3年前因大量饮酒后出现左髋部疼痛，轻度跛行，腿软无力，间歇性发作或进行性加重，髋关节内旋受限，活动后疼痛加重，曾在个体医院口服止疼药物配合针灸按摩治疗，效果不佳，故来我门诊治疗。

症状及体格检查：跛行，左侧髋部周围压痛（+），左侧腹股沟中点压痛（+），内收活动受限，左侧"4"字试验（+），左侧部分肌肉萎缩，左侧跟腱反射未见异常。

影像学及理化检查：X 线显示：左侧股骨头外形正常，在头的外方或外上方及中部可见密度增高区，周围有时出现硬化带。MRI 扫描提示：左侧股骨头内出现不规则的信号，坏死组织呈低信号，修复组织呈高信号。脉象弦滑，舌苔薄白。

辨证：此病例系因为气血不通，瘀滞而产生瘀血，经络受阻，气血运行不畅，最终导致筋骨失养而使股骨头坏死。中医认为，股骨头坏死病变关系最为密切的为肝、脾、肾三脏。本病的中医辨证多以瘀为主，根据病因及体质不同，又分为肾虚血瘀、肝肾两虚、气血两虚、气滞血瘀等不同。中医采用具有活血祛瘀、疏经通络、消肿止痛、强筋壮骨等纯中药治疗本病。

诊断：左股骨头坏死（骨痿）。

治则治法：补肾壮骨，活血通经。

内服方药：补骨脂汤加减

补骨脂30g　巴戟天15g　骨碎补15g　土鳖虫15g　自然铜30g　红花9g　独活15g　广陈皮15g　延胡索15g。7剂水煎，1剂日2次，口服。

二诊　2002年3月10日，髋部疼痛减轻，仍有活动受限。辨证：补肾气，养肾阴，但仍有瘀血之候，故治以前方加黄芪25g，当归20g，用以增强补气之力。盖气足则血旺，而运行有力。嘱服二周，后继服健骨复肢胶囊调理三周好转。

按语：股骨头坏死，中医称"骨蚀"。骨蚀是指骨被侵蚀之意，也有学者称之为"骨痿"、"骨痹"。《灵枢·刺节真邪》说："虚邪之入于身也深，寒与热相搏，久而内著……内伤骨为骨蚀。"本病有多种病因，包括意外的创伤、慢性劳损、六淫之邪侵袭、七情内郁、饮食不节所致内损或用伐损之药（如激素类药）所致。各种原因导致的股骨头坏死的病理特点都是因为气血不通，瘀滞而产生瘀血，经络受阻，气血运行不畅，最终导致筋、骨失养而使股骨头坏死。本病例符合上述理论依据，故以自拟"补骨脂汤加减"治之。

根据中医学"肾主骨"理论，结合临床经验着重于补肾为主，故采用补骨脂汤剂，该方以补骨脂、巴戟天为主药，益肾补骨，且补骨脂用量达30g。《开宝本草》谓补骨脂主治"骨髓伤败"；配以接骨通络的土鳖虫、自然铜等，使肾气充盈，血活骨生，再加用活血药红花，更具有明显的改善骨组织微循环的作用。因此，补骨脂汤剂可以逐渐恢复股骨头的血供，加速死骨吸收，促进骨小梁的再生，从而在较短的时间内，改善股骨头的病理状态，使髋关节的功能尽可能地得到恢复，减少了股骨头的进一步塌陷。经临床观察，补骨脂汤剂治疗股骨头坏死确为有较好疗效的方药。本次观察提示以中药补肾为主，结合活血通络，比单纯用活血药疗效更好。

4. 通痹益肾法治疗股骨头坏死

王某，男，55岁，工人。

初诊：2001年9月4日。

主诉：左髋部疼痛5年，加重15天。

现病史：5年前因大量饮酒后出现左髋部疼痛，轻度跛行，腿软无力，间歇性发作或进行性加重，髋关节内旋受限，活动后疼痛加重，病情反反复复，时好时坏。15天前着凉后左髋部疼痛剧烈，无法行走，曾在个体医院口服止疼药物治疗，效果不佳，故来我门诊治疗。

症状及体格检查：跛行，左侧髋部周围压痛（+），左侧腹股沟中点压痛（+），内收活动受限，左侧"4"字试验（+），左侧部分肌肉萎缩，左侧跟腱反射未见异常。

影像学及理化检查：X线显示：左侧股骨头头外形正常，在头的外方或外上方及中部可见密度增高区，周围有时出现硬化带。MRI 扫描提示：左侧股骨头内出现不规则的信号，坏死组织呈低信号，修复组织呈高信号。脉象弦滑，舌苔薄白。

辨证：本病之病因病机皆因瘀，气血瘀阻不通，瘀而致痹，用药均不离活血，使血流运行而祛除死骨，则新骨生，为祛瘀而生新之理。早期骨坏死主要内因是肾精亏虚，气血两虚，外因瘀血阻滞为主。肾气不足，气虚无力推动血液正常运行而致血瘀，瘀血阻滞气机，脉络阻塞，则骨失濡养而坏死。骨之气血瘀久、筋脉瘀滞则骨失濡养，临床则见髋痛；瘀久则肾亏，肾精虚少，骨髓空虚，则髓减骨枯，见跛行、下肢乏力甚至不能行走。治宜补肾健骨，活血化瘀。在辨证论治时二者并重。治以活血化瘀通痹，兼以补肝肾，强筋骨。

诊断：股骨头坏死（骨痿）。

治则治法：补肾壮骨，活血通经。

内服方药：补骨脂汤加减

骨碎补15g 续断20g 炒杜仲20g 红花10g 生地黄12g 熟地黄12g 山茱萸10g 桃仁10g 怀牛膝9g 牡丹皮12g 白芍15g 当归10g 土鳖虫10g 透骨草20g 自然铜6g 焦神曲12g 白术10g 茯苓15g 炙黄芪15g。7剂水煎，1剂日2次，口服。

二诊 2001年10月10日，髋部疼痛减轻，仍有活动受限。辨证：补肾气，养肾阴，但仍有瘀血之候，故治以前方加黄芪25g，当归20g，用以增强补气之力。盖气足则血旺，而运行有力。嘱服二周，后继服健骨复肢胶囊调理三周好转。

按语：股骨头坏死为现代医学病名，中医学古籍中虽无此病名，但有对该病的记载，一般认为属骨痹、骨痿、骨蚀、髋骨痹等范畴。在病因病机上也有记述，《素问·痹论》曰："故骨痹不已，复感于邪，内舍于肾。"《难经》云："足少阴气绝，即为骨枯。"这些观点都认为肾为本病的重要发病因素。肾气热则水不能胜火，阴不潜阳导致肾阴亏虚以致骨痿，肾中精气不足不能濡养骨髓而致骨痹。

通痹益肾汤方中桃仁、红花、当归、土鳖虫活血化瘀通痹为君药，当归、土鳖虫善化瘀血最补损伤；杜仲、熟地黄、山茱萸、骨碎补、续断补肝肾，强筋骨为臣药，骨碎补补肾壮阳，活血续伤，生地黄、熟地黄、山茱萸养血滋阴，填精益髓；焦神曲、白术、白芍药、茯苓、炙黄芪健脾益气为佐药；牛膝活血通经，强壮筋骨，又引诸药下行直达病所，为使药。诸药合用，共奏活血化瘀通痹、补肝肾、强筋骨之效。

骨质疏松症

1. 补肾益脾治疗骨质疏松症

韦某，女，52岁。

初诊：2011年7月28日。

主诉：因腰背部疼痛5年，加重2个月。

现病史：患者缘于5年前无明显原因而出现腰背部酸痛症状，曾去医大一院就诊，但未系统治疗，自行在家休息。期间症状时轻时重。2个月前无明显诱因出现上述症状加重，遂来我院就诊。现患者腰背部疼痛，背曲肩随，遇劳更甚，腹胀满，少气乏力。舌质暗，脉沉细。

症状及体格检查：腰椎生理曲度尚可，未见左右侧弯、后凸畸形。活动度尚可。腰背部压痛、叩击痛阳性。双下肢直腿抬高试验阴性。双侧肢体腱反射略减弱，病理征未引出。余未见明显异常体征。

影像学及理化检查：自带我院骨密度测定示：骨质疏松。胸腰椎X片：胸腰椎骨质呈疏松改变。

诊断：骨痿症（肝肾亏虚）；骨质疏松症。

治则治法：治拟补肝肾、强筋骨、健脾胃、行气血

内服方药：熟地20g 鹿茸10g 龟板20g 杜仲10g 何首乌20g 茯苓20g 炙黄芪30g 汉

三七10g　鲜水蛭10g　砂仁15g。7剂水煎，1剂日2次，口服。

二诊　患者一周后来诊，腰背部疼痛症状减轻，略感少气乏力、背曲肩随、遇劳加重、腹胀满等症仍在。舌淡红，脉沉有力。

患者主证仍在，上方基础上加用枳壳10g、厚朴10g，和砂仁、茯苓下气除满、和中化湿。上方加味后续服7剂。

三诊　患者一周后来诊，腰背部疼痛症状明显减轻，已无少气乏力症状，背曲肩随、遇劳加重症状也有所好转。腹胀满症状明显缓解，舌淡红，脉平缓有力。主证仍在，上方减少补气温中之品用量，鹿茸5g，炙黄芪20g，腹胀满症状明显减轻，减少下气除满之物用量，枳壳7g，厚朴7g，上方减量后续服7剂。

治疗效果：患者服药1周后反馈，腰背部疼痛症状已缓解，已无少气乏力、背曲肩随，遇劳加重症状、腹胀满等症状缓解，舌淡红，脉平缓有力。

按语：《素问·痿论》："肺主身之皮毛，心主身之血脉，肝主身之筋膜，脾主身之肌肉，肾主身之骨髓。……肾气热，则腰脊不举，骨枯而髓减，发为骨痿"；"帝曰：论言治痿者，独取阳明何也？岐伯曰：阳明者，五脏六腑之海，主润宗筋，宗筋主束骨而利机关也。故阳明虚，则宗筋纵，故足痿不用也。"《素问·六节藏象论》："肾者，主蛰，封藏之本，精之处也，其华在发，其充在骨。"《儒门事亲·指风痹痿厥近世差玄说》："痿之为状，……由肾水不能胜心火，……肾主两足，故骨髓衰竭，由使内太过而致。"《医宗必读·痿》云："阳明者胃也，主纳水谷，化精微以滋养表里，故为五脏六腑之海，而下润宗筋……主束骨而利机关"；"阳明虚则血气少，不能润养宗筋，故弛纵；宗筋纵则带脉不能收引，故足痿不用"。

患者年老体弱，或久病损肾，或劳役太过，或情志失调，五志之火耗灼阴精，致肝肾亏虚，精血虚耗，筋脉肌肉失养，肢体痿弱不用。此外，可因肺燥、脾虚、湿热久羁，转化而致。生本病。脾胃为后天之本，素体脾胃虚弱，或久病成虚，中气受损，则受纳、腐熟、运化、输布的功能失常，气血津液生化乏源，无以濡养五脏、四肢、百骸，以致筋骨失养，关节不利，肌肉瘦削，肢体痿弱不用。脾虚湿热不化，流注于下，久则亦能损伤肝肾，导致筋骨失养。脾胃虚弱，则运化失职，湿自内生，气机不畅，故饮食不化，胸脘痞闷，肠鸣泄泻，脾失健运，则气血生化不足，肢体失于濡养，故四肢无力，形体消瘦，面色萎黄。肾中水亏火旺，筋脉失其营养，而成痿病。

方中鹿茸善补督脉，统一身之阳，龟板善补任脉，统一身之阴，阴平阳秘，精神乃至。首乌、熟地、杜仲补益肝肾；茯苓、砂仁健脾和胃，补益后天之本；炙黄芪、汉三七行气，以防滋腻太过。鲜水蛭，活血化瘀。诸药合用，共奏补肝肾、强筋骨、健脾胃、行气血之功。二诊患者腹胀满症状仍在，给予枳壳10g，厚朴10g，以下气除满，合茯苓、砂仁健脾和胃。三诊，患者腹胀满症状明显减轻，故减少枳实、厚朴用量。

纵观此方，补益先天之肝肾，"肝主筋"、"肾主骨"肝肾二脏隆盛，筋骨坚实。兼有补益后天脾胃之物，脾胃健康，所摄之物充沛，故阴平阳秘，精神乃至。若兼腹胀满者，可酌加枳实、厚朴；兼双下肢无力者，可酌加牛膝；有出血倾向者，可去水蛭。

2. 补肝肾强筋骨法治疗骨质疏松（肝肾阴虚）

韩某，男，57岁。

初诊：2000年8月2日。

主诉：腰部疼痛一个月，近二天加重。

现病史：一个月前无明显诱因，自觉腰部疼痛，休息后为缓解，近二天疼痛加重，时常头晕耳鸣，失眠多梦，盗汗，五心烦热。故来就诊。

症状及体格检查：第3、4腰椎棘上、棘旁压痛，叩击痛。

影像学及理化检查：腰椎侧位片显示：腰椎骨质密度降低，第 3 腰椎椎体边缘呈唇样变。舌红少苔，脉细数。

诊断：骨质疏松；骨痿（肝肾阴虚）。

辨证：肝肾阴虚，气血不畅，筋骨失养，不通则痛。

治则治法：补肾壮骨，滋阴柔肝，行气止痛。

内服方药：熟地 50g　鸡血藤 25g　鹿角霜 20g　杜仲 15g　补骨脂 15g　龙骨 25g　牡蛎 50g　乳香 15g　没药 15g　甘草 10g　白术 15g　茯苓 30g　黄精 15g　知母 10g　黄柏 10g　当归 20g　磁石 20g　地龙 10g　女贞子 15g。10 剂水煎，1 剂日 2 次，口服。嘱患者多食含钙食物，多晒太阳

二诊　2000 年 8 月 12 日。患者自诉不适症状减轻，身体偶感酸痛。舌淡，苔薄，脉数。辨证：患者阴虚渐复。嘱原方继续服用一个月。

治疗效果：随诊经治疗后症状基本消失，X 线片对照显示：脊柱骨密度增加。追诊 1 年后未见复发。

按语：骨质疏松是一种常见病，老年人极易罹患，五十岁以上的人几乎都有骨量减少。祖国医学认为，骨质疏松症的主要病因是肾、肝脾虚弱导致气血不畅，瘀血凝滞，久而久之，产生病痛。对骨质疏松症的辨证论治可分为三大方面，即肝肾并补，脾肾同治，气血并重。

该案例患者肝肾阴虚症状明显，虽外候表现为腰痛，好似腰扭伤，但辨其实质为肝肾阴虚，气血不畅，筋骨失养，不通则痛。治疗以补肝肾阴为主，配以健脾行气补血。

3. 补肾健脾法治疗骨质疏松（脾肾阳虚）

阚某，男，62 岁。

初诊：2000 年 7 月 9 日。

主诉：全身乏力，腰部酸痛一年，加重二天。

现病史：一年前无明显诱因，出现全身乏力，腰部酸痛不适，时轻时重，二天前疼痛加重，少气懒言，不思饮食，大便稀薄，周身酸楚冷痛，腰部疼痛明显，至今未缓解。故来我院诊治。舌质淡胖，苔白滑，脉沉迟无力。

症状及体格检查：腰部无压痛及叩击痛，直腿抬高试验阴性。

影像学及理化检查：腰椎侧位片显示：骨密度减低，椎体不同程度变扁，上下缘内陷，形如鱼脊。

诊断：骨质疏松（脾肾阳虚）。

辨证：本病系饮食不节，损伤脾胃，加之年老体弱，肾精亏虚，肢体少动，筋骨失养，日久酿成本病。

治则治法：健脾益气，补肾壮骨。

内服方药：熟地 50g　鸡血藤 25g　鹿角霜 20g　杜仲 15g　补骨脂 15g　龙骨 25g　牡蛎 50g　炮附子 10g　肉苁蓉 15g　乳香 15g　没药 15g　山茱萸 15g　甘草 10g　川断 15g　山药 15g　黄芪 30g　白术 20g。10 剂，水煎，1 剂日 2 次，口服。

嘱患者注意营养，多食含钙食物，多晒太阳。

二诊　2000 年 7 月 20 日。患者自述乏力酸痛症状明显减轻，舌淡苔白，脉缓。辨证：本病仍系脾肾阳虚之候。嘱原治疗方案，继续治疗一个月。

三诊　2000 年 8 月 20 日。患者周身酸痛、乏力症状消失，腰椎侧位片显示：腰椎骨密度增加。舌淡苔白，脉缓有力。辨证：脾气已复，肾阳得补。嘱原方 15 剂，隔日水煎，1 剂日 2 次口服。

治疗效果：随诊患者自述：按医嘱服完药后，未出现周身酸痛乏力症状。追访一年未见复发。

按语：老年人原发性骨质疏松非常多见，50岁以上的人几乎都有骨量减少。《医学法门》云："饮食少则血不生，血不生则阴不足以配阳，势必五脏齐损。"患者饮食不节，损伤脾胃，久则脾胃功能衰弱，影响水谷精微之生化，气血之生长，内不能和调于五脏六腑，外不能洒陈于营卫经脉，而致肾精亏虚，骨痿不用。故处方以熟地、鹿角霜、杜仲、补骨脂、龙骨、牡蛎、山茱萸、肉苁蓉、山药、炮附子、黄芪、白术等健脾补肾为主，辅以乳香、没药等活血化淤，行气止痛。辨证明确，对证下药，药到病除。

4. 补肾益脾壮骨法治疗骨质疏松（脾肾亏虚）

张某，女，53岁。

初诊：1998年9月15日。

主诉：腰背痛三年。

现病史：三年前无明显诱因，出现腰背疼痛，四肢沉重，乏力，早晨症状较甚，时轻时重，近一个月症状加重，腰背酸痛。患者已绝经。

症状及体格检查：脊柱侧轻度突向左侧不明显，活动轻度受限，脊柱广泛压痛，直腿抬高试验：左90°，右85°。脉沉弦，舌质淡，苔薄白。

影像学及理化检查：X线摄片显示：脊柱（胸腰段）后凸变形，各椎体呈鱼尾状改变，骨质疏松。脉沉弦，舌质淡，苔薄白。

辨证：肾主藏精，其充在骨，肾虚则髓减，脾弱精衰，故骨失充养而致骨质疏松。

诊断：骨质疏松症（脾肾亏虚）。

治则治法：补肾、益脾、壮骨。

内服方药：淫羊藿25g 肉苁蓉20g 鹿角霜15g 熟地黄15g 鹿衔草15g 骨碎补15g 全当归15g 生黄芪20g 生牡蛎50g 川杜仲15g 鸡血藤15g 广陈皮15g 制黄精15g 炒白术15g。10剂水煎，1剂日2次，嘱服两周。

二诊 1998年9月29日。经服药二周，症状逐渐减轻，惟睡眠欠佳。辨证：肾精不足，脾气虚，心神不安，故拟前方加夜交藤25g，生龙齿25g，嘱再服二周。

三诊 1998年10月14日。晨僵、腰酸背痛明显减轻，步履较前轻松、有力，睡眠好转。辨证：肾精得充，脾气渐强，先肾得安，故按前方继续治疗一月，后服健骨宝胶囊，以巩固疗效。

治疗效果：随诊经治疗后，症状基本消失。追诊1年未见明显症状。

按语：骨质疏松，多见于老年人或绝经后的妇女，是腰背痛较常见的原因之一。国外文献报导：凡年龄大于50~60岁的男性和大于40~50岁的女性都有不同程度的骨质疏松。祖国医学对本病虽无系统的论述，但从其临床表现及骨结构改变上看，当属"骨痿"、"腰背痛"等范围。《素问·痿论》云："肾气热，则腰脊不举，骨枯髓减，发为骨痿。"腰脊不举，就是腰部不能挺直过伸，此与骨质疏松症主要特征"圆背"畸形，腰背不能挺直是一致的。于此可见本病的真正原因，是肾虚内在因素为根本，风寒湿邪以及小外伤的侵袭、积累为外因的发病机理。然本病虽属先天之肾气虚，本在先天，日久势必影响后天之脾胃，运化失职，营养补给不充，气血虚衰等。故其治当在补肾益精的同时，必须兼理脾胃以求全功，是治法之大要也。

本病例是一绝经后妇女，其病因乃属肾脾具虚之候。故治以自拟方"补肾壮骨羊藿汤"。药用淫羊藿入肝肾经，补命门，兴肾阳，益精气，以"坚筋骨"也，主腰膝酸软无力，肢麻，痹痛，为君药；合臣药肉苁蓉、鹿角霜之入肾充髓，补精，养血益阳，与君药相配伍，其强筋健骨之力益著；配熟地黄之滋肾阴健骨，骨碎补、鹿衔草以入肾补骨镇痛，当归之补血，黄芪、牡蛎、杜仲益气敛精，盖有形之血赖无形之气而生，故久病或年老体衰，气血不足，精少，力疲，骨痿筋弱者，于此，将会获得很大裨益；加入鸡血藤之活血补血，通经活络，住痛，以取"通则不痛"之功。黄精，白术，陈皮，以益气补精，健脾和胃，且可拮抗本方滋补药腻膈之弊，皆为佐使药。以上诸药相伍，有补命门，壮肾阳，滋阴血，填精髓，通经络，健脾胃，坚筋骨之功效。

痛风性关节炎

清热利湿通络止痛治疗痛风性关节炎

杨某，女，45岁。

初诊：2010年5月17日。

主诉：因左足拇趾红肿灼痛3天。

现病史：该患者于3天前聚餐饮酒后出现左足拇趾红肿灼痛症状，而来我院门诊就诊。现患者左足拇趾红肿灼痛，活动受限，遇热尤甚，烦躁不安，舌质红，苔黄腻，脉滑数。

症状及体格检查：左足拇趾红肿，压痛、叩击痛（+），活动受限。

理化检查：尿酸：600 μmol/L。

诊断：痹证（风湿热痹）；痛风。

治则治法：治拟清热除湿、活血通络。

内服方药：当归15g 苍术15g 桂枝10g 桃仁10g 胆草15g 红花15g 羌活15g 川芎10g 威灵仙15g 防己10g 黄柏15g 甲珠10g 柴胡10g 栀子10g 丹皮10g 地龙10g。4剂水煎，1剂日2次，口服。

二诊 患者6天后来诊，左足拇趾红肿灼痛、烦躁不安症状明显减轻，活动受限仍存在，舌质红，苔薄黄，脉滑。尿酸：500 μmol/L。患者主证明显减轻，烦躁不安症状有所减轻，减少栀子用量，栀子7g，上方续服3剂。

三诊 患者4天后来诊，左足拇趾红肿灼痛明显减轻，已无烦躁不安症状，活动受限，遇热尤甚也有所缓解，舌质淡红，苔薄白，脉缓而有力。尿酸：400 μmol/L。患者已无烦躁不安症状，上方去栀子，续服2剂。

治疗效果：患者3天后来诊，左足拇趾红肿灼痛已缓解，活动正常，舌质淡红，苔薄白，脉平缓有力。

按语：《医宗必读·痹》："治外者，散邪为急，治脏者，养正为先。治行痹者，散风为主，御寒利湿仍不可废，大抵参以补血之剂，盖治风先治血，血行风自灭也。治痛痹者，散寒为主，疏风燥湿仍不可缺，大抵参以补火之剂，非大辛大温不能释其凝寒之害也。治著痹者，利湿为主，祛风解寒亦不可缺，大抵参以补气之剂，盖土强可以盛湿，而气足自无顽麻也。"《类证治裁·痹证》："诸痹，……良由营卫先虚，腠理不密，风寒湿乘虚内袭。正气为邪阻，不能宣行，因而留滞，气血凝涩，久而成痹。"《证治汇补·痹症》："……风胜加白芷，湿胜加苍术、南星，热胜加黄柏，寒胜加独活、肉桂，上体加桂枝、威灵仙，下体加牛膝、防己、萆薢、木通。"

感受风热湿邪，或风寒湿邪郁而化热，壅滞经络，流注关节，气血瘀滞不行，则肢体关节疼痛；湿热壅盛，热为阳邪，故局部红肿热痛，遇热尤甚。邪热上扰心神，则见烦躁不安；舌质红，苔黄腻，脉滑数皆湿热之象。

方中甲珠、当归活血生血；桃仁、红花、丹皮活血祛瘀；黄柏、栀子清热除烦；苍术燥湿；胆草泻火；防己利水；川芎行气止痛；柴胡解肌发表。羌活、桂枝、威灵仙去手臂足胫致风湿之邪。地龙，通经活络。故此方既能疏风邪于上，又能泻热渗湿于下，能收相得益彰之效。

治疗本证应君以祛风除湿之剂，臣以行气活血、调和营卫之剂，佐以协同之剂，为其基本治疗法则。若出现手足心热烦热，可酌加玄参、生地、白芍等清热凉血之品；若患者自觉皮肤发热，可酌加柴胡剂量，以解肌发表透热。

骨 痹

1. 白山蘑菇药治疗痹症（周围型类风湿）

王某，男性，37岁，学生。

初诊：2000年10月13日。

主诉：全身各关节痛三个月，近一周加重。

现病史：三个月因前劳动后汗出遇凉（冷水浴）后，初觉手、足小关节痛，继而全身多关节疼痛，以晨间为著，近一周症状加重，逐渐出现腰膝疼痛，手不能全握，且沉僵硬、夜不能寐。曾自服过吲哚美辛和天麻丸等药物，疗效不显。故今日来我门诊就治。

症状及体格检查：形体消瘦，呈慢性病容，面无华色，神疲乏力，舌质淡红，苔薄白，中心黄腻，脉弦数。指、腕及足踝、膝关节呈对称性肿胀，关节功能不同程度受限。

影像学及理化检查：体温37.8℃，白细胞12.4×10^9/L，中性粒细胞0.7，淋巴细胞0.18，单核细胞0.02，血沉55mm/h，类风湿因子试验阳性。

诊断：痹症（周围型类风湿）；类风湿性关节炎。

辨证：本病系汗出着凉后，卫气不固，营卫失调，痹邪乘虚而袭。邪侵经络，寒滞血脉，湿聚成痰，瘀血痰浊，流注关节，结于经遂留而不去，郁久化热，致骨节红、肿、热、痛、屈伸不利，甚至僵直。

治则治法：宜通经活络，化湿散寒。

内服方药：服白山蘑菇药，每次1丸，每日3次。嘱患者避风寒，勿劳累，注意保暖。

二诊 2000年7月25日。经服药后，病人自述疼痛减轻，已能入睡。辨证：现寒湿之邪见消，但仍阻于经络，故效方不变，继续服药1个月。

三诊 2000年11月20日。患者自述全身关节疼痛基本消除，惟手指仍觉板硬，持物无力，查：各关节肿胀消退，活动不受限。体温36.5℃，化验：血、尿、肝功能正常，血沉18mm/h，类风湿因子试验阴性。辨证：邪气已消，经络通畅，为巩固其疗效，故继续服药2周。

治疗效果：随诊症状已基本消失；追诊1年后复查未复发。

按语：类风湿性关节炎是一种以关节病变为主，能引起肢体严重畸形的慢性全身性自身免疫性疾病。祖国医学将其归入"痹症"范畴，《症因脉治·痹证》认为本病病因是"营气不足，卫外之阳不固，皮毛宣疏，腠理不充，冒雨冲寒，露卧当风，则寒邪袭之而成"。

笔者认为本病，从临床特征看，多为风与寒（湿）合，湿与热合，寒与湿合，在劳累、受潮、外伤、饮酒、汗出、产后调理不当的不利因素下，使卫气不固，营卫失调，痹邪乘虚而袭。邪侵经络，寒滞血脉，湿聚成痰，瘀血痰浊，流注关节，结于经遂留而不去，病程缠绵或郁久化热，致骨节红、肿、热、痛、屈伸不利，甚至强直。治疗应以通经活络，化湿散寒，宣通气血，调和营卫为基本法则。故采用经过多年摸索总结出来，且自主研出疗效较高的药物——"白山蘑菇药"，本药以长白山特产的黄蘑、榛蘑为主要原料，配合麻黄、桂枝、地枫、千年健、独活、防风、乌梢蛇等药组成。应用于临床，收效颇著。

2. 补肝肾通经活络法治疗骨痹（肝肾亏虚）

常某，男，26岁。

初诊：2000年8月21日。

主诉：腰背部酸痛不适一月余，腰痛两小时。

现病史：一个月前无明显诱因，自觉腰背部酸痛，躯干活动不利，阴天或劳累后加重。两小时前扭伤腰部,腰部疼痛剧烈,故来就诊。

症状及体格检查:腰背活动轻度受限,脊柱广泛压痛,直腿抬高试验(-)、"4"字试验(+)。脉细,舌质淡,苔薄白。

影像学及理化检查:实验室检查:HLA-B_{27}(+),抗链"O"280单位,类风湿因子(-)。X线摄片显示:骶髂关节关节间隙加宽,脊柱骨质疏松。

诊断:强直性脊柱炎;骨痹(肝肾亏虚)。

辨证:风寒湿侵袭,痹阻经络,耗伤肝肾发为骨痹。

治则治法:祛风湿,补肝肾,通经活络。

内服方药:仙灵脾20g 桑寄生20g 熟地30g 狗脊20g 枸杞子20g 申姜30g 杜仲20g 丹参30g 鸡血藤30g 蜈蚣2g 地龙20g 没药10g 萆薢15g 白芍30g 甘草10g 白芥子10g 穿山甲10g。10剂水煎,1剂日2次,口服。嘱患者多食含钙食物,多晒太阳。

二诊 2000年9月2日。患者自诉腰背部不适感消失,活动正常,查:"4"字试验(+)。舌红少苔,脉细数。辨证:患者痹阻之证渐退,然先天肝肾不足,非几日可复原,故仍见肝肾阴虚之舌苔脉象。嘱原方加山萸肉10g,以增补肝肾之功,继续服用一个月。

三诊 2000年10月8日。经服药后腰背部活动灵活,X线摄片显示:骶髂关节正常,脊柱骨质正常。嘱坚持治疗,继续服药半年。

治疗效果:随诊经治疗后症状基本消失,追诊1年后未见复发。

按语:强直性脊柱炎,好发于15~30岁青年人,男女比例约为10∶1,有明显的家族史。在过去近100年的时间内,一直把强直性脊柱炎和类风湿关节炎当作一个病。自从20世纪40年代发现血清类风湿因子及70年代发现HLA-B_{27}和强直性脊柱炎密切相关以来,强直性脊柱炎才有可能从类风湿关节炎中区分出来。本病病因至今未明(可能与遗传、感染等因素有关),现代医学也无有效的治疗方法。祖国医学对本病虽无系统的论述,但从其临床表现及骨结构改变上看,当属痹症范围。《黄帝内经》云:"风寒湿三气杂至,合而为痹。"辨证可知本病的真正原因,是风寒湿邪的侵袭。

本案例患者先天肝肾亏虚,后风寒湿侵袭发为痹症,通过中医辨证,明确治则,组方补肝肾药物与祛风湿药物齐用,共奏祛风湿,补肝肾,通经活络之功。注意,本病病势缠绵,症状缓解后,应坚持服药,巩固疗效。

3. 散寒祛湿舒筋活络法治疗痹症(寒湿阻滞)

倪某,女,53岁。

初诊:1999年9月9日。

主诉:左肩部疼痛二周。

现病史:二周前无明显诱因,出现左肩部疼痛,痛有定处,遇凉时及阴雨天加重,活动后痛减。故来我处就诊。

症状及体格检查:左肩活动受限,冈上窝处冈上肌附着点压痛明显。左肩关节外展至60°时疼痛加剧,超过120°后疼痛减轻。其他动作如前屈、后伸等均无疼痛加重现象。舌淡、苔白腻,脉濡细。

影像学及理化检查:X线片无异常表现。

诊断:痹症(寒湿阻滞)。

辨证:此病系复感寒湿之邪,局部气血运行不畅、筋络不通,致筋骨不利,肩外展困难。

治则治法:散寒祛湿,舒筋活络。

内服方药:马钱子(炙)15g 川乌(炙)12g 穿山龙12g 麻黄10g 桂枝10g 独活10g

千年健 10g　地枫 10g　当归 10g　姜黄 10g　豨莶草 10g　络石藤 10g　苍术 10g　威灵仙 10g　元胡（醋制）10g　蜈蚣 3 条。7 剂，水煎，1 剂日 2 次口服。

嘱患者做肩关节外展锻炼。

二诊　1999 年 9 月 17 日。患者自述右肩关节不适感完全消失，左肩关节仍感不适，查左肩部疼痛弧缩小。舌淡苔薄，脉细。辨证：患者寒湿之邪得除。嘱患者继续服用原方 5 剂，巩固疗效。

治疗效果：左肩关节活动自如，查疼痛弧完全消失。

按语：冈上肌腱炎是由各种原因引起的冈上肌腱损伤而出现的临床证候，是由于慢性创伤及肌腱退行性改变而产生的无菌性炎症。现代医学认为，因冈上肌在解剖上的位置处于腱袖中央，受力于四方的力量，故极易引起冈上肌腱的疲劳损伤；反射性、机械性创伤，使血液淤滞出现炎性或退变性变化，同时累及腱袖的其他组织，久而导致局部气血不活、筋络不通，肩外展困难，从而导致本病的发生。

中医认为本病属于"痹症"范畴，内由气血不足，肝肾亏虚，外由寒湿、劳损、外力作用所致，引起气血凝滞，脉络瘀阻，不通则痛。因气为血之帅，气行则血行，通则不痛，痛则不通。故本案例治疗在运用散寒祛湿药的同时，辅以穿山龙、元胡、蜈蚣行气活血。因此，在祛除寒湿之邪的同时，镇痛、疏通局部气血、缓解软组织痉挛是治疗本病的关键所在。

骨　结　核

1. 补肝肾法治疗骨痿（肝肾阴虚）

王某，女，48 岁。

初诊：2001 年 6 月 4 日。

主诉：腰腿酸痛无力半年余，加重一个星期。

现病史：患者无诱因约半年前开始自觉腰腿酸软无力，一周前症状加重，去西医院就诊，诊断为"更年期综合征，骨质疏松症"，曾口服西药（补钙剂）治疗，现症状未见明显改善，故来我院就诊。

症状及体格检查：患者头晕耳鸣，五心烦热，四肢时而逆冷，时而烘热，面颊阵发潮热，脑中耳鸣，语多则甚，腰腿酸痛无力，精神不振，月经先后无定期，或一个月两行，或数月一行，经量时多时少，夜尿频多，大便不畅。舌红胖嫩，少苔，脉细数。

影像学及理化检查：腰椎侧位片显示骨密度降低。

诊断：更年期综合征，骨质疏松症；骨痿（肝肾阴虚）。

辨证：肝肾阴亏，阴损及阳，脏腑失衡，在骨发为痿。

治则治法：滋阴和阳，补益肝肾。

内服方药：熟地 50g　鸡血藤 25g　鹿角霜 20g　杜仲 15g　补骨脂 15g　龙骨 25g　牡蛎 50g　乳香 15g　没药 15g　甘草 10g　女贞子 10g　菟丝子 15g　山药 15g　黄精 15g　肉桂 15g　黄芪 30g　白术 20g　茯苓 15g。10 剂，水煎，1 剂日 2 次口服。

嘱患者可继续服用钙片，注意适当多晒太阳。

二诊　2001 年 6 月 14 日。患者自述服药后症状明显减轻，但仍五心烦热，舌红胖嫩，少苔，脉细数，辨证阴虚未愈，嘱原方继续服用 14 剂，定期复查。

治疗效果：随诊患者精神饱满，不适症状完全消失。腰椎侧位片复查对比原片显示骨密度增加。追诊四个月未见复发。

按语：骨质疏松一般分两大类，即原发性骨质疏松和继发性骨质疏松。退行性骨质疏松症又可分为绝经后骨质疏松症和老年性骨质疏松症。引起中老年人骨质丢失的因素十分复杂。其中，中老年人性激素分泌减少是导致骨质疏松的重要原因之一。绝经后雌激素水平下降，致使骨吸收增加。祖国医学认为，骨质疏松症的主要病因是肾、肝脾虚弱导致气血不畅，瘀血凝滞，久而久之，产生病痛。对骨质疏松症的辨证论治可分为三大方面，即肝肾并补，脾肾同治，气血并重。

该案例患者为绝经后骨质疏松症，辨证为肝肾阴亏，阴损及阳，脏腑失衡，治法以补肝肾为主。方药以滋阴壮阳，补肝肾药为主，辅以健脾，行气止痛等药物，标本兼治。

2. 补肾健脾化痰抗痨法治疗腰椎2、3结核（脾肾亏虚）

马某，女，25岁，农民。

初诊：1989年9月6日。

主诉：腰痛2年，右腹股沟破溃一周。

现病史：2年前无明显诱因，开始自觉腰痛，近2个月下肢时有麻木感，起床不便，右小腹近腹股沟处有肿物，一星期前肿物上有破溃并有脓汁流出，面色萎黄，少气懒言，食少便溏，两腿酸软。

症状及体格检查：脊柱第3腰椎处有角状后突畸形，局部皮肤颜色正常，第2、3腰椎棘突有深压痛和叩击痛，右髂窝有10cm×15cm软性漫肿区，皮肤有破溃及脓汁，压痛肿胀区，破溃处脓汁流出增多。双下肢感觉异常，运动功能正常。

影像学及理化检查：实验室检查：血沉30mm/h；白细胞$13×10^9$/L。X线拍片：腰椎2、3椎间隙变窄，第2腰椎下缘、第3腰椎上缘骨质破坏，未见明显死骨。舌红少苔，脉细数。

诊断：腰椎2、3结核（脾肾亏虚）；骨痨。

辨证：该患者脾胃虚弱日久，正气不足，邪毒外侵，瘀于筋骨之间，化生痰浊，损肾伤骨。

治则治法：补肾健脾，化痰抗痨。

内服方药：熟地150g　白术20g　麻黄20g　肉桂20g　鹿角霜25g　炮姜30g　全蝎15g　蜈蚣10条　土鳖虫15g　制附子30g　白芥子30g　龟板40g　知母25g　红花25g　羌活25g　地龙25g　当归25g　甘草25g。共为细面，炼蜜为丸10g重，每次服1丸，1日2～3次，溃面配以外用药：轻粉10g　红粉15g　冰片2.5g　生乳香15g　章丹10g　煅石膏50g　共为极细面上少许撒其，外贴拔毒膏。

二诊　1989年10月6日。经1个月的治疗，患者自觉腰痛减轻，活动轻便。破溃处创口减小，分泌物减少，血沉20mm/h。舌红少苔，脉细数。辨证：患者仍为脾胃虚弱、肾阴亏虚之征。故嘱继续原方案治疗，2月后来复查。

三诊　1989年12月9日。查右髂窝破溃皮肤已愈合，肿物消失。拍X线片：第2、3腰椎病灶稳定，破坏骨质出现硬化现象。舌淡苔薄，脉细。辨证：患者脾胃虚弱、肾阴亏虚之征已得以纠正，毒邪已清。故停用外用药，继续服用丸药。

治疗效果：随诊经治疗患者自觉症状消失，破溃处皮肤完全愈合，X线拍片：第2、3椎骨间已有骨桥形成，患者诸症消失，恢复正常劳动。追访3年未复发。

按语：骨结核是较常见的一种疾病，多发生在骨与关节处，如脊柱、肩、肘、腕、髋、膝踝、跗骨关节及手足各关节等部。祖国医学称为"骨痨"，因其发病后脓汁稀薄如痰，故称"流痰"。如发病部位在背部者称为"龟背痰"，发病部位在膝部者则名"鹤膝痰"等。骨痨之疾多系正气虚衰而致，其病程长，病情缠绵，久而难愈，轻则几年，重则病致终生，虽期病初病在骨内，但其症并不明显，只是病人自觉患处隐隐作痛，局部皮色如常，不见阳症，日久则活动障碍，并有疼痛潮热、盗汗、肿胀等，祖国医学认为：肾主一身骨，脾则为生诸痰之源，故治疗时应重在脾肾，其次为祛邪除痨，初起治疗应从脾肾着手，采用滋阴补肾、健脾益气之法为主，佐以抗痨消痰之剂。若已化脓，则用补托，溃后则宜培补，破溃者亦可外敷去腐生肌药物。

本案例患者脾胃虚弱日久，肾精亏虚，方中熟地、白术、肉桂、鹿角霜、炮姜、龟板、知母、当归、甘草、制附子共奏补肾健脾之效；由于患者痰浊内蕴，皮肤破溃，易感外邪，造成内毒外邪共患，故用全蝎，蜈蚣、地鳖虫、羌活、地龙、麻黄息风止痉解表，治内毒防外邪；白芥子、红花行气化痰。配合外用药拔毒，内服外用，效果最佳。

3. 补肾抗痨活血通经法治疗骨痨（肾虚血瘀）

王某，男，43岁。

初诊：2000年4月9日。

主诉：左足肿痛伴有脓肿破溃半年。

现病史：半年前左足肿胀破溃，不能持重行走，曾经当地医院治疗，未见明显好转，并症状逐渐加重，故今日来我院就诊。

症状及体格检查：慢性、消耗病容，左足肿胀，足跟及足背部有7处溃口，溃面有脓汁渗出，溃面有溃肉，破溃周缘皮肤暗褐色，舌红少津，脉细数。

影像学及理化检查：化验：血沉77mm/h，白细胞总数$15.5×10^9$/L，分叶细胞0.78，淋巴细胞0.22，血红蛋白85g/L。肝功、尿常规等检查正常。X线拍片：左跟骨骨质破坏，边缘不整，关节间隙消失。

诊断：骨痨（肾虚血瘀）；左跟骨结核。

辨证：肾主骨生髓，肾精充足则骨髓生化有源，本病因后天不足，气血失和，肾虚髓空，邪毒乘虚内袭，痰浊凝聚于骨，故而发病。

治则治疗：补肾抗痨，活血通经。

内服方药：熟地150g 麻黄20g 肉桂20g 鹿角霜25g 炮姜30g 全蝎15g 红花25g 蜈蚣10条 土虫15g 制附子30g 白芥子30g 龟板40g 知母25g 羌活25g 地龙25g 当归25g 甘草25g。共为细面，炼蜜为丸，每丸10g，每服1丸，1日2~3次。

辅以三仙丹，少许外贴油纱布，隔日换1次。

二诊 2000年5月9日。患者自诉左足肿胀逐渐减消，溃口腐去新生。辨证：邪毒渐消，正气已虚，故在前方用药基础上加入参养荣汤，以补益气血，扶正祛邪。10剂，日2次，口服。2周后停用三仙丹。

三诊 2000年5月30日。经治疗后，左足溃口多数近愈合，患者可弃拐自行走路，化验：白细胞总数$8.1×10^9$/L，分叶细胞0.7，淋巴细胞0.3，血沉4mm/h，血红蛋白120g/L。辨证：脓毒已消，正气虚损，故继用前方。嘱其二个月后复诊。

治疗效果：随诊经治疗后，病人症状基本消失，左足溃口已全部与合，拍X线片：骨质破坏区已出现骨钙化，关节间有骨桥形成。经2年追访，再未复发，已恢复正常工作。

按语：骨结核是较常见的一种疾病，多发生在骨与关节处，如脊柱、肩、肘、腕、髋、膝踝、跗骨关节及手足各关节等部。随着医学科学技术的发展，对于骨结核的治愈率越来越高。祖国医学称为"骨痨"，因其发病后脓汁稀薄如痰，故称"流痰"。如发病部位在背部者称为"龟背痰"，发病部位在膝部者则名"鹤膝痰"等。

骨痨之疾多系正气虚衰而致，其病程长，病情缠绵，久而难愈，轻则几年，重则病致终生，虽期病初病在骨内，但其症并不明显，只是病人自觉患处隐隐作痛，局部皮色如常，不见阳证，日久则活动障碍，并有疼痛潮热、盗汗、肿胀等，笔者认为本病系因后天不足，气血失和，肾虚髓空，邪毒乘虚内袭，痰浊凝聚于骨而致。故治疗时应重在肾，其次为祛邪除痨，初起治疗应从肾着手，采用补肾之法为主，佐以活血通经，抗痨消痰之剂。且脓毒破溃，故外敷去腐生肌药物。

附：

三仙丹：水银 50g　火硝 35g　白矾 40g。

制法：先将火硝白矾研细，放在碗内，将水银倒在药中；将碗盖好，用纸条以面糊封好，用盐、黄泥将碗封固，上碗底放上米粒。先温火，中火，后暴火。待碗底米粒微黄为度（约 2 个多小时），待碗凉时再取药。

用法：少许外贴膏药或油纱布均可，隔日换 1 次。

人参养荣汤：党参 20g　白术 15g　炙黄芪 30g　炙甘草 10g　陈皮 10g　肉桂心 5g　当归 15g　熟地 10g　茯苓 15g　远志 5g　白芍 10g　大枣 10g　生姜 10g。

功效：补益气血

用法：水煎，1 剂日 2 次，口服。其中肉桂心焗冲服，日 1 剂。

4. 补肾壮阳法治疗胸腰椎结核（阴寒入骨）

李某，男，43 岁，满族。

初诊：1999 年 4 月 15 日。

主诉：腰背部疼痛两年多，加重两个月。

现病史：两年前无明显诱因，出现腰背部疼痛，时轻时重，近两个月症状加重，腰酸痛无力，夜间尤甚，腰及两腿怕冷，小便频数。今来我院就诊。

症状及体格检查：腰活动受限，拾物试验（+），胸腰段轻度角凸，胸 12、腰 1 椎棘上棘旁（右）压痛（+）。脉沉细无力，舌质淡，苔薄白。

影像学及理化检查：X 线摄片示：胸 12、腰 1 椎间隙变窄，椎体边缘不整。椎旁可见脓肿阴影。胸部透视：两肺门增大，肺纹理增粗。化验：血、尿常规正常，血沉 80mm/小时。

诊断：胸腰椎结核（阴寒入骨）。

辨证：本病因肾阳不足，髓海不充，气血不和，痰湿凝聚于脊梁，腐骨蚀筋而致。

治则治法：补肾壮阳，温通经脉，化痰健骨。

内服方药：熟地黄 30g　鹿角霜 20g　熟附片 15g　紫肉桂 10g　炮姜 10g　补骨脂 15g　仙灵脾 15g　白芥子 15g　蜈蚣 2 条　守宫 3 条　山茱萸 15g　当归 15g　川芎 15g。15 剂水煎，1 剂日 2 次，口服。

二诊　1999 年 4 月 30 日。服药两周，畏寒乏力、尿频症状消失，食欲增加。下肢行走较前有力、腰背部疼痛轻、肿块渐小。辨证：辨证：肾气渐强，邪毒将去，嘱按前方加炮山甲 15g，山慈菇 15g 服 1 个月。

三诊　1999 年 5 月 28 日。患者精神状态良好，面有华色，脉象沉缓，舌苔薄白。腰活动轻度受限，局部压痛轻度，腰部（右）肿块基本消散，触痛（−）。X 线摄片复查：胸 12、腰 1 椎骨质有修复，轮廓清晰，椎旁肿块阴影基本消失。化验：血沉 22mm/小时，辨证：正气得以补充，邪毒已退，嘱按 5 月 1 日方减炮山甲继服 1 个月，后服骨结核散 1 个月，以巩固疗效。

治疗效果：随诊经治疗症状基本消失，嘱其注意休息，勿过劳，追诊 1 年，未见复发。

按语：脊柱结核亦称"龟背痰"，属"骨痨"范畴。气血不足，营卫失和，劳倦过度，肾气虚衰，骨骼空虚是本病之本；风寒乘虚侵袭，痰浊凝聚，或因跌扑闪挫，损筋伤骨，致使气血凝滞，积聚漫肿，则是本病之标。在整个病程中，其始为寒，久则寒化为热，热壅成脓，但溃疡甚慢，一旦溃破，脓水淋漓，不易收敛。若治疗不当，缠绵日久，穿筋蚀骨，极易致残。

本病的演变较为复杂，为阴寒入骨之证。盖肾主骨，为先天之本，命门火衰，则精气不旺，若冬无夏，气血凝滞于筋骨而成此患。肾水亏乏，则骨髓空虚，不能司作强技巧之职，故《素问·脉要精微论》云："……转摇不能肾将惫矣"，"不能久立，行将振掉，骨将惫矣"。所以其病在肾，其治在骨，其证属寒。按上述病例乃属阴寒之证，其病邪在阴分，非用阳和通腠之法，不能解其寒凝，阳和一转，则阴分凝结之毒便能化解，故以补肾壮阳之法为主。方中以桂、附为主药，肉桂下行益火之源，附子乃命门之要药，温补肾阳，壮命门之火，命火旺则寒凝之气得温而散，配炮姜以助温经之力。张景岳云："善治阳者，必于阴中求之，以阳得阴助，则生化无穷，"故熟地黄、山茱萸补肾阴而收敛，扶阳宜养阴也。用鹿角霜、仙灵脾、补骨脂壮肾添精益髓；归、芎调和营卫，使气血流畅；白芥子、守宫、蜈蚣、炮山甲、山慈菇，抗痨散结，化痰祛瘀，温通经脉，促使脓肿吸收。是以寒凝一解，阴阳气血双补，化精有源，精足髓充，痨祛骨健，诸症无不瘥矣。

第五章　内伤与骨科杂病

脑震荡后遗症

张某，男，43岁，工人。

初诊：1996年1月12日。

主诉：头痛、眩晕、恶心、烦闷，睡眠不实，左眼视物模糊1月余。

现病史：该患者1个月前从高架上坠落至头部损伤，当时头面部及左肩均有皮擦伤，局部少量渗血，昏迷不省人事，经某医院抢救复苏，擦伤创面已完全愈合。但留有上述症状，经多方治疗无效。随来我院就诊。

症状及体格检查：患者精神不振，言语合作，脉象浮滑，舌质淡红，苔薄白，血压130/90mmHg，体重58kg，眼底检查未见出血，两侧瞳孔不等大，左眼对光反射迟顿，视物不清，头面部及左侧有皮擦伤脱痂痕。四肢活动不受限，颈软、腹部无包块，肝脾肾未触及，病理反射未引出。

诊断：脑震荡后遗症。

辨证：系髓海震伤，淤血阻滞经络，流行不畅，复感外邪于内，精明受扰，致使脏腑之气不得上注清窍，而现上述见症。

治则治法：首当清解外邪，佐以升清降浊、逐瘀之法。

内服方药：紫丹参20g　钩藤20g　天麻15g　川芎15g　谷精草15g　蔓荆子15g　菊花20g　白芷15g　防风10g　旋覆花15g（包）　细辛3g　薄荷10g（包煎、后下）。7剂水煎，1剂日2次，口服。

二诊　1月20日。头痛、眩晕均减轻，恶心少作，左眼视物仍不清，心烦失眠，多梦。治法同前，遂于前方减防风细辛。加活血之桃仁、红花，清肝明目之石决明。日1剂，嘱服1周。另用全蝎3g、朱砂1.5g、琥珀5g，共研细末分3次随汤冲服。

三诊　1月27日，头微痛稍作，不眩晕。左眼视物好转，也能入睡，梦少，近日脘闷，食少。诊查：脉见虚弦，舌质淡无苔。按病情趋于好转，2周来重用疏风之剂，恐阴液被耗，以镇静安神通络清脑为治。

处方：生牡蛎30g　生龙骨25g　石决明25g　磁石20g　白芍20g　龟甲20g　焦三仙各15g。日1剂，仍冲服前方散药，服1周。

四诊　2月3日。左眼近视较清楚，睡眠较好，梦少，近日头沉，不眩晕，不痛，饮食略增，全身乏力。查：脉缓无力，证属邪祛正虚，清阳不宣，治以养阴清脑为法。

处方：黄芪25g　黄精20g　党参15g　白术15g　茯神15g　炒枣仁15g　石菖蒲15g　菊花20g　佛手15g　焦山栀15g　天麻15g　柴胡10g　升麻7.5g。日1剂，仍冲服前方散药。

按语：脑的生理功能及其作用，中医学早有认识，《素问·脉要精微论》："头者精明之府"、《素问·灵兰秘典论》："心者君主之官，神明出焉。"张隐庵注云："诸阳之神气会于头，诸髓之精气聚于脑，故头为精明神明之府……"所谓"精明"、"神明"是一言其体，一言其用，必靠心主及其他脏腑的精气奉养才能形成，同时由于心脑的密切联系，对各脏腑的协调起主导作用。因此，头部外伤，或其脏腑经络受到六淫七情的伤害，发生太过不及等失调时，就可以直接影响其"精明"作用，而出现一系列紊乱症状。如头痛、眩晕、失眠等等。该病的眩晕是由外伤所致，因其既往无病，故此种晕痛由外伤而来是可以理解的。外伤眩晕不仅脑本体受伤，且能影响心脑的正常联系，并对其他脏腑亦可波及而出现一系列失调现象。神不守舍的惊悸失眠，肝不藏魂的夜梦纷纭，脾胃失和而出现消化不良。同时可以因瘀血阻络致发剧烈头痛，目视不清。亦可因外伤后外邪乘机而入，客于躯体，致使头痛眩晕难以恢复。日本人丹波元坚谓："此非邪凑则虚之谓，言气血虚之处，邪必凑之。"另一方面，既无外邪壅滞，外伤后，脑既要维持其生理功能又要修复和调节创伤，因之亦给身体在供给上提出较高的要求，必须补助元气，疏通经络，才能解决其脑的病变，否则眩晕、头痛等症状缠绵不已，久不能愈，给患者在精神上造成很大负担。

本病病情比较复杂，几十年来治疗脑震荡后遗症达数百例，完全本着"辨证施治"的原则，凡外伤夹有外邪的，先祛其外邪，有瘀滞的，即行宣通经络，无其他外邪见证的，即施升补兼佐通络，这样既照顾整体，又顾忌到局部，而受到较为满意效果。

内伤血证

刘某，男，30岁。

初诊：2011年6月20日。

病史：患者于3天前工作时不慎被重物击中小腹后出现小腹部疼痛，自行服用云南白药，无明显效果，疼痛持续不缓解，为寻求系统治疗而就诊于刘柏龄教授诊室。接诊时患者自述小腹部疼痛剧烈，拒按，按之痛增，大便已三日未解，小便尚可，余无明显不适。

症状及体格检查：下腹拒按，无恶寒发热，舌质红，苔薄黄，脉沉实。

影像学及理化检查：提检腹部超声检查示腹部肝、脾、肾未见损伤，输尿管、膀胱未见明显异常，未见肠穿孔，肠挫伤。

治则治法：诊为腹壁挫伤，瘀血内郁而化热，瘀热互结之下焦蓄血症，治以破血下瘀。

处置：予以桃核承气汤化裁，具体如下：

桃核20g　大黄10g　桂枝10g　炙甘草5g　芒硝5g　乳香10g　没药10g。

治疗效果：复诊时症状明显改善，再予3剂而其病霍然。

按语：桃核承气汤原方出自《伤寒论》，原方主治邪在太阳不解，传入下焦，瘀热互结所致之下焦蓄血证。瘀热结于下焦，故少腹急结，因系下焦蓄血而非蓄水，故小便自利，热在血分，故至夜发热，瘀热上扰心神，故其人如狂。烦躁不安，甚则谵语昏狂。证属瘀热互结，治当逐瘀泄热。方中桃仁破血祛瘀，大黄攻下瘀积，荡涤热邪，二药合用，瘀热并治，共为主药，桂枝通行血脉，助桃仁破血行瘀，芒硝软坚散结，助大黄通便泄热，以辅药；加用乳香、没药以行气活血，消肿止痛；炙甘草调胃安中，并缓和诸药峻烈之性，以为佐使，全方共奏破血下瘀之功，以治瘀热蓄结于下焦之证，刘老辨证准确，用药考究，药小力专，故获良效。

内伤疼痛

贾某，女，28岁。

初诊：2011年7月2日。

病史：患者于半年前顺产1女，无大出血之症，产后1月出现腰酸膝软，足跟隐痛等症状，近1月来上述症状加重，并出现全身疼痛，以双腿为重，行走加剧，曾自行服用六味地黄丸，外用风湿膏等药，无明显效果。曾就诊于当地县人民医院，检查血常规、血沉、抗链"O"、类风湿因子等未见明显异常，服用芬必得等止痛药后稍缓解，但停药后疼痛即复发。经人介绍到刘柏龄工作室就诊。刘老经问问后得知患者产后一直使用母乳喂养幼儿，两个月前月经来潮，每月1行，月经量少,色淡,眠差,入睡困难,饮食可,小便可,大便秘,5日1行。

症状及体格检查:精神萎靡,颜面失华,无光泽,舌质淡,苔薄白,脉沉细无力。

影像学及理化检查:血常规未见明显异常。

治则治法:诊为血虚身痛,治宜养血活络止痛。

处置:方用四物汤化裁,具体如下:

当归15g 熟地20g 白芍15g 川芎10g 制首乌20g 黄芪30g 茯神20g 龙眼肉20g 大枣20g 生姜10g 甘草6g。7剂,水煎,1剂日2次,口服。

二诊 2011年7月9日。患者精神状态好转,大便2日1行,较为通畅,自觉上身疼痛明显减轻,但行走下肢仍感疼痛。在原方基础上加木瓜15g,伸筋草30g,鸡血藤30g,又服7剂后临床症状基本消除。

治疗效果:2011年7月16日。三诊,患者疼痛症状基本消失,为巩固疗效改服中成药归脾丸以补益心脾。2月后随访,患者精神焕发,无不适症状,已自行停药。

按语:引起疼痛的原因主要有两种,或为不通则痛,或为不荣则痛,《素问·举痛论》曰:"客于脉外则血少,故卒然而痛",本案患者因分娩伤及气血,虽无明显的大失血表现,产后气血耗损不可避免,血虚不能濡养肌肉关节,肢体经络,四肢百骸,失于气血濡养,故可见全身疼痛。在分析病因病机时紧扣失荣则痛之机,治病求本,将补血益气作为治疗之要务,使血旺气足,肌体得养,则疼痛减轻。四物汤是补血之要方,方中当归补血活血、止痛润肠;白芍养血敛阴止痛;川芎入血分,理血分之气;熟地补血滋阴。加制首乌既可补益精血,又能润肠通便。因患者正在哺乳,而月经又至,耗伤气血,而月经与乳汁皆由脾胃所化生,因此加入黄芪、姜、枣、甘草健脾益气,调营和中。加用茯神、龙眼肉又增养心安神之功,以改善患者睡眠状况,诸药配合,共奏补血止痛、健脾生血之功。

服药7剂后,下肢疼痛减轻不明显,考虑产后体虚,难免有风寒湿邪趁虚而入,在原方基础上加舒筋活络之木瓜、伸筋草、鸡血藤等药,故用后疗效颇佳,后改用归脾丸巩固疗效,故获痊愈。

内伤发热

王某,男,45岁。

初诊:2011年8月5日。

病史:患者因反复发热1个月就诊。患者于1个月前劳累后出现发热症状,服用甲氨蝶呤、柳氮磺胺吡啶、激素、抗生素及清热解毒中药等治疗,病情无好转。患者既往患有类风湿性关节炎病史10年。接诊时见患者发热,体温39.0℃,虽发热,但穿衣较常人厚,自述喜近衣被,纳呆,不欲饮食,夜眠可,二便正常。

症状及体格检查:触之手足心热似由里而发,神疲懒言,面色萎黄,食欲不振,舌质淡白,苔白微腻,脉细数无力。

影像学及理化检查:提检血常规及C反应蛋白,未见明显异常。

治则治法:诊为内伤发热-气虚证,治以益气健脾,甘温除热之法。

处置:方用补中益气汤加减化裁,具体处方如下:

黄芪50g 党参15g 白术20g 陈皮20g 当归10g 升麻5g 柴胡5g 桂枝15g 白芍20g 焦三仙各15g 生姜5g 大枣10g 甘草10g。7剂,水煎,1剂日2次,口服。

治疗效果:2011年8月12日复诊,患者自觉服药后身体状态好转明显,进药6剂后体温降至37.5℃,就诊时查体温37.3℃,食欲好转,效不更方,继服7剂后体温降至正常,余无明显不适。

按语：发热可分为内伤发热和外感发热两种，而后者多兼加表证出现，发病急，病程短。内伤发热病程久，发病缓慢，而病因多端，有气虚，有阴虚，有阳虚，有血虚，有气郁，有血瘀，有痰郁，病因不同，治亦有别。患者久病失于调护，以致脾胃内伤，中气不足，虚则不能内敛而外越，以致发热。即《内经》"阳气者，烦劳则张"。《医学入门·发热》云："内伤劳役发热，脉虚而弱，倦怠无力，不恶寒，乃胃中真阳下陷，内生虚热，宜补中益气汤。"故本案治疗上以补中益气汤为基础，结合患者实际情况而加用焦三仙等药，方证相应，故获良效。本例患者宿患类风湿性关节炎，从外感发热治疗无效，以甘温除热而获殊功。所以，在诊治内伤发热时应审证求因，辨证施治，切忌一见发热就滥用寒凉，以免苦寒太过化燥伤阴或伤脾败胃，以致中气更虚，发热更甚。

内伤呕吐

孙某，男，8 岁。

初诊：2011 年 9 月 3 日。

病史：家属代述患儿从 7 岁开始无明显诱因出现呕吐，活动后呕吐明显，剧烈运动后呕吐更甚，曾就诊于多家医院，行各类检查均未见异常，服用各种药物、偏方均无明显效果。

症状及体格检查：舌质红，苔薄黄，脉弦细数。

影像学及理化检查：无。

治则治法：诊为少阳证，治以和解少阳，和胃止呕。

处置：方用小柴胡汤加减，具体处方如下：

柴胡5g 黄芩5g 党参5g 姜半夏3g 旋覆花5g 炙甘草3g 生姜3片 大枣10g枚。5剂，水煎，1剂日2次，口服。

治疗效果：2011 年 9 月 8 日。患者复诊，家属代述患者服药 2 剂后，呕吐即止，5 剂后活动亦无呕吐表现，一如常人，查舌质转淡，苔薄白，脉象和缓。

按语：患者患呕吐一病而久治不愈，可谓顽疾，引起呕吐的病因有多种多样，而本案患者则为小柴胡汤证，而呕吐只是其临床表现之一，因为少阳郁火犯胃，胃失和降，阳气者，烦劳则张，活动后少阳郁火更加旺盛，故活动后呕吐加剧。小柴胡汤方出自《伤寒论》，其论少阳证有七大主证，即口苦、咽干、目眩、往来寒热、胸胁苦满、嘿嘿不欲饮食、心烦喜呕。七大或然证，即或胸中烦而不呕、或渴、或腹中痛、或胁下痞、或心下悸、小便不利、或不渴、身有微热、或咳者。并明言"有柴胡证，但见一证便是，不必悉具"。此患儿只有呕吐一个症状，查其舌质红，苔薄黄，脉弦细数，知其有热，故诊为少阳证，有是证便用是药，用对经方，确实效如桴鼓。刘老认为应该学习经典，背诵经典，只有将经典理论知识烂熟于心，才有可能在临床中应用的得心应手，在临床中应用经方要善于抓主症，辨证准确即可用药。

内伤便秘

李某，男，32 岁。

初诊：2011 年 4 月 8 日。

病史：患者因 2 年前肺癌行肺叶切除术后出现大便干结难解，多呈颗粒状，初用"开塞露"等药辅助通便，后用"开塞露"等亦无效。接诊时见患者大便已 7 日未行，常有饥饿感，饥饿时胃脘不适，胃纳可，无反酸及胃痛，寐差，劳累时头晕。

症状及体格检查：形体瘦弱，手脚发凉，舌质淡，苔薄白，脉沉细弱无力。

影像学及理化检查：无。

治则治法：方药：桂枝15g 肉桂10g 生白芍20g 炙甘草10g 干姜15g 大枣10g 生麦

芽 20g　麻子仁 30g　麦芽糖（冲服）2 汤匙。10 剂，水煎，1 剂日 2 次，口服。

二诊　2011 年 4 月 8 日患者复诊，患者自述服药后大便成条状，4 日一行，较前明显顺畅；其他临床症状亦有好转，头晕未作；舌质暗淡，苔薄白，脉象和缓，较前有力，效不更方，继续服用前方 10 剂。

治疗效果：患者未再复诊，随访患者得知，患者服用 20 剂之后，又自行抓药服用 20 剂，无明显临床不适，已获全效，故未再诊。

按语：患者癌症术后，本体素虚，虽有大便不通，但患者一派虚象，故治法用药不宜强行通下，否则重创正气，以致变证，更难治疗，故治疗宜强壮体质，当缓养固本，不宜强攻通便，酌情润肠通便即可。本案选用小建中汤，其方证为：皮肤细腻，形体偏瘦或体质量下降；饿时腹痛或胃脘不适，喜甜食，大便干结；舌质暗淡而柔嫩，脉弱，其中"常有饥饿感，饥饿时胃脘不适，胃纳可"，为该方重要使用指征，刘老在治疗中善抓主症，善用巧药，故可获良效。

内 伤 腹 胀

赵某，男，58 岁。

初诊：2011 年 6 月 25 日。

病史：患者于 2 个月前无明显诱因出现腹胀，进食后明显加重，自认为是"消化不良"，自行服用"多潘立酮、健胃消食片、温胃舒"等药，效果反复，腹胀反复发作，患者痛不堪言。近一周来腹胀明显加重，自行服用上述药物无效，故求治于刘柏龄教授。接诊时见患者胀，伴手足不温，平时多饮，无明显冷热喜恶，食欲不振，夜眠尚可，二便亦可。

症状及体格检查：患者形体较胖，面色偏白，舌质胖大，边有齿痕，色淡，苔白厚腻滑，脉滑数。

影像学及理化检查：腹部超声检查未见明显异常。

治则治法：诊为中焦寒湿内阻，气机不畅，治以温中燥湿健脾，行气和中。

处置：方用附子理中汤加平胃散加减，具体处方如下：

附子 10g　党参 10g　干姜 15g　厚朴 15g　陈皮 15g　苍术 15g　川楝子 10g　延胡索 10g　炙甘草 5g。7 剂，水煎，1 剂日 2 次，口服。

二诊　2011 年 7 月 2 日，患者自觉服上药后手足转温，腹胀好转，大便排出不畅。在此上方基础上加火麻仁 30g。7 剂水煎，1 剂日 2 次，口服。

三诊　2011 年 7 月 9 日患者，患者自述服药后排气、排便较前增多，排气、排便后腹胀稍减。7 剂水煎，1 剂日 2 次，口服。

治疗效果：随访患者得知患者服药后诸症消失，无明显不适，腹胀已愈。

按语：腹胀一症有虚实之分，而虚者宜补，而实者易泄，本案患者形体较胖，古人云"肥者多湿，肥者多痰"，痰湿之邪阻滞气机流通故出现腹胀。故治以温中燥湿健脾，行气和中，方中附子、干姜助阳除湿，四肢为诸阳之本，患者手足转温，但由于其性大温大热，易伤阴液，故服药后出现大便排出不畅一症，故再诊时加用火麻仁等润肠通便之药，即可获效。

内 伤 不 寐

陆某，男，20 岁。

初诊：2011 年 4 月 11 日。

病史：患者于半年前无明显诱因出现夜寐不安，经多方求治无效，遂求诊于刘柏龄教授。接诊时见患者夜寐易醒，乱梦纷纭，惊醒不安，伴头昏健忘，身体丰腴，胸中满闷，晨起痰多呕恶，食少纳呆，食则无味。

症状及体格检查：体型稍胖，舌质红，苔黄厚腻，脉弦滑数。

影像学及理化检查：无。

治则治法：诊为不寐，痰热内扰之证，治以清热化痰安神。

处置：方用黄连温胆汤化裁，具体处方如下：

黄连10g 姜半夏10g 陈皮15g 炙甘草10g 茯苓20g 竹茹15g 炒枳实10g 生姜3片 远志15g 合欢花15g 炒酸枣仁20g。7剂水煎，1剂日2次，口服。

二诊 2011年4月18日，患者自述服上药后即能安寐，余证好转，效不更方，继服上方7剂。

治疗效果：随访患者得知，患者服用上药后诸症明显好转，后自行又按照原方服用7剂后诸症消失，疾病痊愈。

按语：不寐一病，可由心神失养引起，亦可由心神被扰引起，本案患者失眠即是由心神被扰引起，此型不寐多由饮食不节，嗜食油炸烧烤之品，宿食停滞，损伤肠胃，脾胃受损则痰湿内生，痰湿之邪在体内郁久化热即成痰热，痰热上扰心神即可出现不寐。刘老善用黄连温胆汤治疗痰热内扰所致不寐，方中黄连清心泻火，清半夏、陈皮、竹茹、炒枳实理气化痰，茯苓宁心安神，甘草和中补土，调和诸药，诸药合用则痰化热清，神安胆宁，脾运得健，夜寐得安，方用黄连温胆汤清热化痰以治本，加用老师临证多加用远志、合欢、炒酸枣仁等安神药以安神改善睡眠以治标，标本兼治，故患者夜眠得安，7剂即可安睡，终获痊愈。

内伤眩晕

高某，女，47岁。

初诊：2011年10月12日。

病史：患者于1周前因与家人因琐碎之事争吵后出现头晕，头部胀痛，自觉为"感冒"，并自行服用"感冒药"治疗，无效。遂由家人陪诊求治于刘柏龄教授。接诊时见患者头晕头胀隐痛不休，口苦不舒，饮食、睡眠、二便均正常。

症状及体格检查：查见患者面红目赤，形体壮实，舌质红，苔薄黄，脉弦。测血压180/100mmHg。

影像学及理化检查：无。

治则治法：诊为眩晕，肝火上炎之证，治以平肝潜阳，熄火止眩。

处置：方用天麻钩藤饮化裁，具体用药如下：

天麻15g 石决明20g 杜仲15g 牛膝10g 桑寄生15g 栀子10g 黄芩15g 菊花25g 白蒺藜25g 草决明25g 夏枯草25g 地龙25g 钩藤（后下）20g。7剂，水煎，1剂日2次，口服。

二诊 2011年10月19日，患者自述服上药后头晕头胀疼痛明显减轻，口苦好转不明显。于上方中加龙胆草15g，7剂，水煎，1剂日2次，口服。

嘱患者注意保持心情愉悦，尽量避免情绪激动。

治疗效果：2个月后随访患者，得知患者头晕、头胀疼痛、口苦等不适症状已消失，血压亦恢复正常，130/80mmHg，恢复正常工作和生活。

按语：眩晕一病，中医有不同分证，病因有虚有实。西医的多种疾病均可引起眩晕症状，高血压病、颈椎病、五官科疾病等等。本案患者西医诊断为高血压病。中医诊断为眩晕肝火上炎之证，且情绪激动为其诱因，情绪激动之时，肝气上逆，血随气上涌，轻者头晕、头痛，重者可出现中风危候，患者已年过四十，肾气始衰，尤肾阴不足，木失滋荣而肝阳上亢，扰及清窍所致。治疗方用天麻钩藤饮平肝潜阳，酌加白蒺藜、草决明、夏枯草、地龙等平肝清肝之品，属潜阳、息风、止痛三种药物共同组合，同时嘱患者注意个人调护，故可获全效。

内伤健忘

王某，男，19岁。

初诊：2011年2月12日。

病史：患者于1年前无明显诱因出现健忘、头晕等症状，自以为学习压力大，并未在意，近1个月来，上述症状加重，并严重影响到患者的日常生活和学习，遂前来就诊。接诊时见患者健忘、头晕、乏力、易疲劳，少言懒动，饮食及夜眠一般，二便尚可。

症状及体格检查：面色少华，体态肥胖，精神疲惫，反应呆钝。身高体重指数52kg/m²；舌质淡胖，苔白厚腻，脉弦滑。

影像学及理化检查：血常规、肝功能、肾功常规及血脂常规未见异常。

治则治法：西医诊断为神经衰弱。中医诊断为健忘，证属痰浊上壅，清窍失养，治以化痰开窍。

处置：方用涤痰汤加减，具体用药如下：

陈皮15g　清半夏10g　川贝母（研末冲服）3g　炒枳实15g　白术20g　茯苓20g　葛根20g　远志20g　石菖蒲10g　炒酸枣仁30g　竹茹15g　炙甘草5g。7剂，水煎，1剂日2次，口服。

二诊　2011年2月19日，患者自觉服药后记忆力好转，精神渐振，痰涎减少，眩晕止。上方加川木通10g，香附10g，山楂20g，7剂，水煎，1剂日2次，口服。

治疗效果：随访患者，患者服用完上7剂药后，自觉身体记忆力及身体状态明显好转，后自行服用上药14剂后恢复以往良好状态，便自行停药，健忘已经痊愈。

按语：健忘一病，多见于中老年患者，而青少年者少见。随着生活水平的提高，饮食不节，好逸恶劳之人越来越多，饮食不节则脾胃内伤，痰湿内生，好逸恶劳则气血运行不畅，留滞体内。痰湿之邪随气升降，无处不到，其上扰脑窍，脑窍失养，发为健忘；治宜化痰通窍益智。药用陈皮、清半夏燥湿化痰，降逆和胃；川贝母清化痰热；枳实破气除痞，化痰消积；白术、茯苓健脾渗湿，以绝生痰之源；葛根升发脾胃清阳之气；远志安神益智，祛痰开窍；石菖蒲开窍醒神，化湿和胃，宁神益智；酸枣仁养心、益肝、安神；炙甘草解毒和中，调和诸药。二诊加入川木通、香附、山楂等药，可消食化积，清热利湿。诸药共奏化痰开窍益智之功，可使脾健、痰除、浊化、清阳之气上升，清窍得养则健忘可除。此病短时间内可获效，但是要获得痊愈则需坚持服用药物。

内伤惊悸

董某，男，42岁。

初诊：2011年11月14日。

病史：患者因2年前突受惊吓后出现心悸等症状，曾多方求治，无明显效果，患者痛苦不堪，遂就诊于刘柏龄教授工作室。接诊时见患者心悸易惊，失眠，多梦，常于梦中惊醒，阵发寒热，手足心热，偶有双手颤抖不止，饮食一般，小便黄，大便秘。

症状及体格检查：P90/min，BP 180/100 mmHg。舌质暗红，边有齿痕，苔白腻，脉弦滑。

影像学及理化检查：常规心电图检查未见明显异常。

治则治法：诊为惊悸，证属痰湿瘀阻，少阳枢机不利之证，治宜祛湿活血，和解少阳。

处置：方用小柴胡汤合黄连温胆汤化裁，具体处方如下：

柴胡15g　黄芩20g　清半夏10g　党参10g　炙甘草10g　生姜3片　大枣10g　陈皮20g　茯苓20g　竹茹15g　炒枳实15g　黄连10g　桃仁10g　红花10g　郁金30g　生龙骨30g　生牡蛎

30g。7剂水煎，1剂日2次，口服。

二诊 2011年11月21日，自觉服上药后惊悸减少，阵发寒热等不适症状明显好转，效不更方，继服上药7剂。

治疗效果：2011年11月28日，服药后患者无明显临床不适，查见舌质淡，苔薄白，脉和缓有力。BP140/86 mmHg。给予柏子养心丸以善后。

按语：惊悸一病，在不同文献中有着不同的解释，大体上可分为三种一是无故自惊而悸动不宁之证。《诸病源候论·虚劳病诸候》："虚劳损伤血脉，致令心气不足，因为邪气所乘，则使惊而悸动不定。"二是因惊而悸之证。《三因极——病证方论》卷十："惊悸，则因事有所大惊"，"遂使惊悸，名曰心惊胆寒。"三是突然心跳欲厥之证。《医学正传·怔忡惊悸健忘证》："惊悸者，蓦然而跳跃惊动而有欲厥之状，有时而作者是也。"本案患者具有明确的受惊吓病史，心悸由惊所致。综合患者临床症状以及舌脉表现，故辨证为痰湿瘀阻，少阳枢机不利，治用小柴胡汤和解少阳枢机，用黄连温胆汤清化痰热，加用桃仁、红花等活血化瘀之品，重用生龙骨、生牡蛎以取重镇安神之效。

内 伤 麻 木

李某，女，58岁。

初诊：2011年3月4日。

病史：患者于2年前无明显诱因出现左侧半身麻木，以左侧肢体麻木为主，曾自行使用"偏方"将麻木部位涂抹生姜汁，无明显效果。曾行头部MRI，脊髓MRI，肌电图等相关检查未见明显异常，近1周上述症状有加重趋势，故来刘柏龄教授工作室求诊。接诊时见患者左侧半身麻木，偶有蚁行感，余无明显不适，饮食及夜眠一般，二便正常。

症状及体格检查：查可见患者左侧半身皮肤感觉略减退，余无明显神经系统阳性体征。舌质淡，苔薄白，脉沉细微。

影像学及理化检查：自备头部MRI，脊髓MRI，肌电图等相关检查未见明显异常。

治则治法：诊为麻木气血不足，肢体百骸失养证，治以补益气血，活血通络。

处置：方用黄芪桂枝五物汤合补阳还五汤化裁，具体处方如下：

桂枝15g　白芍15g　生姜5片　大枣10g　黄芪50g　赤芍10g　川芎15g　当归15g　地龙10g　桃仁10g　红花10g。7剂水煎，1剂日2次，口服。

二诊 2011年3月11日，患者自觉服上药后左侧半身麻木症状好转，身体麻木症状好转更为明显。上方加鸡血藤30g，伸筋草30g。7剂水煎，1剂日2次，口服。

治疗效果：随访患者得知，患者服药后左侧半身麻木症状基本消失，后自行服用2011年3月11日方15剂后麻木症状全部消失，无明显不适，麻木已经痊愈。

按语：麻木一病，中医多认为是由气血不通，肢体经络失养所致。亦可由痰湿瘀血、寒邪凝滞等因素导致。《杂病源流犀烛·麻木源流》："麻木，风虚病亦兼寒湿痰血病也。麻，非痒非痛，肌肉之内，如千万子虫乱行，或遍身淫淫如虫行有声之状，按之不止，搔之愈甚，有如麻木之状。木，不痒不痛，自己肌肉如人肌肉，按之不知，掐之不觉，有如木之厚。"《医学准绳·麻木》："麻属痰属虚；木则全属湿痰死血，一块不知痛痒，若木然是也。"黄芪桂枝五物汤一方出自《金匮要略》：主治血痹症，"血痹阴阳俱微，寸口关上微，尺中小紧，外证身体不仁，如风痹状，黄芪桂枝五物汤主之"。本案患者综合脉证辨为气血不足，肢体百骸失养，方用黄芪桂枝五物汤合补阳还五汤，共奏补益气血，活血通络之功效，因辨证准确，患者虽病程日久，但亦可迅速取效。

内伤头痛

段某，男，52 岁。

初诊：2011 年 8 月 15 日。

病史：患者于 20 年前无明显诱因出现头痛，曾多方求治，行各类检查，未见明显异常，治疗效果亦不佳，2 周前因受凉后头痛加重，持续不缓解，今日为寻求中医药系统治疗而就诊于刘柏龄教授诊室。接诊时见患者头痛，伴头昏，耳鸣，畏寒，全身肌肉疼痛，腰酸困，全身乏力，饮食一般，夜眠尚可，小便黄，大便干。

症状及体格检查：查可见患者面色萎黄；舌质淡暗，苔薄白，脉沉细无力。

影像学及理化检查：血常规检查未见明显异常。

治则治法：诊为内伤头痛，证为瘀血阻络，寒凝经脉证。治当活血止痛，温经散寒。

处置：方用桃红四物汤化裁，具体药物如下：

桃仁 15g　红花 15g　艾叶 12g　当归 12g　生、熟地黄各 15g　川芎 10g　赤、白芍各 20g　丹参 15g　天麻 12g　桂枝 20g　威灵仙 10g　肉苁蓉 12g　白芷 15g　全蝎 5g　蜈蚣 2 条。7 剂水煎，1 剂日 2 次，口服。

二诊　2011 年 8 月 22 日，患者自觉服上药后头痛已缓解，畏寒、肌肉疼痛、腹部隐痛症亦消失，头昏、耳鸣不著，现腰酸膝软明显。效不更方，上方加盐杜仲 20g　狗脊 15g　续断 15g，7 剂。

治疗效果：2011 年 8 月 29 日，患者自觉服上药后诸症明显好转，现已无明显不适。给予中成药金匮肾气丸服用以善后。

按语：头痛一病，有外感和内伤之分，外感头痛多有明显诱因，而内伤头痛则病程日久，起病较缓，其诱因患者亦多不重视或不在意。头痛日久而成顽疾，久病入络，多有瘀血作怪，刘老认为治疗顽固性头痛祛瘀止痛是关键步骤。本案患者病程长达 20 余年，属于顽固性头痛，且本次发病有明确的受凉病史，属于外邪引动内邪两者相互为患而致病。故治疗应在活血止痛的基础上酌加温经散寒，解表止痛之品。患者复诊时头痛已好转，但腰酸膝软明显，故于前方中加入盐杜仲、狗脊、续断等补益肝肾之品，故可获效，三诊患者虽无明显临床不适，但患者已年过半百，实邪易祛，虚证难补，故需用金匮肾气丸等中成药长期服用以善后。

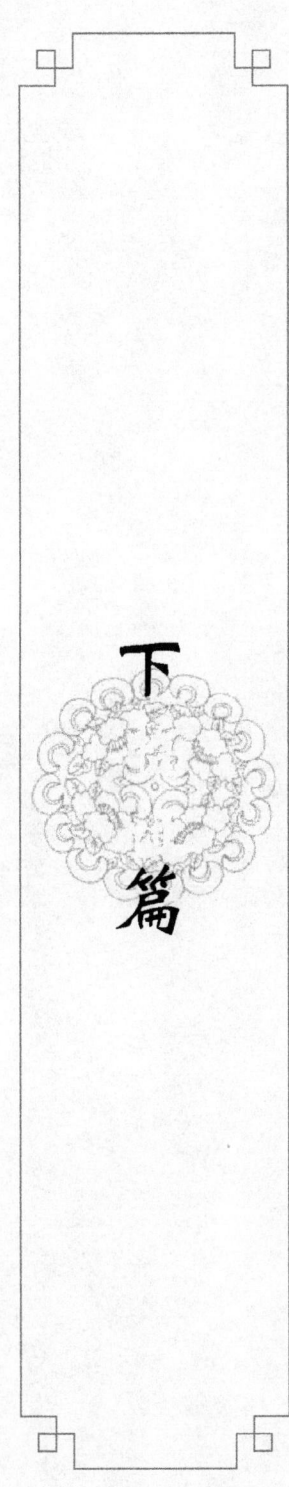

下篇

第一章　天池伤科流派协定处方

腰痛 1 号　（腰椎间盘突出）

鸡血藤 25g　申姜 20g　狗脊 20g　杜仲 20g　鹿角霜 20g　肉苁蓉 15g　枸杞 15g　元胡 15g　豨莶草 15g　牛膝 15g　泽泻 15g　丹参 15g　明天麻 15g　砂仁 5g

腰痛 2 号　（腰椎管狭窄）

熟地黄 50g　申姜 20g　狗脊 20g　杜仲 20g　鸡血藤 20g　丹参 15g　泽兰 15g　泽泻 15g　鹿角霜 15g　元胡 15g　香附 15g　陈皮 15g　怀牛膝 15g　砂仁 7.5g

颈痛 1 号　（神经根型颈椎病）

黄芪 25g　当归 15g　葛根 20g　桂枝 15g　姜黄 15g　丹参 15g　天麻 15g　赤芍 15g　元胡 15g　香附 15g　泽泻 15g　甘草 10g　蜈蚣 2 条

颈痛 2 号　（椎动脉型颈椎病）

天麻 15g　钩藤 20g　半夏 15g　茯苓 20g　葛根 20g　丹参 15g　泽兰 15g　泽泻 15g　陈皮 15g　竹茹 15g　元胡 15g　蜈蚣 2 条　甘草 5g　天竺黄 15g

颈痛 3 号　（神经根型、混合型颈椎病）

白芍 30g　茯苓 20g　葛根 20g　山萸肉 20g　羌活 15g　姜黄 15g　桂枝 15g　威灵仙 15g　乌梢蛇 15g　元胡 20g　红花 10g　仙灵脾 20g　麻黄 10g　蜈蚣 2 条　天麻 15g　白蒺藜 20g　丹参 20g　陈皮 15g　炙甘草 20g

膝痛 1 号

伸筋草 15g　苍术 20g　泽泻 15g　泽兰 15g　五加皮 20g　赤芍 15g　丹参 15g　申姜 20g　豨莶草 15g　川断 15g　防风 10g　陈皮 15g　薏米仁 50g　蜈蚣 2 条

膝痛 2 号

熟地 30g　申姜 20g　怀牛膝 15g　肉苁蓉 15g　天麻 15g　丹参 15g　五加皮 15g　防风 15g　蜈蚣 2 条　元胡 15g　淫羊藿 15g　香附 15g

膝痛 3 号

豨莶草 20g　牛膝 20g　丹参 20g　防己 15g　夏枯草 15g　当归 15g　薏米 15g　泽兰 10g　土茯苓 15g　丝瓜络 10g　元胡 15g　功劳叶 10g

膝痛 4 号

黄芪 30g　豨莶草 20g　川牛膝 20g　丹参 20g　夏枯草 15g　汉防己 15g　当归 15g　薏苡仁

15g　土茯苓15g　泽兰10g　女贞子15g　功劳叶10g　延胡索15g　丝瓜络10g

肩臂祛痛汤

元胡20g　白术20g　制附子10g　姜黄15g　当归15g　羌活10g　山萸肉15g　防风10g　赤芍15g　白芍15g　川芎10g　甘草10g　桑枝15g

肩臂祛痛汤2号

粉葛根30g　生龙牡各30g　白蒺藜20g　延胡索20g　炒白术20g　制附子（先煎）10g　片姜黄15g　山萸肉15g　嫩桑枝15g　当归尾15g　羌活10g　防风10g　赤白芍各15g　川芎10g　甘草10g

第二章　天池伤科流派常用中药选

中药是治病的重要武器，历代医家经过长期的医疗实践，积累了丰富的用药经验，值得我们继承发扬。现结合笔者临床经验介绍25味对治疗骨伤骨病有较好疗效的常用中药。大体分为5类。①解表类：麻黄、桂枝、羌活、葛根。②祛风湿类：独活、桑枝、五加皮、威灵仙、豨莶草、伸筋草、桑寄生。③活血祛瘀类：鸡血藤、牛膝、土鳖虫、泽兰、自然铜。④平肝息风类：天麻、牡蛎、蜈蚣。⑤补益类：熟地、狗脊、续断、杜仲、骨碎补、山茱萸。下面分别介绍这些药物的性味归经、功效、临床配伍应用及现代药理研究，重点介绍其在治疗骨伤骨病方面的应用价值。

第一节　解　表　类

一、麻　黄

【处方用名】　麻黄、净麻黄、炙麻黄、麻黄绒。
【性味归经】　辛、微苦、温，归肺、膀胱经。
【药物功效】　发汗解表，止咳平喘，利水消肿。
【临床应用】　本品善散肺与膀胱经风寒。脊柱疾病用麻黄，取其轻扬之性，能使肌肉间郁积之邪透达皮外。常作为佐使药用于治疗脊柱退行性变、颈腰部急性扭挫伤瘀肿疼痛等的方剂之中。常用量为5~10g。

(1) 用于腰椎管狭窄症，配鸡血藤、骨碎补、杜仲、鹿角霜、地龙、狗脊、赤芍、苏木、独活、乳香、没药、天麻等。即通督壮腰汤（刘氏经验方）。

(2) 用于肥大性脊柱炎，配熟地黄、淫羊藿、肉苁蓉、杜仲、骨碎补、鹿衔草、鸡血藤等。

(3) 用于瘀血阻滞之腰腿痛，配儿茶、血竭、没药、乳香、穿山甲、土鳖虫、红花、地龙。

(4) 用于膝关节滑膜炎，配黄柏、苍术、薏苡仁、赤芍、鸡血藤、威灵仙、虎杖、牛膝。

(5) 用于腰部损伤中后期，配杜仲、狗脊、肉桂、熟地、白芍、菟丝子、牛膝、泽兰、续断、丝瓜络等。

(6) 用于类风湿关节炎，遇寒加剧者，配五加皮、炙川乌、桂枝、防风、青风藤、鸡血藤、细辛等。

【现代研究】　麻黄碱不能诱发出汗，但当人处于高温的环境时能增加其发汗量，其作用可能是中枢性的；麻黄碱有松弛支气管平滑肌，解除支气管痉挛而平喘的作用；d-伪麻黄碱有明显的利尿作用；麻黄水提取物及乙醇提取物能抑制过敏介质的释放，但无抗组胺的作用；麻黄碱对骨骼肌有抗疲劳作用，且可用于重症肌无力的治疗；麻黄碱能兴奋大脑皮质和皮质下中枢，引起精神兴奋、失眠等症状；麻黄挥发油乳剂有解热作用，对流感病毒亦有明显的抑制作用。

二、桂　枝

【处方用名】　桂枝、嫩桂枝、桂枝尖。
【性味归经】　辛、甘、温，归心、肺、膀胱经。
【药物功效】　发汗解肌，温经通脉，助阳化气，平降冲逆。
【临床应用】　本品主入心、肺、膀胱经，兼走脾、肝、肾经。桂枝辛散，温通经脉，活血散寒，横通肢节，上可用治胸阳不振，心脉痹阻，胸痹绞痛；中可用治脾胃虚寒；下可用治妇女血寒经闭及癥瘕腹痛。长于温经通络而止痛。常用量为3～10g。外感热病、阴虚火旺、血热妄行的出血证均当忌用。

（1）用于风寒湿痹、肩背肢节酸痛，配附子、姜黄、羌活、桑枝等。
（2）用于颈部扭伤而兼风寒侵袭者，配麻黄、白芍、葛根、甘草、生姜、大枣，水煎，1剂日2次，口服，并用药渣湿热敷颈部。
（3）用于腰膝酸痛、肢体无力，配杜仲、牛膝、木瓜、鱼鳔，先将鱼鳔土炒成珠后，与诸药共研为末服。
（4）用于坐骨神经痛，配豨莶草、牛膝、地龙、赤芍等。

【现代研究】　桂皮油能使血管扩张，调整血液循环，使血液流向体表，有利于散热和发汗，故有解热作用。桂枝水煎剂有抗菌、抗病毒作用。桂枝醛有镇静作用，可增强环巴比妥钠的催眠作用，有镇痛及利尿作用。另外，桂枝还有抗过敏和健胃作用。

三、羌　活

【处方用名】　羌活、川羌活、西羌活。
【性味归经】　辛、苦、温，归膀胱、肾经。
【药物功效】　解表散寒，祛风胜湿，通利关节，蠲痹止痛。
【临床应用】　本品辛温，上升发表，气雄而散，主散太阳经肌表游风及寒湿之邪。对外感风寒湿邪引起的项背强痛，关节疼痛诸症，皆可应用。而尤适用于上半身肌肉关节风湿痛或腰背部肌肉自觉畏冷挛缩者。与桂枝相比，本品长于散头颈脊背风寒，桂枝善于散四肢风寒。常用量为3～10g。

（1）用于肩背痹痛，配天仙藤、姜黄、桂枝。
（2）用于全身肢节疼痛、二便不利，配当归、独活、防己、车前子、大黄、枳实等。
（3）用于筋骨损伤、发热体痛，配独活、当归、川芎、防风、续断、丹皮、桃仁、生地、乳香、黄芩、柴胡。
（4）用于历节风痛、关节痹痛，配独活、松节、秦艽，各等份，酒煎。

【现代研究】　羌活有抑制结核杆菌及真菌的作用，又有解热、发汗及镇痛作用。

四、葛　根

【处方用名】　葛根、粉葛根、干葛根、煨葛根。
【性味归经】　甘、辛、凉，归脾、胃经。
【药物功效】　解肌退热，透发麻疹，生津止渴，升阳止泻。
【临床应用】　葛根在脊柱疾病的治疗中应用较多，各型颈椎病均可在辨证的基础上加入本品。近年来，以葛根为主治疗颈椎病的报道逐渐增多。葛根能发表解肌，升阳生津，祛风邪，尤对改善颈椎病之头晕头痛、项背强痛、耳鸣、肢麻疗效为佳。葛根单用或用提炼葛根酮制成片剂（愈风宁心片）可以改善脑血液循环，扩张冠状动脉，用治高血压、颈项强痛、心绞痛及突发性耳聋有较好的疗效。常用量为10～15g，可用至30g。

【现代研究】 葛根含大豆黄酮，有解痉作用，能对抗组胺及乙酰胆碱的作用。葛根有解热和轻微降血糖作用，能降血压并能增加心脑及冠状血管流量。

第二节　祛风湿类

一、独　活

【处方用名】　独活、川独活。
【性味归经】　辛、苦，温，归肝、肾、膀胱经。
【药物功效】　祛风除湿，舒筋活络，散寒止痛。
【临床应用】　本品辛散苦燥温通，主入肾经，善祛风湿止痛，为治疗风寒湿痹的要药。凡风寒湿邪痹着肌肉关节者，无问新久，均可应用。对下半身风湿、腰腿疼痛、两足痿痹、不能行走者尤为适宜。本品与羌活均有祛风湿作用，但羌活善攻，透肌表之游风及上半身风寒湿邪，能通达全身；独活善行，主散在里之伏风及下半身风湿之邪，还有通经活络、强筋骨、疗痹痛之效。常用量为10～15g。

（1）用于腰脊损伤后期，肝肾虚损之风寒湿痹，腰膝冷痛无力等，如独活寄生汤。

（2）用于坐骨神经痛、肩周炎、风湿性关节炎，配羌活、全蝎、蜈蚣、三七、麻黄、白芍、威灵仙、红花、甘草等。

（3）用于腰椎管狭窄症属于风寒湿邪痹阻经络出现腰膝酸痛、下肢麻木，配桑寄生、秦艽、豨莶草、防风、防己、木瓜、杜仲、牛膝等。

【现代研究】 独活具有抗关节炎、镇痛、镇静及催眠作用；能直接扩张血管、降低血压；同时有兴奋呼吸中枢的作用；对兔回肠及大鼠子宫均有解痉作用。

二、桑　枝

【处方用名】　桑枝、嫩桑枝、炒桑枝。
【性味归经】　苦，平，归肝经。
【药物功效】　祛风通络，行水消肿。
【临床应用】　本品通达四肢，祛风湿、通经络、利关节、舒拘挛、镇疼痛，不论风寒或湿热痹证均可应用。尤以肩臂关节拘挛疼痛用之为佳。《本草纲目》："利关节，除风寒湿痹诸痛。"常用量为15～30g，大量可用至60g。

（1）用于腰部损伤初期，积瘀肿痛；或兼小便不利者，配赤芍、当归、续断、木通、秦艽、元胡、枳壳、厚朴、木香。

（2）用于风湿性关节炎红肿热痛者，如桑络汤。

（3）用于上肢痹痛，配姜黄、当归、川芎。

（4）用于关节痹痛，屈伸不利，四肢拘挛，遇寒加剧，配威灵仙、秦艽、海风藤、桂枝等。

（5）用于颈椎病之肩背上肢麻木疼痛，配葛根、桃仁、红花、姜黄、白芥子、威灵仙、没药、陈皮、木瓜、白芍、甘草。

【现代研究】 桑枝能提高淋巴细胞转化率；用桑柳汤（桑枝、柳枝、老鹳草、五加皮、当归、没药、木瓜、红花、防风）治疗慢性布氏杆菌病，获一定疗效；用特制养毛浸出液，对兔及绵羊有显著的养毛效果。

三、五 加 皮

【处方用名】 五加皮、南五加、北五加、香五加。
【性味归经】 辛、苦、温，归肝、肾经。
【药物功效】 祛风湿，强筋骨，通经络，逐痹痿，利水道。
【临床应用】 本品辛、苦、温，并有芳香之气，在外散风湿之邪，在里温升肝肾之阳，为强壮性祛风湿要药。与通经药同用，则祛风除湿作用强；与强壮药同用，则强壮筋骨。故民间有"浑身软如泥，离不了五加皮"之说。常用量为 5~10g。

（1）用于肝肾不足，腰膝酸软，筋骨无力者，配杜仲、牛膝、川断、菟丝子、桑寄生等；也可单用五加皮浸酒服。

（2）用于骨折愈合不良，配骨碎补、自然铜、续断等。

（3）用于风湿关节疼痛，配秦艽、豨莶草、苍术、老鹳草，泡酒服。

（4）用于腰椎间盘突出症术后腰膝酸软无力，配丹参、防己、杜仲、续断、牛膝、何首乌等。

【现代研究】 无梗五加皮有抗关节炎作用；对肠管及子宫均有兴奋作用。刺五加有"适应原"样作用，能增强机体对有害刺激因素的抵抗能力。对于高血糖，有降血糖作用；而在胰岛性低血糖时，又能升高血糖。有抗疲劳作用，能增强机体的抗病能力；对放射性损伤有保护作用；有明显抗紧张作用。香五加有强心、镇静和利尿作用。过量能中毒。对肿瘤有抑制作用。

四、威 灵 仙

【处方用名】 威灵仙、葳灵仙、灵仙。
【性味归经】 辛、咸、温，归膀胱经。
【药物功效】 祛风湿，通经络，止痹痛。
【临床应用】 本品味辛行散，性温通利，主入膀胱经，宣通十二经脉，有较强的祛风湿、通经络、止痹痛的作用，为治风湿痹痛的要药。既可祛在表之风，又可化在里之湿，通达经络，治全身痹痛。常用量为 5~10g。治骨鲠可用至 30g。本品能损真气，气弱者不宜服。忌茶、面汤。

（1）治风湿腰痛，配当归、桂心，为神效丸。

（2）用于肥大性脊柱炎和腰部劳损，威灵仙注射液于华伦夹脊穴注射，一般每次取穴 2~4 个，每穴注射 1ml，日 1 次。

（3）用于腰部损伤中后期之腰部酸痛等症，配川断、杜仲、当归、熟地、牛膝、白芍、桑寄生、炙甘草。水煎，1 剂日 2 次，口服。药渣热敷腰部。

（4）用于关节疼痛，日久变形，或腰腿疼痛沉重者，取威灵仙 60g，酒浸 3~7 日，晒干研细末，炼蜜为丸（9g），1 次 1 丸，日 2 次。

（5）用于跟骨骨刺之足跟痛，单味威灵仙用醋煎，熏洗患足。

（6）用于跌打损伤疼痛及风寒腰背疼痛，配大茴香、桂心、当归，名神应丸。

【现代研究】 威灵仙有镇痛作用；有溶解尿酸、抗利尿作用；并有抗组胺作用；醋浸液对鱼骨刺似有一定的软化作用，并使局部肌肉松弛，促使骨刺脱落；煎剂能抑制革兰菌和真菌。

五、豨 莶 草

【处方用名】 豨莶草。
【性味归经】 辛、苦、微寒，归肝、肾经。
【药物功效】 祛风湿，通经络，清热解毒。
【临床应用】 本品生用，善化湿热，用于祛风湿、平肝阳较宜。酒蒸后性变甘温，用于风湿痹痛兼有腰膝酸软者较好。刘老常于治疗脊柱疾病的方剂中加入本品。现代应用治疗高血压、尿酸性痛风及坐骨神经痛。常用量为10~15g。本品为燥散之品，无风湿者不宜服。
（1）用于四肢麻木、疼痛，配熟地、炙川乌、羌活、防风，名为豨莶丸。
（2）用于腰椎管狭窄症，如通督壮腰汤（见"麻黄"条）。
（3）用于湿热痹证，配臭梧桐、桑枝、忍冬藤、地龙、防己等。
（4）用于风湿痹痛损及肝肾者，配桑寄生、牛膝、杜仲、菟丝子、熟地、木瓜、当归。
【现代研究】 豨莶草有抗关节炎、降低血压及扩张血管、抗菌及抗疟作用。

六、伸 筋 草

【处方用名】 伸筋草。
【性味归经】 辛、苦、温，归肝、肾经。
【药物功效】 祛风胜湿，通利关节，舒筋通络，健骨止痛。
【临床应用】 本品常用于骨关节损伤后关节肿痛、屈伸不利及风寒湿痹之腰膝冷痛等症。常用量为9~12g，熏洗方中多用至30g。孕妇及出血过多者忌用。
（1）用于风寒湿痹之腰腿疼痛，配桂枝、牛膝、秦艽、细辛、当归、杜仲、防风、蜈蚣。
（2）用于损伤性关节僵硬、屈伸不利，配千年健、五加皮、炙川乌、炙草乌、红花、白芥子、威灵仙等。
（3）用于腰椎骨质增生及强直性脊柱炎等症，配透骨草、炙川乌、忍冬藤、青风藤、红花、威灵仙、防风、乳香、没药，水煎熏洗并热熨。
【现代研究】 对小肠与子宫有兴奋作用；有利尿、增进尿酸排泄的作用；还能解除小儿之痉挛性尿潴留及便秘等。

七、桑 寄 生

【处方用名】 桑寄生。
【性味归经】 苦、甘、平，归肝、肾经。
【药物功效】 祛风湿，补肝肾，强筋骨，养血安胎。
【临床应用】 本品质润，能降血中风湿，为祛风益血之品，兼能润筋通络。尤长于补肝肾、强筋骨，为治疗肝肾不足、腰膝酸痛的要药。常用量为10~20g。
（1）用于经常性腰痛，动则加重者，本品60g，红糖30g，水煎，1剂日2次，口服。
（2）用于腰膝关节疼痛、屈伸不利之痹证，配续断、独活、牛膝、木瓜、五加皮、伸筋草。
（3）用于肥大性脊柱炎之腰背酸痛，常在辨证的基础上加入本品。

（4）现代临床治疗高血压、血管硬化、四肢麻木，配夏枯草、生白芍、地龙、决明子。

【现代研究】 桑寄生有降低血压及扩冠作用；有利尿作用；本品10%煎剂或浸剂在体外对脊髓灰质炎病毒和其他肠道病毒有明显抑制作用（直接灭活）。

第三节　活血祛瘀类

一、鸡　血　藤

【处方用名】　鸡血藤。
【性味归经】　苦、微甘、温，归肝、肾经。
【药物功效】　活血补血，舒筋通络。
【临床应用】　本品既能活血又能补血，且有舒筋活络之功，是脊柱外科常用中药之一。也可用于骨关节损伤后期，肢体肿胀、活动不利及腰膝酸痛、筋骨麻木、风湿痹痛等症。常用量为10～15g。大剂量可用至30g。

（1）用于骨质疏松症之腰背疼痛，配骨碎补、续断、鹿角霜、鹿衔草、山药、白术、牡蛎、熟地、茯苓。

（2）用于强直性脊柱炎，配忍冬藤、络石藤、海风藤、青风藤、豨莶草、伸筋草、五加皮、蜈蚣、炙川乌等。

（3）用于腰椎间盘突出症恢复阶段之下肢麻木、腰膝酸痛，配续断、杜仲、豨莶草、当归、天麻、威灵仙、狗脊等。

（4）用于腰椎管狭窄症，如通督壮腰汤。

（5）用于颈椎病之头晕目眩、颈肩臂痛等症，配天麻、钩藤、丹参、白芍、半夏、茯苓等。

【现代研究】　丰城鸡血藤酊剂给大鼠灌胃，对甲醛性关节炎有显效；给大鼠注射酊剂，有镇静催眠作用；煎剂可促进肾脏及子宫的总磷代谢。昆明鸡血藤煎剂对实验动物已孕及未孕子宫均有兴奋作用，小剂量能增强节律性收缩，较大剂量收缩更显著，振幅明显增大。

二、牛　　膝

【处方用名】　牛膝、怀牛膝、淮牛膝、川牛膝。
【性味归经】　苦、酸、甘、平，入肝、肾经。
【药物功效】　活血通络，强筋壮骨，利尿通淋，引血下行。
【临床应用】　怀牛膝细长，肉润而柔，走而能补，长于补益肝肾，强壮筋骨。凡损伤而致肝肾不足、腰膝痿弱之症均可用之。川牛膝粗短而微黑，柔而枯，为通络破血下降、宣通关节之品，凡瘀血阻滞、筋脉不利诸症多用之。酒制牛膝通经络，盐制补肝肾，生用散恶血、破瘀、引血下行，故牛膝亦可作为引经药。牛膝配泽兰能利腰膝间死血。常用量为3～10g，量大者可用到30g。

（1）用于骨痿筋弱，配杜仲、萆薢、防风、菟丝子、肉桂、肉苁蓉，炼蜜为丸（《保命集方》）。

（2）用于跌打而致腰膝疼痛，配杜仲、木瓜、天麻、菟丝子、白芍、续断、当归、苏木。

（3）用于风湿所致腰痛、四肢无力，配山茱萸、肉桂，共为末，温酒送服。

（4）用于跌打损伤、肿痛或骨折瘀肿，配骨碎补、苏木、自然铜、没药、乳香。

【现代研究】 本品所含昆虫变态六体激素具有较强的蛋白质合成促进作用。其醇提液对离体蛙心有抑制作用，能直接扩张蛙血管。牛膝有抗炎、镇痛及利尿作用。

三、土 鳖 虫

【处方用名】 土鳖虫、地鳖虫、䗪虫、土鳖、土元。
【性味归经】 咸、寒，有小毒，归肝经。
【药物功效】 破血逐瘀，续筋接骨。
【临床应用】 本品破血逐瘀之力较强，多用于急性腰肌损伤。常用量：内服煎汤为5~10g。研末后服每次1~1.5g。

（1）用于骨折筋伤瘀滞肿痛，可配骨碎补、桃仁、红花、乳香、没药、煅自然铜等同用。
（2）用于急性腰扭伤，可单用本品，焙干研末吞服。
（3）用于腰椎间盘突出，可配杜仲、狗脊、骨碎补、续断、桑寄生、红花、桃仁、牛膝等同用。

【现代研究】 试管内用亚甲蓝法测得土鳖虫浸膏有抑制白血病患者白细胞的作用。但用瓦泊呼吸器法则为阴性结果。

四、泽 兰

【处方用名】 泽兰、泽兰叶。
【性味归经】 苦、辛、微温，归肝、脾经。
【药物功效】 活血祛瘀，行气消肿。
【临床应用】 本品辛散温通，性较温和，行而不峻，能舒肝气而通经脉，具有祛瘀散结而不伤正气的特点。常用量：内服煎汤10~15g。

（1）用于跌打损伤，瘀血肿痛，可与当归、川芎、桃仁、红花等配伍。
（2）用于胸胁痛，可与丹参、郁金、柴胡、白蒺藜等合用。
（3）用于腰腿痛，可与杜仲、狗脊、桑寄生、牛膝、木瓜配伍应用。

【现代研究】 泽兰全草制剂有强心作用；泽兰水煎剂15~20g给大鼠灌胃，能够对抗血小板聚集，对抗血栓形成；泽兰水提物每kg体重2g腹腔注射能扩张微血管管径，加快微血流速度。

五、自 然 铜

【处方用名】 自然铜、煅自然铜。
【性味归经】 辛、平，归肝经。
【药物功效】 散瘀止痛，接骨疗伤。
【临床应用】 本品为伤科要药。常用量：内服煎汤10~15g，入散剂每次0.3g。

（1）用于跌仆骨折，瘀血肿痛，可与当归、泽兰、赤芍、土鳖虫等药配伍。
（2）用于扭挫筋伤，瘀肿疼痛，与桃仁、红花、乳香、没药配伍同用。
（3）本品宜醋煅用。可广泛用于跌打损伤、筋伤骨折、瘀血肿痛、心气刺痛等症。

【现代研究】 本品有促进骨折愈合的作用。实验证明：含自然铜的接骨散对家兔桡骨骨折愈合有促进作用，加强其骨折愈合强度，表现为横牵力和旋转牵引力加大，并促进骨痂生长，骨痂量多且较成熟。

第四节 平肝息风类

一、天麻

【处方用名】 天麻、明天麻、煨天麻。
【性味归经】 甘、平,归肝经。
【药物功效】 息风止痉,平肝潜阳,祛风活络,通痹止痛。
【临床应用】 本品甘平质润,主入肝经,凡头晕目眩、痉挛抽搐、肢体麻木、手足不遂等一切风证,皆可应用,故有"定风草"之美称。古方中多用治风寒湿痹等证;现各种眩晕均多用之。常用量3~10g,研末吞服,每次1~1.5g。
(1) 用于椎动脉型颈椎病,配半夏、陈皮、茯苓、钩藤、丹参、石菖蒲等。
(2) 用于风寒湿痹、四肢拘挛,配秦艽、桑枝、羌活、川芎、蜈蚣。
(3) 用于坐骨神经痛,配豨莶草、淮牛膝、蜈蚣、防风、乌梢蛇。
(4) 用于腰椎管狭窄症,如通督壮腰汤。
(5) 用于落枕,配当归、川芎、羌活、乌药、葛根、白芍、甘草。
【现代研究】 天麻有镇静和抗惊厥作用;有镇痛作用;天麻水煎剂和注射液能增加心脑血流量,降低血管阻力及舒张外周血管;有促进胆汁分泌作用。

二、牡蛎

【处方用名】 牡蛎、生牡蛎、煅牡蛎。
【性味归经】 咸、涩、微寒,归肝、胆、肾经。
【药物功效】 补阴潜阳,收敛固涩,软坚散结,镇惊安神。
【临床应用】 本品性寒质重,能清热镇惊;味咸涩,有软坚散结收敛之功。用于骨折和创面迟缓愈合及各种创伤后期,身体软弱无力、多汗、盗汗者。笔者常用于治疗骨质疏松症。常用量为15~30g,先煎,收涩宜煅用,其他均生用。
(1) 用于跌打损伤疼痛,如牡顺散。
(2) 用于骨质疏松症之腰背疼痛,配熟地黄、骨碎补、续断、鸡血藤、鹿衔草、补骨脂、三七。
(3) 用于损伤后心悸不安、胆怯惊恐、烦躁失眠等属于肝阴不足者,配夜交藤、龙骨、远志、炒枣仁、白芍、当归等。
【现代研究】 牡蛎含80%~95%的碳酸钙、磷酸钙及硫酸钙,并含镁、铝、硅、氧化铁及有机成分蚝壳精等。所含碳酸钙具有收敛、制酸、止痛等作用。牡蛎有调节整个大脑皮质的作用。

三、蜈蚣

【处方用名】 蜈蚣。
【性味归经】 辛、咸、温,有毒,归肝经。
【药物功效】 息风止痉,解毒散结,通络止痛。

【临床应用】 本品性善走窜，为息风止痉要药。刘老多用于脊柱疾病诸痛证，以增强止痛之效。常用量为1~3g，研末吞服0.6~1g。外用适量，研末或油浸涂敷患处。本品用量不宜过多，用时不宜过长。血虚发痉及孕妇忌用。

（1）用于腰椎管狭窄症，如通督壮腰汤。
（2）用于致密性骶髂关节炎，配当归、川芎、茯苓、苏木、天麻、没药、忍冬藤、海风藤、豨莶草。
（3）用于强直性脊柱炎，配忍冬藤、鸡血藤、络石藤、青风藤、海风藤、豨莶草、伸筋草、杜仲、狗脊等。
（4）用于顽固性风湿痹痛，配全蝎、穿山甲、当归、鸡血藤。

【现代研究】 蜈蚣有镇静、抗惊厥及降低血压的作用；能抑制结核杆菌和皮肤真菌，对肝癌细胞有抑制作用。

第五节 补 益 类

一、熟 地 黄

【处方用名】 熟地黄、大熟地、熟地、熟地炭。
【性味归经】 甘、微温，归心、肝、肾经。
【药物功效】 养血滋阴，补精益髓。
【临床应用】 本品甘温味厚，质地柔润，既补精血，又益肝肾，为骨伤科常用的补益肝肾之药，补阴诸方中均以本品为主药。常用量为10~30g。宜与健脾胃药如砂仁、陈皮等同用。

（1）用于骨质疏松症，配骨碎补、续断、鸡血藤、牡蛎、陈皮等。
（2）用于坐骨神经痛，配桂枝、没药、牛膝、白术、郁金、地骨皮、生姜、甘草、生茶叶、茄子花、公鸡1只。将上药用纱布包好和公鸡一起入沙锅中，加水淹没为度，用火煮熟，食肉喝汤。
（3）用于损伤后气虚血滞证，配党参、香附。
（4）用于骨质增生，配肉苁蓉、骨碎补、鹿衔草、鸡血藤、淫羊藿、莱菔子（骨质增生丸，笔者经验方）。

【现代研究】 熟地含地黄素、甘露醇、维生素A类物质，有强心、利尿、降低血糖、抗过敏及抗炎作用。

二、狗 脊

【处方用名】 狗脊、金毛狗脊、生狗脊、制狗脊。
【性味归经】 苦、甘、温，归肝、肾经。
【药物功效】 补肝肾，强腰膝，祛风湿，利关节，镇疼痛。
【临床应用】 本品苦能燥湿，甘能养血，温能益气，有温而不燥，补而能走，走而不泄的特点。对肝肾不足兼风寒湿邪之腰脊强痛、不能俯仰、足膝软弱最为适宜，为治疗脊柱疾病常用药物。本品补肾之功不及续断，祛风湿作用则较续断为优。近代临床多以本品与补肝肾、祛风湿、通血脉药同用，治疗脊椎骨关节炎、脊髓病、压缩性骨折后遗症等。常用量为10~15g。

（1）用于腰椎损伤后遗症，腰不能伸，配骨碎补、龙骨、续断、牛膝、没药、乳香、白术。

（2）用于坐骨神经痛，配牛膝、木瓜、杜仲、薏苡仁、炙川乌，泡酒内服。

（3）用于腰膝软弱胀痛、时轻时重，配秦艽、海桐皮、川芎、木瓜、萆薢、五加皮，泡酒服。

（4）用于强直性脊柱炎腰背僵硬、屈伸不利，配续断、杜仲、牛膝、海风藤、桑枝、木瓜、秦艽、熟地、桂枝、当归。

【现代研究】 狗脊含绵马酸及淀粉约30%，甲醇提取物水解产生山柰醇。有强筋骨、抗风湿作用。

三、续　　断

【处方用名】 续断、川续断。

【性味归经】 苦、甘、辛、微温，归肝、肾经。

【药物功效】 补肝肾，行血脉，续筋骨，活血止痛。

【临床应用】 本品具有补而不宣、行而不泄的特点，为骨伤科常用药物。用治腰腿脚弱，有补而不滞、行中有止之效；用治软组织损伤的早、晚期关节疼痛，软弱无力，有通利关节、接骨续筋之效，又可通行血瘀。常用量为10～20g。

（1）用于一切筋骨关节酸软疼痛，配丹参、千年健、伸筋草、海桐皮、五加皮等。

（2）用于腰膝酸痛无力，配牛膝、补骨脂、杜仲、木瓜、萆薢，为蜜丸（《扶春精方》）。

（3）用于肥大性脊柱炎，配熟地、鹿衔草、骨碎补、威灵仙、鸡血藤等。

【现代研究】 续断含续断碱、挥发油、维生素E等，对痈疡有排脓、止血、镇痛、促进组织再生的作用。

四、杜　　仲

【处方用名】 杜仲、厚杜仲、绵杜仲、炒杜仲、焦杜仲。

【性味归经】 甘、温，归肝、肾经。

【药物功效】 补肝肾，强筋骨，固胎元。

【临床应用】 肝主筋，肾主骨，肾充则骨强，肝充则筋健。脊柱乃筋骨聚集之处，筋骨病变繁多，因而本品乃治疗各种脊柱病变的要药。《神农本草经》："主腰脊痛，补中益精气，坚筋骨，强志。"另外，凡腰腿部创伤、骨折后期筋骨无力及损伤后遗症均可用之。炒用治疗损伤性胎动不安或习惯性流产。常用量为10～15g。

（1）用于颈椎病之头目眩晕等症，配白芍、石决明、天麻、钩藤、半夏、茯苓等。

（2）用于外伤劳损腰腿痛及跌打损伤、瘀阻作痛，配当归、赤芍、乌药、元胡、丹皮、桃仁、续断、红花，水煎，1剂日2次，口服。（《伤科补要》）。

（3）用于腰椎管狭窄症、腰椎间盘突出症等。如通督壮腰汤中用杜仲。

（4）用于关节韧带软弱无力，配儿茶、五加皮、续断、松节、海桐皮、萆薢等外敷。

【现代研究】 杜仲有降低血压，扩张血管，降低血清胆固醇的作用，其煎剂对家兔离体心脏有明显加强作用；有镇静、镇痛及抗炎作用；有利尿作用；能提高网状内皮系统的吞噬作用；能使收缩状态的子宫恢复正常。

五、骨 碎 补

【处方用名】 骨碎补、猴姜、毛姜、申姜。
【性味归经】 苦、温,归肝、肾经。
【药物功效】 补肾强筋续骨,祛风活血止痛。
【临床应用】 本品苦温性降,既能补肾,又能收浮阳,还能活血。常用于各类骨折、筋伤、骨质增生、肾虚腰痛等症,为治疗脊柱疾病之要药,骨伤科常用药之一。常用量为10~20g。阴虚内热及无瘀血者不宜服。
（1）用于肾虚腰脚疼痛不止,配补骨脂、牛膝、胡桃仁等（《太平圣惠方》）。
（2）用于颈椎病、腰椎病、跟骨骨刺等,配熟地、肉苁蓉、鹿衔草、鸡血藤、淫羊藿、莱菔子,即骨质增生丸。
（3）用于骨质疏松症之腰背酸痛,配熟地、牡蛎、续断、鹿衔草、山药等。
（4）用于腰椎管狭窄症,如通督壮腰汤。
（5）用于肌肉韧带伤及闭合骨折,配大黄、续断、当归、乳香、没药、土鳖虫、血竭、硼砂、自然铜,研末外敷,即接骨散。
【现代研究】 骨碎补含橙皮苷、淀粉及葡萄糖,在试管内能抑制葡萄球菌生长。

六、山 茱 萸

【处方用名】 山茱萸、山萸肉、枣皮、酒制山萸肉、酒枣皮。
【性味归经】 酸、微温,归肝、肾经。
【药物功效】 补益肝肾,强筋壮骨,涩精固脱。
【临床应用】 本品质润不燥,补涩俱备,标本兼顾,为平补肝肾阴阳之要药。常用量为10~20g。
（1）用于肝肾亏虚,头晕目眩,腰膝酸痛,阳痿等证。
（2）用于坐骨神经痛,配乳香、没药、牛膝、当归、丹参。
（3）用于损伤所致肾气不足,腰膝酸痛,足跟痛,梦遗滑精,自汗盗汗,配熟地、山药、丹皮、茯苓、泽泻、黄柏、知母,如知柏地黄汤,或加锁阳、龟板、牛膝,疗效益著。
（4）用于寒性腰痛,配淮牛膝、桂心,捣为细末,每于食前温酒调服（《太平圣惠方》）。
【现代研究】 本品有升血压、降血糖和抗凝血作用;煎剂对痢疾杆菌、金黄色葡萄球菌、伤寒杆菌、某些皮肤真菌有抑制作用;对因化疗及放疗所致的白细胞下降,有使其升高的作用。

第三章 天池伤科流派临床常用方剂选

二 画

1. 二妙汤（《医学正传》）

【组成】 苍术，黄柏。

【功效与适应证】 湿热下注，脚膝腰痛。

【制用法】 水煎，1剂日2次，口服。

2. 二陈汤（《和剂局方》）

【组成】 半夏9g 陈皮9g 茯苓9g 甘草3g。

【功效与适应证】 燥湿化痰，理气宽胸。治胸胁损伤，咳嗽痰多。

【制用法】 水煎，1剂日2次，口服。

3. 九气丸（《血证论》）

【组成】 姜黄10g，香附12g，甘草6g。

【功效与适应证】 行气散瘀。治腹痛损伤，气结作痛。

【制用法】 水煎，1剂日2次，口服。

三 画

1. 三痹汤（《妇人良方》）

【组成】 独活6g，秦艽12g，防风6g，细辛3g，川芎6g，当归12g，生地黄15g，白芍10g，茯苓12g，肉桂（焗冲）1g，杜仲12g，牛膝6g，党参12g，甘草3g，黄芪12g，续断12g。

【功效与适应证】 补肝肾，祛风湿。治气血凝滞，手足拘挛，筋骨痿软，风湿痹痛等。

【制用法】 水煎，1剂日2次，口服。

2. 大成汤（《仙授理伤续断秘方》）

【组成】 大黄20g，芒硝10g（冲服），当归10g，木通10g，枳壳20g，厚朴10g，苏木10g，川红花10g，陈皮10g，甘草10g。

【功效与适应证】 攻下逐瘀。治跌打损伤后，瘀血内蓄，昏睡。二便秘结者，或腰椎损伤后伴发肠麻痹，腹胀。

【制用法】 水煎，1剂日2次，口服。药后得下即停。

3. 大定风珠汤（《温病条辨》）

【组成】 阿胶10g，白术20g，麦冬20g，地黄20g，五味子6g，麻仁6g，牡蛎12g，龟板

12g，炙甘草12g，鸡子黄1个（加入药汁中搅匀），鳖甲12g。

【功效与适应证】 育阴潜阳，平肝息风。治伤后肝阳上亢而致晕眩、口干、舌红、咽燥、抽搐、胶麻等证。

【制用法】 水煎，1剂日2次，口服。

4. 小活络丹 （《和剂局方》）

【组成】 制南星3份，制川乌3份，制草乌3份，乳香1份，没药1份，蜜糖适量。

【功效与适应证】 温寒散结，活血通络。治跌打损伤，风寒侵袭经络作痛，肢体不能屈伸及麻木，日久不愈等症。

【制用法】 水煎，1剂日2次，口服。

5. 小半夏加茯苓汤 （《金匮要略》）

【组成】 半夏10g，茯苓15g，生姜6g。

【功效与适应证】 化痰辟浊。治伤痰浊中阻，恶心呕吐，心下痞满。

【制用法】 水煎，1剂日2次，口服。

四 画

1. 天麻钩藤饮 （《杂病证治新义》）

【组成】 天麻6g，钩藤10g，牛膝12g，石决明15g（先煎），杜仲12g，黄芩6g，栀子6g，益母草10g，桑寄生10g，夜交藤10g，茯神10g。

【功效与适应证】 清热化痰，平肝潜阳。治脑震荡引起的眩晕、抽搐及阴虚阳亢，肝风内动，兼见痰热内蕴之症。

【制用法】 水煎，1剂日2次，口服。

2. 天王补心丹 （《摄生总要》）

【组成】 生地黄8份，五味子2份，当归身2份，天冬2份，麦冬2份，柏子仁2份，酸枣仁2份，党参1份，丹参1份，白茯苓1份，远志1份，桔梗1份，朱砂1份，蜜糖适量。

【功效与适应证】 滋阴清热，补心安神。治因损伤耗血伤阴，心神不定，以致睡眠不安，心悸等。

【制用法】 除朱砂及蜜糖外，共研为细末，然后炼蜜为丸如绿豆大，朱砂为衣。每服10g，每日2~3次，若作汤剂，则根据病情决定药量加减。

3. 六味地黄汤〔丸〕 （《小儿药证直诀》）

【组成】 熟地黄20g，怀山药12g，茯苓10g，泽泻10g，山萸肉12g，牡丹皮10g。

【功效与适应证】 滋水降火。治肾水不足，腰膝酸痛，头晕目眩，咽干耳鸣，潮热盗汗，骨折后期迟缓愈合等。

【制用法】 水煎，1剂日2次，口服。日1剂。做丸，将药研末，蜜丸，每服10g，日3次。

4. 丹栀逍遥散 （《内科摘要》即加味逍遥散）

【组成】 柴胡，当归，白芍，白术，茯苓，丹皮，栀子，薄荷，煨姜，甘草。

【功效与适应证】 清热凉血，疏肝解郁；治肝胆两经郁火，胸胁疼痛，头眩，日晡发热，寒热往来。

【制用法】 水煎，1剂日2次，口服。

5. 巴戟汤（《医宗金鉴》）

【组成】 巴戟（去心）15g，当归30g，大黄15g，芍药30g，川芎30g，地黄30g。

【功效与适应证】 养血逐瘀，清心益神。治头部损伤，瘀留清窍，髓海不足。

【制用法】 水煎，1剂日2次，口服。

五 画

1. 左归丸（《景岳全书》）

【组成】 熟地黄4份，怀山药2份，山萸肉2份，枸杞子2份，菟丝子2份，龟板2份，鹿角胶2份，川牛膝1份半，蜜糖适量。

【功效与适应证】 补肾益阴。治损伤日久或骨疾病后，肾水不足，精髓内亏，腰膝腿软，头昏眼花，虚汗、自汗、盗汗等证。

【制用法】 共为细末，炼蜜为丸如豆大。每服10g，每日1~2次，饭前服。

2. 右归丸（《景岳全书》）

【组成】 熟地黄4份，怀山药2份，山萸肉2份，枸杞子2份，菟丝子2份，杜仲2份，鹿角胶2份，当归1份半、附子1份，肉桂1份，蜜糖适量。

【功效与适应证】 补益肾阳，治骨及软组织损伤后期，肝肾不足，精血虚损而致神疲气怯，或心跳不宁，或肢冷痿软无力。

【制用法】 共为细末，炼蜜为丸，每服10g，每日1~2次。

3. 左金丸（《丹溪心法》）

【组成】 黄连180g，吴茱萸30g。

【功效与适应证】 清泻肝火，降逆止呕。治损伤后肝火炽盛，左胁疼痛，脘痞吞酸，口苦、呕吐等证。

【制用法】 共为细末，水泛为丸，每次服用2~3g，开水送服。

4. 玉真散（《外科正宗》）

【组成】 天南星、白芷、防风、羌活、天麻、白附子各等量。

【功效与适应证】 祛风镇痉。用于破伤风。

【制用法】 共为细末，每服3~6g，每日2次。

5. 玉屏风散（《世医得效方》）

【组成】 黄芪180g，白术60g，防风60g。

【功效与适应证】 益气固表止汗。用于表虚卫阳不固。

【制用法】 共研细末，每服6~9g，每日2次，开水送服。亦可水煎，1剂日2次，口服，用量按原方酌减。

6. 生脉散（《内外伤辨惑论》）

【组成】 人参1.6g，麦冬1.6g，五味子7粒。

【功效与适应证】 益气敛汗，养阴生津。治热伤气阴，或气血耗损，汗出气短，体倦肢凉。心悸脉虚者。

【制用法】 水煎，1剂日2次，口服，或为散冲服，日1~4剂，或按病情需要酌情使用。现代亦有制成注射剂，供肌肉注射或静脉注射，在急救情况下，亦用来作心腔内注射。

7. 加减补筋丸（《医宗金鉴》）

【组成】 当归30g，熟地60g，白芍60g，红花30g，乳香30g，茯苓30g，骨碎补30g，陈皮60g，没药9g，丁香15g。

【功效与适应证】 活血、壮筋、止痛。治跌打伤筋，血脉壅滞，青紫肿痛。

【制用法】 共为细末，炼蜜为丸，如弹子大，9g/丸，每次服1丸，用无灰酒送下。

8. 归脾汤（《济生方》）

【组成】 白术10g，当归3g，党参3g，黄芪10g，酸枣仁10g，木香1.5g，远志3g，炙甘草4.5g，龙眼肉4.5g，茯苓10g。

【功效与适应证】 养心健脾，补益气血。治骨折后期气血不足，神经衰弱，慢性溃疡等。

【制用法】 水煎，1剂日2次，口服。亦可制成丸剂服用。

9. 加味五积散（《太平惠民和剂局方》）

【组成】 苍术15g，厚朴15g，甘草15g，陈皮15g，半夏10g，茯苓25g，麻黄10g，桂枝10g，枳壳10g，桃仁15g，杜仲15g，桔梗15g，当归15g，川芎10g，白芍15g，干姜7.5g，白芷7.5g，吴茱萸10g。

【功效与适应证】 调中顺气，散寒止痛。用于外感风寒，内伤生冷，头目昏痛，肩背拘急，肢体怠惰，胁腹刺痛等证。

【制用法】 水煎300ml，分3次温服，日服3次。

六　画

1. 当归补血汤（《内外伤辨惑论》）

【组成】 黄芪15~30g，当归3~6g。

【功效与适应证】 补气生血。治血虚发热，以及大出血后，脉芤，重按无力，气血两虚等症。

【制用法】 水煎，1剂日2次，口服。

2. 血府逐瘀汤（《医林改错》）

【组成】 当归10g，生地黄10g，桃仁12g，红花10g，枳壳6g，赤芍6g，柴胡3g，甘草3g，桔梗4.5g，川芎4.5g，牛膝10g。

【功效与适应证】 活血逐瘀，通络止痛。治瘀血内阻，血行不畅，经脉闭塞疼痛。

【制用法】 水煎，1剂日2次，口服。

3. 壮筋养血汤（《伤科补要》）

【组成】 当归9g，川芎6g，白芷9g，续断12g，红花5g，生地12，牛膝9g，牡丹皮9g，杜仲6g。

【功效与适应证】 活血壮筋。用于软组织损伤。
【制用法】 水煎，1剂日2次，口服。

4. 壮筋续骨丹 (《伤科大成》)

【组成】 当归60g，川芎30g，白芍30g，熟地120g，杜仲30g，川断45g，五加皮45g，骨碎补90g，桂枝30g，三七30g，黄芪90g，狗骨30g，补骨脂60g，菟丝子60g，党参60g，木瓜30g，刘寄奴60g，地鳖虫90g。
【功效与适应证】 壮筋续骨。用于骨折、脱位、伤筋中后期。
【制用法】 共研细末，糖水泛丸，每次服12g，温酒下。

5. 阳和汤 (《外科全生集》)

【组成】 熟地30g，鹿角胶10g，姜炭5g，肉桂3g（焗冲），麻黄5g，白芥子6g，生甘草3g。
【功效与适应证】 温阳通脉，散寒化痰。治各类阴疽如流痰、流注等。
【制用法】 水煎，1剂日2次，口服。

6. 收呆汤 (《串雅内编》)

【组成】 党参30g，柴胡30g，白芍120g，郁金15g，当归30g，菖蒲30g，附子3g，茯苓90g，枣仁30g，神曲15g，半夏30g，制南星15g，甘草15g。
【功效与适应证】 通窍醒神。治脑髓损伤而遗留神情呆滞者。
【制用法】 水煎，1剂日2次，口服。

7. 安脑宁神丸 (《伤科学》经验方)

【组成】 明天麻1份，白蒺藜2份，杭菊1份，嫩钩藤2份，潞党参2份，川芎1份。炙黄芪2份，炒白术1份，白芍1份，熟地3份，珍珠母4份，枣仁2份，陈皮1份，当归1份半，枸杞子2份，炙甘草1份，炙远志（去心）1份。
【功效与适应证】 开阳益气，健脑安神。治脑震荡后头晕、目眩、耳鸣、心悸、夜寐不酣，经常反复发作或时发时愈。
【制用法】 共研细末，每服10g，米酒调服，日服3次。

七　　画

1. 补肾壮筋汤（丸）(《伤科补要》)

【组成】 熟地黄12g，当归12g，牛膝10g，山茱萸12g，茯苓12g，续断12g，杜仲10g，芍药10g，青皮5g，五加皮10g。
【功效与适应证】 补益肝肾，强壮筋骨。治肾气虚损，习惯性关节脱位等。
【制用法】 水煎，1剂日2次，口服。或制成丸剂服。

2. 补阳还五汤 (《医林改错》)

【组成】 黄芪30g，归尾6g，赤芍4.5g，地龙3g，川芎3g，桃仁3g，红花3g。
【功效与适应证】 活血补气，疏通经络。治气虚而血不行半身不遂，口眼㖞斜，以及外伤性截瘫。
【制用法】 水煎，1剂日2次，口服。

3. 补肝汤（《医宗金鉴》）

【组成】 当归10g，熟地12g，白芍10g，川芎6g，枣仁10g，麦冬12g，木瓜10g，甘草6g。

【功效与适应证】 养血益肝，治血虚肢麻，筋脉不利，爪甲不荣。

【制用法】 水煎，1剂日2次，口服。

4. 芪附汤（《魏氏家藏方》）

【组成】 黄芪，附子。

【功效与适应证】 温阳固表。治伤患气血耗失，卫阳不固，虚汗自冒，亦治伤患后期肢节冷痛。

【制用法】 水煎，1剂日2次，口服。

5. 杞菊地黄丸（《医级》）

【组成】 枸杞子12g，杭菊12g，熟地15g，怀山药12g，山萸肉10g，牡丹皮10g，茯苓10g，泽泻6g。

【功效与适应证】 滋肾养肝，育阴潜阳。治肝肾不足，眩晕头痛，视物不清，耳鸣肢麻等症。

【制用法】 水煎，1剂日2次，口服。或为丸服。

6. 君音饮（《内伤证治》引《正骨学讲义》）

【组成】 菖蒲9g，蝉蜕9g，羌活6g，防风6g，茯苓9g，枳壳6g，黄连3g，半夏6g，荆芥6g，天麻3g，天竺黄3g，竹沥油（渗入药汁中）50g，生姜9g。

【功效与适应证】 祛痰浊，开音窍。治头部损伤而致失语者。

【制用法】 水煎，1剂日2次，口服。

八 画

1. 参附汤（《世医得效方》）

【组成】 人参12g，附子（炮去皮）10g。

【功效与适应证】 回阳救逆。治伤患阳气将脱表现休克、四肢厥冷，气短呃逆，喘满汗出，脉微细者。

【制用法】 水煎，1剂日2次，口服。

2. 参苓白术散（《和剂局方》）

【组成】 白扁豆12g，党参12g，白术12g，茯苓12g，炙甘草6g，怀山药12g，莲子肉10g，薏苡仁10g，桔梗6g，砂仁5g，大枣4枚。

【功效与适应证】 补气、健脾、渗湿。治疮疡及损伤后期，气血受损，脾失健运者。

【制用法】 水煎，1剂日2次，口服。可制成散剂服，其中大枣煎汤送散服。

3. 和营理气汤（《中医伤科学》经验方）

【组成】 当归10g，白芍10g，丹参12g，川芎6g，郁金10g，延胡索12g，小茴香6g，香附10g，青皮10g，木香5g，乌药10g。

【功效与适应证】 行气散瘀，和营止痛。治跌扑损伤气血，胸闷不舒。
【制用法】 水煎，1剂日2次，口服。

4. 和营通气散（《伤科学》经验方）

【组成】 当归6份，丹参6份，川芎2份，延胡索2份，香附6份，青皮2份，枳壳2份，郁金4份，制半夏4份，木香1份，大茴香1份。
【功效与适应证】 行气活血，散滞止痛。治胸腹损伤，气血阻滞，胸脘腰腹闷胀不舒，呼吸不利。
【制用法】 共为细末，每服15g，日服2次。

5. 金铃子散（《圣惠方》）

【组成】 金铃子、延胡索各等量。
【功效与适应证】 理气止痛。治跌仆损伤后胸腔胁疼痛，时发时止，或流窜不定者。
【制用法】 共为细末。每服9～12g，温开水或温酒送下，每日2～4次。

6. 金匮肾气丸（即附桂八味丸《金匮要略》）

【组成】 熟地黄25g，怀山药12g，山萸肉12g，泽泻10g，茯苓10g，丹皮10g，肉桂3g（焗冲），熟附子10g。
【功效与适应证】 温补肾阳。治伤病后肾阳亏损者。
【制用法】 水煎，1剂日2次，口服。或制成丸剂，淡盐汤送服。

7. 虎潜丸（《丹溪心法》）

【组成】 狗骨（炙）2份，干姜1份，陈皮4份，白芍4份，锁阳2份半，熟地4份，龟板（酒炙）8份，黄柏16份，知母（炒）2份。
【功效与适应证】 滋阴降火，强壮筋骨。治损伤之后肝肾不足，筋骨痿软，腿足瘦削，步履乏力等症。
【制用法】 共为细末，用酒或米糊制丸如豆大小。每服10g，每日1～2次，空腹淡盐汤送服。

九　　画

1. 复元活血汤（《医学发明》）

【组成】 柴胡15g，天花粉10g，当归尾10g，红花6g，穿山甲10g，酒浸大黄30g，酒浸桃仁12g。
【功效与适应证】 活血祛瘀，消肿止痛。治跌打损伤，血停积于胁下，肿痛不可忍者。
【制用法】 水煎，分2次服，如第1次服完后，泻下大便，得利痛减，则停服；如6小时之后，仍无泻下者，则服下第2次。以利为度。

2. 复原通气散（《正体类要》）

【组成】 木香、茴香（炒）、青皮、穿山甲（炙）、陈皮、白芷、甘草、漏芦、贝母各等份。
【功效与适应证】 理气止痛。治跌仆损伤，气滞作痛。
【制用法】 研末为散，每次服3～6g，温酒调下。

3. 独活寄生汤（《千金方》）

【组成】 独活6g，防风6g，川芎6g，牛膝6g，桑寄生18g，秦艽12g，杜仲12g，当归12g，茯苓12g，党参12g，熟地黄15g，白芍10g，细辛3g，甘草3g，肉桂2g（焗冲）。

【功效与适应证】 益肝肾，补气血，祛风湿，止痹痛。治腰脊损伤后期，肝肾两亏，风湿痛及腿足屈伸不利者。

【制用法】 水煎，1剂日2次，口服。可复煎外洗患处。

4. 养心汤（《证治准绳》）

【组成】 黄芪15g，党参10g，茯神10g，当归10g，川芎5g，柏子仁10g，远志10g，酸枣仁10g，五味子5g，茯苓10g，肉桂6g，半夏曲10g，甘草5g。

【功效与适应证】 补益气血，养心宁神。治损伤后期，心虚血少，神心不宁，怔忡惊悸。

【制用法】 水煎，1剂日2次，口服。

5. 茴香酒（《中医伤科学讲义》经验方）

【组成】 茴香15g，丁香10g，樟脑15g，红花10g，白干酒300g。

【功效与适应证】 活血行气止痛。治扭挫伤肿痛。

【制用法】 把药浸泡在酒中，1周以后，去渣取酒即可。外涂擦患处。亦可在施行理伤手法时配合使用。

十　画

1. 桃红四物汤（《中国医学大辞典》）

【组成】 桃仁25粒，川芎3g，制香附3g，当归3g，赤芍3g，生地2g，红花2g，牡丹皮3g，延胡索3g。

【功效与适应证】 通经活血，行气止痛。用于骨伤患有气滞血瘀而肿痛者。

【制用法】 水煎，1剂日2次，口服。

2. 健步虎潜丸（《伤科补要》）

【组成】 龟胶2份，鹿角胶2份，狗胫骨2份，何首乌2份，川牛膝2份，杜仲2份，锁阳2份，当归2份，熟地2份，威灵仙2份，黄柏1份，大川附子1份半，蜜糖适量。

【功效与适应证】 补气血，壮筋骨。治跌打损伤，血虚气弱，筋骨痿软无力，步履艰难。

【制用法】 共为细末，炼蜜丸如绿豆大，每服10g，空腹淡盐水送下，每日2~3次。

3. 逍遥散（《和剂局方》）

【组成】 柴胡30g，当归30g，白芍30g，白术30g，茯苓30g，甘草15g。

【功效与适应证】 疏肝解郁，健脾益血。用于伤后肝气郁结，肝气犯胃，胸胁胀痛，头痛目眩，口燥咽干。神疲食少，或寒热往来。

【制用法】 共研细末，每服6~9g，生姜、薄荷少许煎汤冲服，每日3次。亦可水煎，1剂日2次，口服。用量按原方比例酌减。

4. 通关散（《伤科补要》）

【组成】 猪牙皂25份，白芷15份，细辛15份，冰片1份，麝香1份，蟾酥2份半。

【功效与适应证】 通窍。用于脑震荡晕厥。
【制用法】 共为极细末。把药末吹入病者鼻中取嚏令醒。

5. 柴胡疏肝散（《景岳全书》）

【组成】 柴胡，芍药，枳壳，甘草，川芎，香附。
【功效与适应证】 疏肝理气止痛。治胸胁损伤。
【制用法】 按病情拟定药量，并酌情加减。

6. 调经散（《证治准绳》）

【组成】 当归10g，川芎5g，白芍10g，陈皮5g，青皮5g，熟地10g，黄芪10g，乳香6g，乌药6g，小茴香3g。
【功效与适应证】 和血调气，通经散痛。治跌打损伤，气滞络脉，关节不利而疼痛者。
【制用法】 水煎，1剂日2次，口服。

7. 脑震荡散（《伤科学》经验方）

【组成】 落得打6份，参三七3份，天麻3份，钩藤1份半，白芷1份，石菖蒲3份，木瓜1份半，川芎3份。
【功效与适应证】 行瘀散滞，疏风止痛。治头部损伤，脑震荡，眩晕、头痛、偏头痛。
【制用法】 共研细末，每服2~5g日服3次。

8. 逐瘀护心散（河南正骨研究所郭氏验方）

【组成】 朱砂5份，琥珀5份，麝香1份，乳香（去油）5份、没药（去油）5份，三七5份。
【功效与适应证】 逐瘀通窍，醒脑宁神。治疗或预防瘀血攻心，昏迷不省人事之证。
【制用法】 共研细末，每服3g，日服3次，黄酒冲服。

9. 调中益气汤（《脾胃论》）

【组成】 黄芪15g，党参12g，白术12g，当归10g，柴胡5g，五味子5g，白芍10g，升麻5g，陈皮3g，炙甘草5g。
【功效与适应证】 调中益气。治跌打损伤后期，阳气不足所致的百节烦痛，体重嗜睡，饮食无味，胸满气短、心烦耳鸣，目热溺赤等证。
【制用法】 水煎，1剂日2次，口服。

十 一 画

1. 接骨紫金丹（《杂病源流犀烛》）

【组成】 土鳖虫、乳香、没药、自然铜、骨碎补、大黄、血竭、硼砂、当归各等量。
【功效与适应证】 祛瘀、续骨、止痛。治损伤骨折，瘀血内停者。
【制用法】 共研细末。每服3~6g，开水或少量酒送服。

2. 麻桂温经汤（《伤科补要》

【组成】 麻黄，桂枝，红花，白芷，细辛，桃仁，赤芍，甘草。

【功效与适应证】 通经活络祛瘀。治损伤之后风寒客注而痹痛。
【制用法】 按病情决定剂量，水煎，1剂日2次，口服。

3. 理气止痛汤（经验方）

【组成】 丹参9g，广木香3g，青皮6g，炙乳香5g，枳壳6g，制香附9g，川楝子9g，延胡索5g，软柴胡6g，路路通6g，没药5g。
【功效与适应证】 活血和营，理气止痛：用于气分受伤，郁滞作痛诸证。
【制用法】 水煎，1剂日2次，口服。

4. 羚羊角煎（《医醇賸义》）

【组成】 羚羊角（先煎）5g，蝉蜕5g，石决明20g，柴胡10g，白芍10g，龟板10g，丹皮10g，菊花10g，生地15g，薄荷6g，夏枯草10g。
【功效与适应证】 清热凉血。祛风镇痉。治伤后瘀血犯肝而引起肝风内动，证见抽搐，痉厥，言语不利，肢麻等。
【制用法】 水煎，1剂日2次，口服。

5. 菖蒲启音饮（《内伤证治》引《正骨学讲义》）

【组成】 菖蒲10g，当归10g，荆芥穗6g，僵蚕3g，乌药10g，枳壳10g，陈皮5g，柴胡3g，川芎3g，薄荷6g，姜黄连3g，甘草2g。
【功效与适应证】 活血散滞。通利音窍。治脑髓损伤，邪滞音窍而致失语者。
【制用法】 水煎，1剂日2次，口服。

6. 宿伤拈痛汤（《内伤证治》经验方）

【组成】 当归10g，白芍10g，制马钱子1g，穿山甲10g，姜黄10g，乳香10g，没药10g，红花6g，羌活10g，独活10g，木香5g，柴胡10g，防风10g，肉桂（焗冲）5g，茯苓10g。制草乌10g，制川乌10g，陈皮6g。
【功效与适应证】 通经活络，行瘀散结。治一切宿伤而瘀结作痛者。
【制用法】 水煎，1剂日2次，口服。

7. 黄芪桂枝五物汤（《金匮要略》）

【组成】 黄芪15g，桂枝9g，芍药6g，生姜3片，大枣5枚。
【功效与适应证】 和营祛瘀：治血痹症。证见肌肤麻木不仁，营卫失和，气血不足，手足无力，甚或半身不遂，脉微而涩。
【制用法】 水煎，1剂日2次，口服。

十二画以上

1. 葛根汤（《伤寒论》）

【组成】 葛根15g，麻黄8g，桂枝15g，白芍15g，甘草5g，生姜3片，大枣3枚。
【功效与适应证】 解肌散寒。治头部扭伤兼有风寒乘袭者。
【制用法】 水煎，1剂日2次，口服。煎渣湿热敷颈部。

2. 增液汤（《温病条辨》）

【组成】 玄参30g，麦冬25g，生地黄25g。

【功效与适应证】 增液润燥。骨伤病而津液耗损，口干咽燥，大便秘结；或习惯性肠燥便秘。

【制用法】 水煎，1剂日2次，口服。

3. 蠲痹汤（《百一选方》）

【组成】 羌活6g，姜黄6g，当归12g，赤芍9g，黄芪12g，防风6g，炙甘草3g，生姜5片。

【功效与适应证】 行气活血，祛风除湿。治损伤后风寒乘虚入络者。

【制用法】 水煎，1剂日2次，口服。

4. 橘核荔枝汤（经验方）

【组成】 橘核5g，川楝子5g，荔枝核5g，赤芍9g，木香3g，乳香3g，没药3g，大茴香3g，小茴香3g，白芍9g，当归9g，桂圆核9g。

【功效与适应证】 疏肝行气止痛。治肝经气伤作痛者，如睾丸挫伤，少腹挫伤胀痛者。

【制用法】 水煎，1剂日2次，口服。

第四章　天池伤科流派临床经验方

一、骨质增生丸

【处方】　熟地黄300g，淫羊藿200g，鹿衔草200g，骨碎补200g，肉苁蓉200g，鸡血藤200g，莱菔子100g。制成浓缩丸（每丸2.5g）。

【功能】　补益肝肾、强筋健骨、活血止痛。

【主治】　肥大性脊柱病、颈椎病、足跟痛、增生性骨关节病，大骨节病等。

【用法】　每次服2丸，每日3次。

【禁忌】　孕妇忌服。

【方解】　方中以熟地黄为君，取其补肾中之阴（填充物质基础），臣药淫羊藿兴肾中之阳（生化功能动力）以及肉苁蓉的入肾充髓，骨碎补、鹿衔草的补骨镇痛；再加入佐药鸡血藤配合骨碎补等诸药，在补益肝肾、益精填髓的基础上，进一步通畅经络，行气活血，不仅能增强健骨舒筋的作用，而且可收到"通则不痛"的功效；使以莱菔子之健胃消食理气，以防补而滋腻之弊。

【药理作用】　动物实验结果表明：①该复方及单味药熟地和肉苁蓉具有抑制炎性肉芽囊的增生和渗出作用；②有一定的镇痛效应；③其抑制增生的作用，可能是由于刺激垂体—肾上腺皮质系统释放肾上腺糖皮质激素的结果。

【应用情况】　从20世纪60年代开始应用于临床至70年代末治疗各类骨质增生病34571例（其中包括131例地方性大骨节病患者），收到较满意的效果。系统观察的1181例患者，总有效率94.3%，可以证明该药的临床疗效是很高的，并且深受广大患者的欢迎。

二、壮骨伸筋胶囊

【处方】　熟地黄100g，淫羊藿83g，鹿衔草83g，骨碎补（炙）66g，肉苁蓉66g，鸡血藤66g，赤人参66g，元胡（醋炙）100g，茯苓33g，葛根33g，威灵仙33g，狗骨33g，豨莶草33g，姜黄33g，桂枝33g，山楂33g，洋金花6.6g。制成1000粒（每粒装0.3g）。

【功能】　补益肝肾，强筋健骨，活血化瘀，通络止痛。

【主治】　颈椎病、腰椎间盘突出、腰椎管狭窄症、骨质疏松，以及增生性（退行性）骨关节病等。

【用法】　每次6粒，每日3次，口服。

【禁忌】　孕妇及青光眼者忌服。

【方解】　本方选用熟地黄以滋肾阴、淫羊藿以兴肾阳为方中之君药。合臣药肉苁蓉之入肾充髓，骨碎补、鹿衔草、延胡索的补骨镇痛，再加入鸡血藤配合骨碎补等诸药，在补肾益精、滋肝舒筋的基础上，进一步通畅经络，行气活血。如此，君臣药力集中，不仅可补肾生髓，髓充则骨健，而且可养血滋肝，肝舒则筋展，于是改善由肝肾虚损所导致的筋骨退行性变而致的颈臂痛以及腰腿痛等证。佐以威灵仙、豨莶草、狗骨、葛根、姜黄、桂枝等舒筋络、止痹痛之品，通十二经以利关节也。使人参、白茯苓之补气健脾，安神益智，目的有二：一可扶正，二可和调气血，因"气运乎血，血本随气以周流"（《杂病源流犀烛·跌仆闪挫源流》），虽所谓"痛无补法"，但与行散药相结合，可提高患者的抗病能力，促进医病的功效。方中洋金花少量，与诸药偕行，其解痉、止痛之力尤著。更用生山楂之健胃消食理气，以防补而滋腻之弊，这是本方的特点所在。故本方药对颈肩臂痛、腰膝酸软疼痛不仅有良效，而且无不良反应，是一安全可靠，符合中医药理论的中药新药配方。

【药理作用】 经动物实验证实，本品具有明显的镇痛消炎和抑制肿胀、活血化瘀的作用。

【应用情况】 本方药临床应用已20多年，疗效可靠，无任何不良反应。经系统观察的420例神经根型颈椎病之颈肩臂痛、手麻痛等总显效率为65.3%，总有效率为95.3%。

三、健骨宝胶囊

【处方】 淫羊藿550g，熟地黄370g，鹿角霜277.5g，骨碎补277.5g，肉苁蓉277.5g，败龟板277.5g，生黄芪277.5g，生牡蛎277.5g，鹿衔草222g，鸡血藤222g，全当归222g，川杜仲222g，汉三七222g，广陈皮222g，淮山药222g，鹿角胶（烊化）222g，莱菔子111g。制成1000粒（装胶囊，每粒0.5g）。

【功能】 补肾健骨，益血舒筋，通络止痛。

【主治】 骨质疏松、骨质增生、骨无菌性坏死等。

【用法】 每次服6~8粒，每日3次。

【禁忌】 孕妇慎服。

【方解】 方中淫羊藿入肝肾经，补命门、兴肾阳、益精气，以"坚筋骨"也，主腰膝酸软无力，肢麻、痹痛，为君药；合臣药肉苁蓉、鹿角霜、鹿角胶之入肾充髓、补精，养血益阳，与君药相配伍，其强筋健骨之力益著；佐熟地黄、龟板之滋阴益肾健骨，骨碎补、鹿衔草以入肾补骨镇痛，归芪之补血、牡蛎、杜仲益气敛精，盖有形之血赖无形之气而生，故久病或年老体衰，气血不足，精少、力疲，骨痿筋弱者，由此将会获得很大裨益；加入鸡血藤、三七之活血补血，通经活络住痛，以收"通则不痛"之功。淮山药、陈皮、莱菔子理气健脾和胃，且可拮抗本方滋补药腻膈之弊，皆为佐使药。以上诸药相伍有补命门、壮肾阳、滋阴血、填精髓、通经络、坚筋骨之功效。

药理作用：动物实验结果表明：健骨宝胶囊药，能够明显减轻肾虚模型动物性器官和肾上腺重量减轻程度，并有增加动物的自主活动，抑制体重下降的作用。

【应用情况】 本方药临床应用三十多年，疗效可靠，无任何不良反应。

四、颈痛胶丸

【处方】 天麻100g，钩藤100g，葛根100g，血竭100g，儿茶25g，当归100g，乳香（炙）100g，没药（炙）100g，自然铜（煅）25g，川芎50g，白芷50g，半夏（制）50g，茯苓50g，桂枝50g，姜黄5g，砂仁50g，陈皮50g。制粉末（装胶囊，每粒0.3g）。

【功能】 活血化瘀，平肝息风，清眩镇痛。

【主治】 颈僵痛、肩臂痛、手足麻木，以及头痛、眩晕、恶心呕吐、耳鸣等症。

【用法】 每次服6~8粒，每日3次。

【禁忌】 孕妇及妇女月经期忌服。

【方解】 方中以血竭之活血化瘀，散滞血诸痛为君药；配乳没、自然铜之通十二经，散结气、通滞血、伸筋镇痛为臣药；天麻、钩藤、葛根、姜黄、桂枝、白芷平肝息风、解痉、清眩晕、止头痛、除项强、止耳鸣。归、芎与君臣诸药同用，不仅能补血活血，而且可行气开郁、止肢体麻痛，皆为佐药；使以陈、夏、苓、砂并儿茶之化痰生津，理脾和胃，固护中州。诸药君臣佐使相伍，共奏活血化瘀、解痉镇痛、清眩晕、止头痛、镇呃逆、除项强、解肢痛之功效。

【应用情况】 本方药临床应用近 30 年，疗效可靠，无任何不良反应。

五、舒 筋 片

【处方】 马钱子（炙）80g，川乌（炙）60g，穿山龙 60g，麻黄 50g，桂枝 50g，独活 50g，千年健 50g，地枫 50g，当归 50g，姜黄 50g，豨莶草 50g，络石藤 50g，苍术 50g，威灵仙 50g，延胡索（醋制）50g，蜈蚣 30 条。制成片剂，0.3g/片。

【功能】 舒筋活络，祛风散结，解痉止痛。

【主治】 治筋络（软组织）伤痛，风寒湿邪侵注，关节挛痛，以及神经痛等证。

【用法】 每次服 6~8 片，每日 2~3 次。

【禁忌】 儿童须遵医嘱，孕妇忌服。

【方解】 马钱子又名番木鳖，入肝、脾经，以其有"开通经络，透达关节之力"且能消肿散结，化瘀定痛，为方中之君药，合臣药川乌、穿山龙、麻黄、桂枝、独活、延胡索、蜈蚣以宣痹解痉住痛；配千年健、地枫、豨莶草、络石藤、威灵仙、苍术之祛风湿，通经络，除肢痛为佐药；当归虽为之使，以其有补血、活血、养血之力，与上述诸药相伍，其功甚著。故本方具有通经利节，祛风除湿，温经化瘀，宣痹止痛之功效。

【应用情况】 本方药应用于临床近 40 年，对风湿骨痛，腰肢神经痛均有良好的治疗效果。

六、活 血 丸

【处方】 血竭 100g，红花 100g，土鳖虫 100g，三七 100g，骨碎补 100g，续断 75g，苏木 75g，五灵脂 50g，蒲黄 50g，地龙 50g，赤芍 50g，大黄 50g，当归 50g，木香 50g，乳香（制）50g，没药（制）50g，马钱子（炙）25g，琥珀 25g，朱砂 15g，冰片 5g，麝香 3g，制成片剂，0.3g/片。

【功能】 活血化瘀，消肿止痛。

【主治】 治跌打损伤，初、中期瘀血肿胀，筋骨疼痛等证。

【用法】 每次 6~8 片，每日 3 次。

【禁忌】 儿童须遵医嘱，孕妇忌服。

【方解】 方中血竭入心、肝经，专入血分，"散血滞诸痛"（《本草纲目》），红花亦入心、肝经，善"活血润燥，止痛散肿，通经"（《本草纲目》）为君药；合土鳖虫、三七、苏木、五灵脂、蒲黄、赤芍以及乳香、没药等主血药，而且兼入气分，其辅君药活血化瘀，通经止痛之力益著，为臣药；骨碎补、续断、当归、地龙补肝肾，益气血，利关节，是为佐药；木香理气和中，大黄气味重浊，直降下行，走而不守，血瘀能化，血滞能散，血痛可止，合马钱子之开通经络，透达关节，琥珀、朱砂以安神益智，冰麝之通关开窍，活血散结，皆为使药。于是君臣佐使相互配伍，共奏活血化瘀，消肿止痛，舒筋展痹之功效。

【应用情况】 本方药临床应用 50 年，疗效可靠，消肿止痛迅速，无不良反应。

七、接 骨 丹

【处方】 血竭75g，黄瓜籽（炒）50g，三七50g，红花50g，土鳖虫50g，自然铜（煅）50g，方海50g，龙骨50g，骨碎补50g，续断50g，补骨脂50g，陈皮50g，硼砂25g，白芨25g，儿茶25g，乳香25g，没药25g，琥珀25g，朱砂10g，冰片5g，麝香5g。按法炮制，研粉末，水泛小丸绿豆大，或制成片剂。

【功能】 破瘀生新，接骨续筋。

【主治】 骨折筋伤。

【用法】 每次服5～7.5g，每日3次。

【禁忌】 少儿须遵医嘱，孕妇忌服。

【方解】 方中血竭入心、肝经，专入血分，"散血滞诸痛"，黄瓜籽主骨折筋伤，为君药；合三七、红花、土鳖虫、自然铜、方海（螃蟹）以活血化瘀，疗筋伤骨折，为臣药；骨碎补、续断、补骨脂、龙骨入肝、肾经，以补骨续筋，与君臣药相伍，其接骨续筋之力益著，是为佐药；硼砂、儿茶、白芨化瘀生津止内出血有良效，益以乳没之通十二经分行气血而止痛，琥珀、朱砂以安神，冰麝之通关开窍皆为使药。于是君臣佐使诸药相伍，共奏接骨续筋之效。

【应用情况】 本方药应用近50年，骨折愈合快，疗程短，优于同类接骨药。

八、风湿骨痛胶丸

【处方】 榛蘑1500g，马钱子（制）100g，狗骨100g，乌梢蛇50g，蜈蚣30条，麻黄30g，桂枝30g，地枫30g，千年健30g，乳香（炙）30g，没药（炙）30g，羌活30g，独活30g，防风30g，牛膝30g，木瓜20g，杜仲20g，萆薢30g，甘草15g。制成蜜丸，9g/丸。

【功能】 通经络，驱风湿，散寒痹，止疼痛。

【主治】 风湿、类风湿性关节炎，神经痛等症。

【用法】 每次服1丸，每日2～3次。

【禁忌】 儿童须遵医嘱，孕妇忌服。

【方解】 方中榛蘑、马钱子为君药，取其"开通经络，透达关节"，祛风化痰，强健筋骨之功；合狗骨、乌梢蛇、蜈蚣以及麻桂、二活、地枫、千年健、防风、萆薢祛风湿、逐寒邪、温经络、强筋骨、止痹痛，为臣药；用乳、没以通十二经解痉镇痛，杜仲、牛膝、木瓜、桂枝等引经药偕诸药直达病所也，是为佐药；使甘草以调和诸药，共奏奇功。

【应用情况】 本方药于20世纪70年代应用于临床，对大量风湿、类风湿性关节炎疗效较满意；对部分神经痛患者亦有良效。

九、伤湿止痛丸

【处方】 薏苡仁1000g，苍术500g，防己500g，土茯苓500g，鸡血藤350g，红花350g，桃仁250g，豨莶草250g，泽泻250g，山慈菇250g，黄柏250g，生石膏250g，茜草250g。研面，水泛小丸绿豆大，青黛为衣。

【功能】 清热利湿，通经散结，化瘀止痛。

【主治】 静脉炎、滑膜炎、类风湿性关节炎初期、风湿热以及结节性红斑等症。

【用法】 每次服5～7.5g，每日服3次。

【禁忌】 儿童须遵医嘱，孕妇忌服。

【方解】 方中以薏苡仁之渗湿、健脾、除痹，"解筋急拘挛，不可伸屈"，为君药；苍术、防己、土茯苓、泽泻为臣药，化湿、通络、除痹之力益著；鸡血藤、桃仁、茜草、豨莶草养血、补血、活血化瘀、通经络，祛风湿，进一步化解经络阻遏之虞，为佐药；山慈菇能行肢体脉络，消坚散结，合石膏、黄柏以凉血化斑，此其妙用之处，为使药。上述诸药相互配伍，共奏活血化瘀、渗湿通络、散结止痛之效。

【应用情况】 本方药临床应用三十余年，对滑膜炎、静脉炎、风湿热等效果甚佳，类风湿性关节炎早期有热者亦有良效。

十、消 肿 膏

【处方】 五灵脂500g，穿山甲（炮）150g，红花100g，山栀子100g，乳香100g，没药100g，大黄100g，桃仁100g，合欢皮100g。研面，炼蜂蜜调膏外用。

【功能】 活血化瘀，消肿止痛，舒筋散结。

【主治】 跌打损伤，红肿热痛等症。

【用法】 调成50%软膏，涂布贴患处，24小时更换。

【方解】 方中五灵脂行血散瘀止痛为君药，伍臣药穿山甲（炮）、桃仁、红花以增强活血化瘀、消肿止痛之力；佐乳、没以通经镇痛；使大黄、山栀子、合欢皮，清热凉血解毒化瘀。上述诸药相伍，共奏活血化瘀，消肿止痛，舒筋散结之功效。

【应用情况】 本方药应用于临床已40余年，对跌打损伤，瘀血肿痛，青紫瘀斑难消，涂于损伤局部，消肿止痛迅速，疗效满意。

十一、熏洗 I 号

【处方】 透骨草150g，威灵仙150g，急性子100g，川椒100g，海桐皮100g，红花100g，伸筋草50g，骨碎补50g，羌活50g，独活50g，防风50g，生川乌50g，生草乌50g，木鳖子（去壳）25g，荆芥25g，艾叶25g，白芷25g，细辛25g，洋金花25g，大青盐25g。制成粗末装袋（每袋100g）。

【功能】 祛风散寒，舒筋壮骨，宣痹止痛。

【主治】 陈伤瘀肿难消，风寒湿痹，关节挛痛等症。

【用法】 将药袋放水盆内浸泡1小时后加热熬开后用于患处，先熏后洗，再用药袋熨烫患处。每次持续1小时以上，每日2～3次。每袋可用2日。

【禁忌】 熏洗时避风冷。有破皮伤者勿用，此药不宜口服。

【方解】 方中透骨草为祛风湿止痹痛之要药，威灵仙活血通经，疗骨关节疼痛，麻木不仁，风湿骨痛，为君药；合急性子、木鳖子以通经软坚，川椒、细辛、二乌、二活、防风、荆芥、艾叶温经散寒，通血脉、除痹痛、行肢节，为臣药；海桐皮、伸筋草、白芷、洋金花祛风邪、通经络、止疼痛，为佐药；使大青盐入血分，且能软坚祛瘀，并有渗透肌肤之功，骨碎补、红花善活血化瘀，与诸药相伍，通畅经络，使寒湿之邪得除，瘀遏之经络得解，拘挛之筋脉得舒，何患而不除也。

十二、熏洗 II 号

【处方】 透骨草250g，威灵仙250g，急性子250g，乌梅250g，生山楂500g，伸筋草150g，防风 100g，三棱 100g，骨碎补 100g，莪术 100g，白芷 100g，白芥子 50g，皂角 50g，麻黄 75g，马钱子（制）75g。制成粗末装袋（每袋 100g）。

【功能】 化瘀散结，舒筋展痹。

【主治】 骨刺作痛，关节挛痛，组织硬化，腱鞘炎等症。

【用法】 将药袋放水盆内浸泡 1 小时，然后加热熬开，于患处先熏后洗，再用药袋熨熥患处，每次持续 1 小时以上，每日 2～3 次。每袋可用 2 日。

【禁忌】 熏洗时避风冷，皮肉破损者勿用，此药不宜口服。

【方解】 方中透骨草为祛风湿止痹痛之要药，威灵仙活血通经，疗骨关节疼痛，麻木不仁，风湿骨痛，为君药；合急性子、生山楂、乌梅、三棱、莪术之活血化瘀、软坚散结，为臣药；伸筋草、麻黄、防风、白芷祛风湿、通经络、止疼痛，为佐药；骨碎补、红花活血通经，皂角、白芥子祛痰消癥，利气散结，益以马钱子之开通经络，透达肢节，为使药。上述诸药相互配伍，共奏活血化瘀，消癥散结，舒筋展痹之功效。

【应用情况】 本方药临床应用 30 余年，疗效满意，无不良反应，安全可靠。

十三、壮骨伸筋丹

【处方】 熟地 75g，狗脊 50g，杜仲 50g，骨碎补 50g，鹿衔草 50g，地龙 50g，桑寄生 50g，独活 25g，羌活 25g，制乳香 25g，制没药 25g，无名异 25g，麻黄 20g，桂枝 20g，红花 20g，土鳖虫 20g，炙马钱子 20g，煅自然铜 20g，牛膝 20g，香附 20g。共为细末，炼蜜为丸，10g/丸。

【功能】 补肾壮腰，活血通经，舒筋健骨。

【主治】 腰椎间盘突出症、腰扭伤等。

【用法】 每次 1 丸，日 3 次，白开水送下。

【禁忌】 孕妇忌服。

十四、通督活络丸

【处方】 鹿角霜 50g，鹿衔草 50g，狗脊 50g，杜仲 50g，当归 50g，黄芪 50g，牛膝 50g，丹参 50g，地龙 50g，五加皮 30g，骨碎补 30g，三七 30g，乌药 30g，天麻 25g，乌蛇 25g，泽泻 25g，元胡 25g，没药 25g，红花 25g。共为细末，炼蜜为丸，10g/丸。

【功能】 通督活络，壮腰健肾。

【主治】 腰椎管狭窄症、慢性腰部老损等症。

【用法】 每次 1 丸，日 3 次，白开水送下。

【禁忌】 孕妇忌服。

十五、土 龙 散

【处方】 地龙 50g，白花蛇 50g，土鳖虫 25g，僵蚕 25g，豨莶草 25g，鸡血藤 25g，蜈蚣 15 条，曼陀罗花 10g，共为极细末。

【功能】 祛风散寒，温经止痛。

【主治】 类风湿性关节炎、风湿症、神经痛等。

【用法】 每次服 2.5g，日服 2～3 次。

十六、骨结核散

【处方】 蜈蚣40条，土鳖虫50g，全蝎50g，守宫50条，百部30g，川贝母30g，甲珠30g，乳香30g，没药30g，骨碎补30g，露蜂房（炒黑）30g，三七10g。共为极细末。
【功能】 解毒消肿，抗痨。
【主治】 骨关节结核，可长期服用至病愈。
【用法】 成人服5g，日服2次，或用黄芪50g煎汤冲服。

十七、骨结核膏

【处方】 露蜂房（炒黑）300g，紫荆皮（炒）200g，重楼200g，香附200g，莪术200g，三棱200g，南星150g，山慈菇150g，黄药子150g，百部150g。共为细末。
【功能】 解毒消肿，散结软坚。
【主治】 骨关节结核，滑膜结核等。
【用法】 炼蜜调膏敷患处，日换1次。

十八、骨痨丸

【处方】 熟地250g，土鳖虫150g，鳖甲150g，山慈菇150g，当归50g，陈皮30g，白芥子50g，肉桂50g，麻黄50g，炮姜50g，附子50g，守宫10条，甘草30g，鹿角胶（烊化）200g，共为细末，炼蜜为丸，10g/丸。
【功能】 温阳散寒，化瘀软坚。
【主治】 骨关节结核初中期。
【用法】 每次服1~2丸，日服2~3次。

十九、骨结核丸

【处方】 百部100g，熟地100g，当归75g，鹿角胶（烊化）75g，人参30g，白术30g，甘草30g，肉桂30g，生龙骨50g，丹参50g，麦芽50g，守宫50条，陈皮30g。共为细末，炼蜜为丸，10g/丸。
【功能】 益肾抗痨，化瘀散结。
【主治】 骨关节结核。
【用法】 每次服1~2丸，日服2~3次。

二十、化瘀止痛膏

【处方】 香油1000g，黄丹200g，血竭（研）50g，五灵脂（研）50g，乳香（炙研）30g，没药（炙研）30g，紫荆皮100g，独活50g，赤芍50g，南星50g，白芷50g，石菖蒲50g，川乌50g，草乌50g，香附50g，红花50g，土木鳖（去壳）50g，合欢皮50g，大黄50g。
【功能】 活血化瘀，消肿止痛。
【主治】 跌打损伤，骨折筋伤等症。

【用法】 先将紫荆皮等13味草药侵入香油内泡3日，慢火熬起青烟，将渣滤清，再将油熬开，徐徐放入黄丹等细药，熬至滴水成珠，离火放冷出火毒后可用。临用时摊白布上贴患处。

二十一、千 锤 膏

【处方】 松香300g，杏仁（去皮）10个，土鳖虫（去壳）10个，黄丹10g，血竭（研）10g，制乳香（研）10g，制没药（研）10g，铜绿（研）10g，冰片（研）3g，轻粉（研）3g，蓖麻仁（去壳）50g。

功能：活血化瘀，消肿止痛，解毒散结，生肌收口。

【主治】 疔疮、瘰疬、无名肿毒等证。

【用法】 先将土木鳖、杏仁捣碎，再同蓖麻仁同捣如泥，边捣边加入松香细粉，逐渐加黄丹、血竭等细粉，捣千锤如膏。将膏制成小块，涂上滑石粉。用时捏一小块滩白布上贴患处。

二十二、红 油 膏

【处方】 香油1000g，白腊100g，当归100g，生地100g，忍冬藤75g，甘草60g，白芷30g，紫草30g，制乳香（研）30g，制没药（研）30g，儿茶（研）30g，大黄30g，血竭（研）30g，轻粉（研）10g，冰片（研）5g。

【功能】 活血化瘀，祛腐生肌，解毒止痛。

【主治】 汤烫火伤，皮肉烂痛，以及诸般溃疡，久不收口等症。

【用法】 先用500g油将紫草单味浸泡1日。另500g油将当归、生地、忍冬藤、甘草、白芷、大黄等浸泡1日后，先用油熬紫草1味，至优呈紫红色，草枯再过滤干净，后将另500g油与浸泡的草药一起熬药枯为止，然后加药粉，搅匀，入白腊再搅。稍凉加入冰片细粉搅匀，待凉成膏可用。